中国土单方

李春深◎编著

天津出版传媒集团

天津科学技术出版社

本书具有让你"时间耗费少，养生知识掌握好"的方法

免费获取专属于你的
《中国土单方》阅读服务方案

循序渐进式阅读？省时高效式阅读？深入研究式阅读？由你选择！
建议配合二维码一起使用本书

◆ **本书可免费获取三大个性化阅读服务方案**

1、轻松阅读：为你提供简单易懂的辅助阅读资源，每天读一点，简单了解本书知识；
2、高效阅读：为你提供高效阅读技巧，花少量时间掌握方法，专攻本书核心知识，快速掌握本书精华；
3、深度阅读：为你提供更全面、更深度的拓展阅读资源，辅助你对本书知识进行深入研究，透彻理解，牢固掌握本书知识。

◆ **个性化阅读服务方案三大亮点**

时间管理　　　　阅读资料　　　　社群共读
科学时间计划　　精准资料匹配　　阅读心得交流

图书在版编目（CIP）数据

中国上单方 / 李春深编著 .--天津：天津科学技术出版社，2020.5
ISBN 978-7-5576-5679-9

Ⅰ . ①中… Ⅱ . ①李… Ⅲ . ①土方-汇编②单方（中药）-汇编 Ⅳ . ①R289.5

中国版本图书馆 CIP 数据核字（2018）第 180794 号

中国土单方
ZHONGGUOTUDANFANG
责任编辑：王朝闻

出　版：天津出版传媒集团
　　　　　天津科学技术出版社
地　址：天津市西康路 35 号
邮　编：300051
电　话：（022）23332390
网　址：www.tjkjcbs.com.cn
发　行：新华书店经销
印　刷：三河市恒升印装有限公司

开本 670×960　1/16　印张 20　字数 500 000
2020 年 5 月第 1 版第 1 次印刷
定价：68.00 元

前　言

　　土方是指民间流行的、不见于医药专门著作的药方。单方是指单味药制剂，是与复方相对应的一个概念（复方是指两种或两种以上的药物混合制剂，可以是中药、西药或中西药混合）。顾名思义，所谓土单方，是指历代民间流行的、不见于医药专门著作的单味药制剂。在我国，应用单味药物或食物等防病治病的历史悠久，疗效确切，深入人心。从古至今，医者都重视和提倡"精方简药"，民间流传着"单方一味，气死名医"之说。为归纳整理这些珍贵的民间宝库，也为方便广大患者，我们组织人员编写了这本《中国土单方》，以求实现求全致用，造福百姓的目的。

　　温带、热带、寒带，春、夏、秋、冬四季，廿四节气的气候变化，早晚温差的不同；今日在中国，明日在美国、欧洲；身在冷气室中，出门是酷暑；饮食天天、餐餐都在变；七情六欲的刺激。每个人身体对气候、环境、食物、情绪等变化的感应，随年龄的变化（有的动物寿命三五年，有的十几年，人类是几十年，甚至百年）而不同。疾病的产生，即在人体对上述环境、气候、饮食、情绪等的变化中，产生不适应的变化而致病，故治疗疾病亦在于用药调适其变化，使之均衡适应即得痊愈。因此，治病必须对症下药。

　　当然了，药物的特效能治病，并不一定有益健康，用药不当甚至会造成对身体更大的伤害，或死亡更快，故任何药物皆有其适应证状与禁忌。中医、中药有疾病六经传变、阴阳五行相生相克之道。适合甲的药，不一定能适合乙，适合乙的药，亦不一定能适合丙；甲的救命仙丹，有时却是乙的致命毒药。药能救人也会伤人，甚至杀人。

　　科学的进步，必将是疾病愈容易诊断，愈容易治疗，让我们期待中国医学春天的到来！

目 录

第一章 解表药与土单方

第二章　清热药与土单方

第三章　泻下与土单方药

第四章　利水渗湿药与土单方

第五章　温里药与土单方

第六章　祛风湿药与土单方

第七章　芳香化湿药与土单方

第八章　理气药与土单方

第九章　活血祛瘀药与土单方

第十章　止血药与土单方

第十一章　消食药与土单方

第十四章　平肝息风药与土单方

第十五章　安神药与土单方

第十六章　补虚药与土单方

第十七章　收涩药与土单方

第一章　解表药与土单方

凡能疏肌解表、促使发汗，用以发散表邪、解除表证的药物，称为解表药。

解表药多属辛散之品，辛能发散，可使外邪从汗而解，故适用于邪在肌表的病症。也即《内经》所说的"其在皮者，汗而发之"的意义。解表药的临床应用主要有以下几点：

1. 感受外邪，具有恶寒、发热、头痛、身痛、无汗、脉浮等表证者。

2. 表邪郁闭，麻疹透发不畅者；水肿初期或麻疹初期兼有表证者，以及其他疾病具有表证需要发汗解表者。

根据解表药的性能，可以分为发散风寒、发散风热两类。

解表药应用注意事项：

1. 解表药虽有辛散发汗之共性，但其性质又有温、凉不同，所以用以治疗表证时必须注意辨证准确，分清表寒证或是表热证，以免药石误投，贻误治疗。

2. 解表药发汗作用有强有弱，须视病症具体表现选择应用。

3. 对解表药发汗力较强的药物应控制用量，中病即止，以免发汗太过而耗伤津液，导致亡阳或亡阴。

4. 温暖季节及东南地区用量宜小，寒冷季节及西北地区用量可酌情增大。

5. 解表药一般忌用于表虚自汗、阴虚发热、久病体虚及失血等症。

6. 解表药多属辛散轻扬之品，不宜久煎，以免有效成分挥发而降低疗效。

一、发散风寒药与土单方

麻黄

【来源】本品为麻黄科植物草麻黄、中麻黄或木贼麻黄的干燥草质茎。

【别名】麻黄草、龙沙、卑相、卑盐、田麻黄。

【处方用名】麻黄、净麻黄、蜜炙麻黄。

【用法用量】常用量：3~10克，水煎服。

【产地采收】麻黄生于河床、河滩、干草原、固定沙丘。主产河北、山西、新疆、内蒙古和陕西等省区。秋季割取绿色的草质茎枝，晒干。以色淡绿、无木质茎及杂质者为佳。

【炮制研究】麻黄有生用、炙用或捣绒用。麻黄生用发汗力强，炙用发汗力弱，故发汗解表宜生用，宣肺平喘生用、炙用均可。麻黄去节后为净麻黄，发汗力更强。捣绒发汗力弱。麻黄根有止汗作用。麻黄茎与根的化学成分不同，茎含麻黄型生物碱，根含大环精胶等几种类型生物碱。药理作用相反，前者升压，后者降压。

【性味归经】辛、微苦，温。归肺、膀胱经。

【功能主治】发表散寒，宣肺平喘，利水消肿。用于风寒感冒、胸闷喘咳、风水浮肿、支气管哮喘。主要应用于：外感风寒，症见恶寒无汗的表实证，常伍用桂枝以增强发汗作用，如麻黄汤。表实咳喘。由于外邪束肺所致之咳喘，寒配杏仁，如三拗汤；热喘配生石膏、甘草，如麻杏石甘汤。水肿兼见表证者，常伍用生石膏、生姜、甘草等治疗水证。

注意事项：表证自汗，气虚咳喘，脾虚水肿者不宜用；高血压，动脉硬化，心功能不全者应慎用。

【毒副作用】美国FDA已批准麻黄碱及其盐类可做为OTC药（非处方药）而用于治疗伤风感冒、呼吸道过敏以及哮喘等。但近来发现服用含麻黄或麻黄碱的药品或制品产生如下副作用：血压升高，乃至中风；失眠，忧郁症，腹泻，皮炎，乏力等。

【现代研究】麻黄中含多种生物碱，以麻黄碱为主要有效成分。其次含有假麻黄碱、麻黄定碱及苄基甲胺，少量挥发油、儿茶酚、鞣酸及多种无机盐。麻黄碱的药理作用与肾上腺素相似，但较和缓而持久，主要作用为松弛支气管平滑肌，当支气管处于痉挛状态时，其作用更为显著，故有止喘作用。并有兴奋心肌，收缩血管，升高血压作用。假麻黄碱有显著利尿作用。挥发油有发汗作用，并对流感病毒有抑制作用。

【常用单方】

【方一】

麻黄 12 克

【用法】取上药，再取雌乌鸡 1 只，将乌鸡捏死或吊死（勿用刀割颈放血）。去毛及内脏，洗净，放入砂锅或铝锅内，加水以淹没乌鸡为度。将麻黄和牛蒡子各 12 克用纱布包裹后，放入锅内与乌鸡同煮，炖煮至乌鸡肉熟烂为度，取出麻黄、牛蒡子，用少量食盐调味，勿加其他调味品。每次食乌鸡肉、喝汤各半碗（约 500 毫升），早晚各服 1 次。

【功能主治】祛风除湿。主治风湿性关节炎，症见关节肿痛，反复发作，遇阴雨或风雪天加剧。关节屈伸不利，行走艰难。局部肿胀，皮肤不红，舌淡红，苔薄白，脉沉弦紧。

【疗效】应用本方治疗 5 例，均服药 1 剂而愈。

【来源】刘康平等，四川中医，1984（1）：531

【方二】

麻黄粉适量

【用法】取 70% 麻黄粉和 30% 白胡椒混匀，每用 1 克置黑膏药中趁热合拢贴一侧或两侧肺俞穴，每日或隔日换药 1 次。

【功能主治】宣肺平喘。主治风寒咳嗽。

【疗效】共治疗 235 例，好转 42 例，无效 11 例，总有效率为 96.2%。

【来源】广西中医药，1987，10（1）：8

【方三】

麻黄 2~4 克

【用法】取上药，酌配前胡 4~8 克，用水煎成 300 毫升左右，稍加白糖。频频口服，每天 1 剂。

【功能主治】宣肺止泻。主治小儿腹泻。

【疗效】用本方共治疗小儿腹泻 138 例（均无明显脱水），痊愈 126 例（占 91.3%）。其中服药 1 剂痊愈者 52 例，服 2 剂痊愈者 72 例，服 3 剂痊愈者 2 例。

【来源】郭松河等，中西医结合杂志，1988（6）：351

【方四】

麻黄 15 克

【用法】取上药，加清水 1 小碗，武火煮沸 5 分钟，温服，每天 2 剂。

【功能主治】祛风止痒。主治顽癣。

【疗效】应用本方治疗 42 例，均获痊愈。

【来源】蔡抗四等，中医杂志，1992（1）：53

桂枝

【来源】为樟科植物肉桂的干燥嫩枝。

【别名】柳桂、嫩桂枝、桂枝尖。

【处方用名】桂枝、川桂枝、桂枝尖。

【用法用量】水煎服。常用量：3~9 克。

【产地采收】分布福建、广东、广西、云南等地。药材主产于广西、广东、云南等地。干燥的嫩枝呈圆柱形，外表棕红色或紫褐色，气清香，味甜微辛。以幼嫩、棕红色、气香者为佳。

【炮制研究】桂枝历代有去皮、去粗皮、焙制、甘草汁炙、蜜制等炮制方法。近代除了生用，还有炒制和蜜制等方法。桂枝炒制后挥发油含量有所降低，且能通过控制不同的加热温度和时间使油量降的程度各异。故炒制桂枝既能有效降低毒性保证用药安全，还能使有效成分（挥发油）的含量得到一定保证。桂枝蜜制后，挥发油含量略有增加，且蜜制后还长于温中补虚，散寒止痛，多用于虚寒胃痛等。

【性味归经】辛、甘、温。归心、肺、膀胱经。

【功能主治】发汗解肌，温经通脉。主治与应用：外感风寒、无汗表实证。症见恶寒发热，身痛无汗，脉浮紧，与麻黄相须为用，促使发汗解表。外感风寒，有汗表虚证，与白芍配伍，调和营卫以疗表虚邪实之外感证，解表而无大汗之弊。风寒湿痹，邪阻经络所致之肢节疼痛，尤以肩臂疼痛为佳，以防风、附子、羌活、桑枝为伍。月经失调、痛经、闭经，血虚寒凝者以桂枝温经通脉，助当归、白芍、川芎、红花等以调经散寒。血虚心悸、脉结代，桂枝温通以振奋心阳，与炙甘草、党参、阿胶相配用，治心律失常等证。

注意事项：桂枝辛温助热，能旺盛血行，故对温热病，阴虚火旺，出血患者忌用；孕妇、月经过多者慎用。

【现代研究】本品含挥发油，主要为桂皮醛。现代研究表明，桂枝所含桂皮醛能扩张皮肤血管，刺激汗腺分泌，故有解热作用。镇痛作用主要作用于大脑感觉中枢，提高痛觉阈，能缓解血管痉挛性头痛。还有健胃作用。能促进唾液和胃液分泌，以助消化。桂皮油有强心、利尿作用。桂皮油对葡萄球菌、痢疾杆菌、沙门氏菌、炭疽杆菌等有抑制作用。对流感病毒亦有抑制作用。

【常用单方】

【方一】

桂枝末若干

【用法】取桂枝末若干，食醋调成饼状，睡前用温水熨脐10分钟，后贴于脐部，纱布固定，晨起取下，每晚一次。

【功能主治】温经通脉。主治小儿遗尿。

【疗效】华乐柏用上方治疗小儿遗尿32例，总有效率达90%以上，疗程短者3~4次，长者半月即可见效。

【来源】华乐柏，中医杂志，1995，（1）：7

【方二】

桂枝尖20克

【用法】桂枝尖20克，黑色大蜘蛛（去头足，焙干）10克，共研末，过筛，瓶装密封备用。每次服0.25克/公斤，早晚各一次，用开水或奶粉或稀粥送服，治疗2~4周。

【功能主治】温经通脉。治疗小儿腹股沟斜疝。

【疗效】袁宇华用上方治疗可复性腹股沟斜疝55例，结果痊愈52例，好转1例。

【来源】袁宇华，湖南中医杂志，1986，（2）：22

【方三】

桂枝60克

【用法】桂枝60克，加水1000毫升，武火煎10分钟后待温浸洗患处，每次10~15分钟，每日早晚各一次。

【功能主治】温经通脉。用于治疗冻疮。

【疗效】治疗冻疮14例，效果良好，一般1~6次即愈。

【来源】新中医，1986，（增三）：16

紫苏

【来源】本品为唇形科植物紫苏的干燥嫩枝叶。

【别名】赤苏、红苏、红紫苏、香苏。

【处方用名】苏叶、紫苏叶。

【用法用量】水煎服。常用量：3~10 克。

【产地采收】主产于江苏、浙江、河北等地。以身干、叶大、色紫、不碎、香气浓、无枝梗、无杂质者为佳。

【炮制研究】临床常用生品入药。炮制方法：净制除去杂质及老梗，切制喷淋清水，切碎，干燥。紫苏叶长于解表散寒。苏梗长于理气安胎。

【性味归经】甘辛、微温、有小毒。入肺、脾。

【功能主治】发表散寒，行气宽中，解鱼蟹毒。用于感冒风寒，发热恶寒，肢节疼痛，寒泻，头痛鼻塞，兼见咳嗽或胸闷不舒者，可发表散寒、行气宽中、解鱼蟹毒。主要用于治疗风寒感冒、脾胃气滞及进食鱼蟹导致的腹痛、腹泻，还能宽胸利膈、顺气安胎等。

【现代研究】本品主要含挥发油、精氨酸、枯酸、色素等。紫苏叶能扩张毛细血管，刺激汗腺分泌而发汗。减少支气管分泌物及缓解支气管痉挛而镇咳祛痰。促进消化液分泌，增强胃肠蠕动。所含紫苏醛有较强防腐作用；紫苏水浸液对葡萄球菌、大肠杆菌及流感病毒有抑制作用。

【常用单方】

【方一】

鲜紫苏叶 5 克

【用法】先用 75%酒精涂擦鱼疣痣，进行消毒，再将鱼疣痣用无菌剪或刀削去老皮（出血为止），然后用洗净的鲜紫苏叶涂擦患处（以浆汁干为度），每天 2 次。

【功能主治】解毒消疣。主治鱼疣痣。

【疗效】据王勇报道，应用本方治疗本病效果良好，一般用药 1~2 天鱼疣痣自行消散而愈。

【来源】四川中医，1987，（12）：10

【方二】

紫苏叶适量

【用法】将紫苏叶制成水提取液（1 毫升含生药 2 克），消毒后再以此液浸润擦镜头纸、棉球或纱布，贴敷宫颈出血处。

【功能主治】治疗宫颈出血。

【疗效】共治疗 108 例，以息肉摘除或活检创面出血为主，总有效率达79.63%。

【来源】中医杂志，1988，(8)：49

【方三】

鲜紫苏叶适量

【用法】先将疣体及其周围消毒，用注射针头挑破疣体，取洗净的鲜紫苏叶与食盐一起揉擦疣体 10～15 分钟，擦后可用敷料包扎，以后嘱病人自己每天用该法揉擦 1 次，但不需消毒及再挑破疣体，也不必包扎。每天 1 次，每次 10～15 分钟，一般 3～6 次可愈。

【功能主治】解毒消疣。主治寻常疣。

【疗效】据张国龙报道，应用本方治疗本病效果良好，一般 2～3 次即可痊愈，若疣体挑破得彻底，揉擦 1 次即可痊愈。

【来源】湖南中医杂志，1989，(5)：13

香薷

【来源】本品为唇形科植物江香薷的地上部分。

【别名】香菜、香戎、香茸、紫花香菜、蜜蜂草。

【处方用名】香薷、陈香薷。

【用法用量】内服：煎汤，3～9 克，或研末。

【产地采收】生于山野。分布辽宁、河北、山东、河南等地。以江西产量大，品质佳，商品习称江香薷。夏、秋季采收，当果实成熟时割取地上部分，晒干或阴干。以质嫩、茎淡紫色、叶绿色、花穗多、香气浓烈者为佳。

【炮制研究】临床常用生品入药。炮制方法：拣去杂质，用水喷润后，除去残根，切段，晒干即得。

【性味归经】味辛，微温。入肺、胃经。

【功能主治】发汗解暑，行水散湿，温胃调中。治夏月感寒饮冷，头痛发热，恶寒无汗，胸痞腹痛，呕吐腹泻，水肿，脚气。表虚者忌服。

【现代研究】香薷含有挥发油 0.3%，其中主成分为香薷二醇。还含甾醇、酚性物质和黄酮甙等。香薷挥发油具有较强的广谱抗菌性能，并试用于预防流感取得了初步效果，对 A 型脑膜炎球菌有较好抑制作用，对治疗阴道霉菌都有一定作用。

【常用单方】

鲜香薷草适量

【用法】用香薷草液清洗口腔溃疡面，然后再含液，并保留3分钟，每天用药3次，严重者用药4次，1周为1个疗程。

【功能主治】用于治疗口疮。

【疗效】共治疗85例，结果痊愈71例，好转13例，未愈1例，总有效率为98.82%。

【来源】湖南中医药导报，2003，9（7）：32

羌活

【来源】为伞形科植物羌活、宽叶羌活或川羌活的根及根茎。

【别名】羌青、护羌使者、胡王使者、羌滑、退风使者、黑药等。

【处方用名】羌活、川羌活。

【用法用量】内服：煎汤，2~5钱；或入丸、散。

【产地采收】羌活生于高山灌木林或草丛中，分布青海、四川、云南、甘肃等地。宽叶羌活，又名：鄂羌活。分布四川、青海、陕西、河南等地。川羌活，分布四川、湖北、陕西、甘肃等地。春、秋挖取根及根茎，去净茎叶细根、泥土，晒干或烘干。以上均以条粗壮、有隆起曲折环纹、断面质紧密、朱砂点多、香气浓郁者为佳。

【炮制研究】临床常用生品入药。炮制方法：拣去杂质，洗净，润透，切片，晾干。

【性味归经】辛苦，温。入膀胱、肾经。

【功能主治】散表寒，祛风湿，利关节。治感冒风寒，头痛无汗，风寒湿痹，项强筋急，骨节酸疼，风水浮肿，痈疽疮毒。用于外感风寒，恶寒发热，头痛身痛及风寒湿邪侵袭所致的肢节疼痛、肩背酸痛，尤以上半身疼痛为佳。血虚痹痛忌服。

【现代研究】羌活中主要含有挥发油、香豆素，除此之外还含有糖类、氨基酸、有机酸、甾醇等。羌活具有抗炎镇痛、抗心律失常、抗心肌缺血、促进脑循环、抗血栓形成及抗菌等药理作用。

【常用单方】

用羌活提取物制成脉齐液（每1毫升相当于羌活生药1克）口服，每日60~150ml，分3~4次服，疗程7~14天。

【功能主治】早搏。

【疗效】治疗各种早搏74例，总有效率为58.1%。

【来源】中华内科杂志，1988，27（7）：452

细辛

【来源】马兜铃科多年生草本植物北细辛、汉城细辛或华细辛的根。

【别名】小辛、细草、独叶草、金盆草、山人参、大药。

【处方用名】细辛、辽细辛、北细辛。

【用法用量】内服：煎汤，用量不宜过大，临床上有细辛不过钱之说，常用量：1~3克。外用：研末撒、吹鼻或煎水含漱。

【产地采收】细辛喜凉爽、湿润的环境。主产于辽宁、吉林、黑龙江、陕西、河南、山东等地，以辽宁产的质量为佳。以根多、色灰黄、叶色绿、香气浓、味辣而麻舌者为佳品；以根少、香气淡、麻辣味轻者为次。

【炮制研究】临床上细辛一般生用。

【性味归经】辛，温。入肺、肾经。

【功能主治】祛风，散寒，行水，开窍。治风冷头痛，鼻渊，齿痛，痰饮咳逆，风湿痹痛。多用于外感风寒，表现为发热恶寒、头身疼痛、鼻塞流涕、无汗；肺寒伏饮而咳喘、痰多色白、清稀如泡沫；风寒湿痹，腰脊、骨节痹痛，俯仰屈伸不利，头风头痛，经久不愈的眉棱骨病，龋齿作痛；宣通鼻窍用于鼻渊、鼻塞头痛、时流浊涕等。

注意事项：气虚多汗，血虚头痛，阴虚咳嗽等忌服。

【毒副作用】细辛含马兜铃酸等化合物，其中所含的马兜铃酸为硝基菲酸类成分，虽然它们具有一定的生理活性，如抗癌、抗感染及吞噬细胞活性的作用，还可提高抗生素及化疗药物的治疗效果，但同时又是一种有毒成分，具有强烈的肝肾毒性，长期或过量服用易导致癌症或肾衰竭等。近年来，国内外已有不少因服过量含马兜铃酸的中药而导致肾衰竭的病例。

【现代研究】现代研究表明，细辛含挥发油约3%，主要为甲基丁香酚及黄樟醚等。细辛醇浸剂、挥发油、煎剂均有一定的抑菌作用。有解热、抗炎、镇痛作用。对气管有明显的松弛作用。对心脏有明显的兴奋作用。还有麻醉、抗变态反应及抗组织胺等作用。

【常用单方】

【方一】

细辛50克

【用法】取上药，研为细末。每次用细辛末 9~15 克加水，再加少量甘油或蜂蜜，调成糊状，摊于纱布上，贴于脐部，用胶布密封，至少贴 3 天。对顽固性病例可连续贴敷 2 次。

【功能主治】消肿生肌。主治阿弗他口腔炎。

【疗效】据何思深报道，应用本方治疗 106 例，总有效率为 93.4%。

【来源】新医药学杂志，1977，（1）：13

【方二】

细辛 30 克

【用法】取上药，研为极细末。在肿块及其周围敷一薄层，用胶布贴封不漏气，外盖热水袋热敷。

【功能主治】通络散结。用于治疗肌肉注射所致局部肿块。

【疗效】据姚锋报道，应用本方治疗 100 余例，一般用药 24 小时即可止痛，此后肿势渐消，硬结消散。

【来源】中医医刊，1982，（2）：49

【方三】

细辛 150 克

【用法】取上药。每天用细辛 5 克，泡茶 1 杯。口服，连泡 3 次，连用 1 个月。

【功能主治】壮阳起痿。主治阳痿。

适应证：症见阴茎痿软，举而不坚，甚至不能勃起，伴有头晕，失眠多梦，腰痛遗精等。

【疗效】据徐应坤报道，应用本方治疗 25 例，均获良效。

【来源】中国中药杂志，1989，（7）：56

荆芥

【来源】荆芥为唇形科一年生草本植物荆芥的干燥茎叶及花穗。

【别名】假苏、四棱杆蒿、香荆芥。

【处方用名】荆芥、荆芥穗、炒荆芥、荆芥炭。

【用法用量】水煎服，常用量：3~9 克。或入丸、散，适量。

【产地采收】主产于江苏、浙江、江西、湖北、河北等地，其中以江苏太仓及江西吉安所产者质量最好。以色淡黄绿、穗长而密、香气浓、味凉者为佳

【炮制研究】临床上荆芥除了生用，还有炒制和炒炭等方法。荆芥生品辛散力较强，具有祛风解表的功效。用于感冒，头痛，麻疹，风疹，咽喉不利，疮疡初起。炒制荆芥辛散作用降低，具祛风理血作用。炒炭后辛散作用极弱，具有止血功效，用于衄血，便血，崩漏等出血证和产后血晕。

【性味归经】辛、微温。入肺、肝经。

【功能主治】解表祛风、透疹、炒炭止血。主治与应用：（1）外感风寒证。症见恶寒发热、无汗、头身疼痛，常配羌活、防风等。（2）外感风热证。症见发热恶寒、目赤咽痛。合银花、连翘、桑叶、菊花。（3）麻疹透发不畅，常配防风、蝉蜕。（4）荆芥炭有止血作用，配其他止血药可用于多种血症，如便血、崩漏等。

注意事项：表虚自汗者慎用。

【现代研究】现代研究表明，荆芥中所含化学成分种类较多，主要有挥发油类、单萜类、单苷类、黄酮类、酚酸类等成分，其中以挥发油的报道为最多。油中主要成分为右旋薄荷酮、消旋薄荷酮及少量右旋柠檬烯。药理研究：（1）解热作用：其煎剂及浸剂均能使汗腺分泌旺盛，皮肤血循环加强，有和缓的解热作用。（2）抗菌作用：1∶1000浓度能抑制结核杆菌生长。（3）荆芥炒炭后能缩短出、凝血时间。

【常用单方】

【方一】

荆芥穗 120 克

【用法】取上药，研为细末，过筛。每次用 30 克装入纱布袋内，均匀地撒布于患处，然后用手掌反复揉擦至发热为度。若病变范围较广，可分片进行。

【功能主治】祛风止痒。急慢性荨麻疹及一切皮肤瘙痒病。

【疗效】据马玉静报道，应用本方治疗荨麻疹，轻者 1~2 次见效，重者 2~4 次奏效。

【来源】中医杂志，1965，（12）：18

【方二】

荆芥穗适量

【用法】先取大白萝卜 1 个，在其中央挖一凹窝，将荆芥穗（研为细末）10 克和蜂蜜、香油各 15 毫升放入窝内，放置火上烧约 2 小时。此为 3 岁小儿 1 次服用量，年龄小者酌减，每天睡前服 1 次。

【功能主治】疏风宣肺、止咳平喘。主治小儿支气管哮喘。

【疗效】据王天顺报道，应用本方治疗 13 例，经 2~4 天后痊愈 11 例，好转 2 例。

【来源】中原医刊，1982，（6）：280

【方三】

荆芥穗适量

【用法】取上药，炒至焦黄，研细过筛。每次用 6 克加童便 30 毫升口服。

【功能主治】疏风止血。主治产后血晕。

【疗效】据马自泽报道，应用本方治疗 25 例，治愈 18 例，好转 5 例，无效 2 例。

【来源】四川中医，1987，（6）：35

白芷

【来源】白芷为伞形科植物兴安白芷、川白芷、杭白芷等的干燥根。

【别名】香白芷、杭白芷。

【处方用名】白芷，香白芷，祁白芷，杭白芷，川白芷。

【用法用量】水煎服，常用量为 3~10 克。或入丸、散，适量。

【产地采收】主产于河北、河南、四川、浙江等地。二月、八月采根，曝干。以条粗壮、体重、质硬、粉性足、香气浓为佳品；条细小、体轻、香气淡者质量较次。

【炮制研究】白芷历史上曾有焙、炒、蒸等多种加工炮制方法，但目前已不再使用，被硫黄烟熏所取代。大量相关报道均发现白芷熏硫后香豆素及挥发油的含量大大下降，最大时可达 70%以上。有研究发现采用直接晒干能最大有效保存香豆素类成分，此外切片后晒干也能较好保存香豆素类成分。

【性味归经】辛，温。归肺、胃经。

【功能主治】具有解表，祛风燥湿，消肿排脓，止痛作用。用于外感风寒，头痛、鼻塞，能散风寒，止头痛，常与防风、羌活等配伍应用，如九味羌活汤。用于阳明经头痛、眉棱骨痛、头风痛、齿痛，本品芳香上达，祛风止痛，单用即都梁丸，或与川芎、防风等配伍应用，如川芎茶调散。又为治鼻渊头痛的要药，常配伍苍耳、辛夷等药，如苍耳散；用于疮疡肿痛，未溃者能消散，已溃者能排脓，有消肿排脓、止痛之功，为外科常用之品。治乳痈常配伍瓜蒌、贝母、蒲公英等，以解毒散结消肿，治疮肿可配伍银花、天花粉等。用于寒湿带下证，能燥湿止带，常与海螵蛸、白术、茯苓等配伍应用。若配伍清热除湿的黄柏、车前草等，亦可用于湿热带下证。此外，本品亦可用于皮肤风湿瘙痒症，能祛风止痒。

由于本品温燥，故阴虚血热者忌服。

【现代研究】本品含有香豆素类，主要有氧化前胡素、欧前胡素、异欧前胡素、比克白芷醚、比克白芷素等，还含有挥发油、甾醇类化合物等，具有显著的解热、镇痛、抗炎作用。对大肠杆菌、痢疾杆菌、伤寒杆菌、副伤寒杆菌、绿脓杆菌等多种类型的致病细菌及多种类型的癣菌都有一定的抑制作用。能抑制平滑肌痉挛，提高皮肤对紫外线的敏感性，加强紫外线对皮肤的作用。此外，尚有扩张血管、止血等作用。

【常用单方】

【方一】

白芷适量

【用法】取上药，洗净晒干，研为细末，炼蜜丸如弹子大。每次嚼服一丸，以清茶或荆芥汤化下，每天2次。

【功能主治】祛风止痛。主治头风头痛、眩晕。

【疗效】据记载，本方对治疗眩晕、妇女产前产后伤风头痛皆有效验。

【来源】《历代无名医家验案》

【方二】

白芷30克

【用法】取上药，水煎。分2次服，每天1剂。

【功能主治】祛风止痛。主治后头痛。

【疗效】据空军衡阳医院外科报道，应用本方治疗73例，治愈69例，好转3例，无效1例。

【来源】新医学，1976，（3）：128

【方三】

生白芷适量

【用法】取上药，研为细末。用黄酒调敷于患处，每天换药1次。

【功能主治】祛风消肿止痛。主治膝关节积水。症见膝关节肿胀，行走受限，或有疼痛，浮髌试验阳性。

【疗效】据钱焕祥报道，应用本方治疗本病有效，一般7~10天见效。

【来源】浙江中医杂志，1989，（3）：102

苍耳子

【来源】 为菊科一年生草本植物苍耳的果实。

【别名】 野茄子、刺儿棵、疗疮草、粘粘葵。

【处方用名】 苍耳子、苍耳、炒苍耳子。

【用法用量】 水煎服，常用量：3~10克。或入丸散，适量。

【产地采收】 主产于山东、江西、江苏等地。9~10月割取地上部分，打下果实，晒干，去刺，以粒大、饱满、色绿黄色者为佳品。

【炮制研究】 苍耳子多以炮制品入药，生品少用。苍耳子毒蛋白为其毒性成分之一，经水浸泡或加热处理，可降低毒性，如炒焦、炒炭后能破坏其毒性。有学者认为苍耳子药用必须炒至焦黄，使脂肪油中所含毒蛋白变性，凝固在细胞中不被溶出，而达到去毒目的。

【性味归经】 性温，味辛、苦。主归肺经。

【功能主治】 祛风除湿止痛、宣通鼻窍。为治风湿痹痛、鼻渊头痛之要药。可用于风寒湿痹、关节疼痛、痛无定处、四肢拘挛、活动不便等症。或用于治疗外感风寒所致头痛鼻塞、鼻渊流浊涕、不闻香臭、额窦疼痛者。本品性温善升，有散气耗血之弊，故气虚、血虚之头痛者忌服。

【毒副作用】 苍耳全株有毒，以果实毒性最大。临床上由于剂量过大而造成急性中毒或口服时间过长而造成体内慢性蓄积中毒。其有毒成分为苍术苷类，动物实验表明中毒后肝脏有退行性变性或坏死，肾脏曲管上皮浊肿，其中肝脏损害最严重，与四氯化碳损害相似，继发性脑水肿所致惊厥可能是死亡直接原因。临床误诊苍耳子中毒的病例不少，可引起中毒性肝炎，肾功能衰竭或并发阿斯综合征，严重者出现腹水，消化道出血等。

【现代研究】 现代研究表明，全草含苍耳甙、脂肪油、生物碱、维生素C和色素等。果实含脂肪油9.2%，其中亚油酸64.2%，棕榈酸5.32%，含苍耳子苷1.2%，树脂3.3%。药理研究具有抗微生物，抗凝血，免疫抑制，抗氧化物以及抗炎与镇痛作用等，临床上用于治疗鼻渊流涕，腰腿痛，慢性气管炎，荨麻疹，泌尿系统感染和腮腺炎等。对金黄色葡萄球菌、乙型链球菌、肺炎双球菌和红色毛癣菌有抑制作用。可扩张血管，其煎剂对离体动物心脏有抑制作用，可使心律减慢，收缩力减弱，并有镇咳作用。

【常用单方】

【方一】

苍耳草60克（干品30克）

【用法】取上药，水煎服，每天 1 剂。

【功能主治】疏风止血。主治功能性子宫出血。

【疗效】据记载，应用本方治疗本病，轻者 3~5 天、重者 7~10 天即可见效。

【来源】《中药大辞典》

【方二】

苍耳子适量

【用法】取上药，研为细末，炼蜜为丸，每丸重 3 克，每次服 1~2 丸，每天 3 次。或制成苍耳子片，每片 1.5 克，每次 2 片，每天 3 次，连服 2 周。

【功能主治】疏风通窍。主治慢性副鼻窦炎。

【疗效】据王辉武等记载，应用本方治疗本病有效率在 80%以上。

【来源】《中药新用》

【方三】

鲜苍耳子 100 克

【用法】取上药，捣烂，水煎 15 分钟，去渣，打入鸡蛋 2~3 个于药液内煮熟。于疟疾发作前 2 小时将蛋与药液 1 次服下。

【功能主治】截疟。主治疟疾。

【疗效】据湖北中医学院报道，应用本方治疗 24 例，治愈 21 例，复发 3 例，再服 2 剂亦愈。

【来源】中草药经验交流，1970，（9）：12

辛夷

【来源】为木兰科植物望春花或武当玉兰的花蕾。

【别名】木笔花、玉兰、房木、姜朴花、报春花等。

【处方用名】辛夷、辛夷花、木笔花、春花。

【用法用量】水煎服，3~6 克。或入丸散。外用适量，研末吹鼻或水浸、蒸馏滴鼻。

【产地采收】主产于河南、安徽、四川等地。冬末春初花未开放时采收，除去枝梗，阴干。以花蕾未开，身干，色绿，无枝梗者为佳。

【性味归经】味辛，性温。入肺、胃经。

【功能主治】发散风寒、宣通鼻窍。虽有辛散之性，但解表作用并不明显，尤为医治风寒感冒引起的鼻塞、鼻渊的要药。多用于外感风寒，发热、恶寒无汗、头痛、鼻塞流涕、苔薄白、脉浮紧等症。或用于风寒犯肺所致的鼻渊，不闻香臭、鼻流清涕；或肺热所致的鼻渊，鼻塞、浊涕不止、色黄腥臭。

本品多服能令人头昏目赤，故剂量不宜过大。阴虚火旺者忌服。

【现代研究】现代研究表明，本品含挥发油 2.86%，主要成分为松油二环烯、桉油精、柑醛等。此外还有松树脂二甲醚、望春花素和木素等木脂体成分。具有抗变态反应作用。能扩张血管，对微血管扩张尤为明显。有一定的降压作用。具有抗微生物作用。体外试验对肿瘤细胞有抑制作用，抑制率在 50%~70%。此外还有麻醉作用和兴奋子宫的作用，已孕子宫比未孕子宫更为敏感。

【常用单方】

【方一】

辛夷 50 克

【用法】取上药，研碎，用酒精浸泡 3 天，然后过滤，滤液加热蒸发浓缩成黏稠状浸膏，将此浸膏与 20 克无水羊毛脂混合均匀，再加凡士林 100 克调匀即成辛夷浸膏。用时将此膏均匀地涂于凡士林纱条上，或直接做成辛夷浸膏油纱条，填入鼻腔内，放置 2~3 小时后取出，每天或隔天 1 次，10 次为 1 个疗程。

【功能主治】祛风通窍。主治肥大性鼻炎。

【疗效】据阎承先等报道，应用本方治疗 100 例，痊愈 44 例，进步 44 例，无效 12 例。一般用药 4~5 次后鼻通气改善。

【来源】天津医药杂志，1961，（2）：94

【方二】

辛夷 16 克

【用法】1000 毫升小麻油，温热后加入打碎的辛夷 16 克、苍耳子 160 克，浸泡 24 小时，再用文火煎至 800 毫升左右，冷却过滤后，瓶装备用，每天滴鼻 3 次，每次 2 滴。

【功能主治】疏风通窍。主治慢性和萎缩性鼻炎。

【疗效】共治疗 1576 例，显效率 73.8%，有效率 86.9%。

【来源】中西结合杂志，1984，4（4）：211.

【方三】

辛夷花 3 克

【用法】上药用开水冲泡后频饮，每日 1~2 剂。

【功能主治】祛风通窍。主治过敏性鼻炎。

【疗效】治疗 120 例，痊愈 67 例，显效 67 例，好转 18 例，无效 6 例。

【来源】中药通报，1985，10（5）：45

生姜

【来源】为姜科植物姜的鲜根茎。

【处方用名】生姜（用新鲜者）。

【用法用量】内服：煎汤，3~9 克；或捣汁。外用：捣敷，擦患处或炒热熨。

【产地采收】全国大部分地区有栽培。主产四川、广东、山东、陕西等地。夏季采挖，除去茎叶及须根，洗净泥土。以块大、丰满、质嫩者为佳。

【炮制研究】临床上除生用外，还有煨姜。煨姜性味辛温具有和中止呕的功用，适用于脾胃不和、恶心呕吐等症。《本草纲目》记载"生用发散，熟用和中"。

【性味归经】辛，微温。入肺、脾、胃经。

【功能主治】发汗解表、温中止呕、解毒。用于风寒感冒、发热、恶寒、胃寒呕吐、胃热呕吐、中鱼蟹毒、呕吐腹泻等症。生姜能解鱼蟹毒，单用或配紫苏同用。此外，生姜又能解生半夏、生南星之毒，煎汤饮服，可用于中半夏、南星毒引起的喉哑舌肿麻木等症。

阴虚内热者忌服。

【现代研究】现代研究表明，本品含挥发油，油中主要为姜醇、姜烯、水芹烯、柠檬醛、芳香醇、甲基庚烯酮、壬醛、α-龙脑等，尚含辣味成分姜辣素。生姜能促进消化液分泌，有增进饮食作用；有镇吐、镇痛、抗炎消肿作用；醇提物能兴奋血管运动中枢、呼吸中枢、心脏；正常人嚼生姜，可升高血压；对伤寒杆菌、霍乱弧菌、堇色毛癣菌、阴道滴虫均有不同程度的抑杀作用。最近有报告说：生姜能调节人体前列腺的水平。

【常用单方】

【方一】

鲜生姜适量

【用法】取新鲜多汁的生姜 1 块，洗净，切成薄片。用时取生姜片放入口中咀嚼，边嚼边咽姜汁，一般嚼 1~3 片后呃逆可止。伴有急性口腔炎、咽喉炎者慎用。

【功能主治】温胃止呃。主治呃逆。

【疗效】据吕秉义报道，应用本方治疗 30 例，均获良效。

【来源】新中医，1985，（2）：6

【方二】

鲜生姜适量

【用法】取上药三块如鸡蛋黄大，去皮，切碎，放鸡蛋 1 个搅拌均匀，再放入油中煎成黄色。趁热吃，每天晨起 1 次，7 天为 1 个疗程。

【功能主治】温肺散寒、止咳平喘。主治咳喘。

【疗效】据刘同贤报道，应用本方治疗本病有效。

【来源】中医函授通讯，1991，（2）：46

【方三】

生姜适量

【用法】取上药，捣烂榨汁。用药棉蘸姜汁敷于患处，灼伤轻者，敷药 1 次即可。严重者可用姜汁纱布湿敷 24~48 小时，创面干洁后自行结痂，脱落痊愈。

【功能主治】消炎退肿止痛。主治水、火烫伤。

【疗效】据蔡良平报道，应用本方治疗近 500 例，均获满意疗效。一般能立即止痛，已起泡红肿者，能消炎退肿，消水泡；水泡已破者，敷之亦无刺激。

【来源】新中医，1984，（2）：22

又据崔南样报道，应用本方治疗 19 例，亦获痊愈。

【方四】

鲜生姜 120 克

【用法】取上药，磨碎，开水淬汁，用姜汁调蜂蜜 120 毫升。1 次顿服，或在半小时内频频服完；小儿酌减，每天 1~2 次。

【功能主治】驱蛔止痛。主治蛔虫性肠梗阻。

【疗效】据李育章报道，应用本方治疗 64 例，总有效率为 96.8%，有效驱蛔率为 61.3%。

【来源】湖南医药杂志，1981，（3）：2

二、发散风热药与土单方

薄荷

【来源】本品为唇形科植物薄荷的茎叶。

【别名】蕃荷菜、菝蕳、吴菝蕳、南薄荷、升阳菜等。

【处方用名】薄荷、薄荷叶、苏薄荷。

【用法用量】内服：煎汤（不宜久煎），3～6克；或入丸、散。外用：捣汁或煎汁涂。

【产地采收】生于小溪沟边、路旁及山野湿地，或为栽培。全国大部分地区均产，主产江苏、浙江、江西。大部分产区每年收割2次，第1次（头刀）在小暑至大暑间。第2次（二刀）于寒露至霜降间，割取全草，晒干。以身干、无根、叶多、色绿、气味浓者为佳。

【炮制研究】拣净杂质，除去残根，先将叶抖下另放，然后将茎喷洒清水，润透后切段，晒干，再与叶和匀。

【性味归经】辛，凉。入肺、肝经。

【功能主治】疏散风热，清利头目，利咽，透疹，疏肝解郁。多用于外感风热，表现为发热恶寒、口渴、舌红、脉浮数，或有头痛者。或用于风热、肝火上扰所致眩晕、目赤肿痛、烂弦风眼、痒涩多泪及咽痛喉肿、声嘶音哑者。亦可用于肝郁气滞之胁痛。此外，还能解鱼蟹毒。

本品芳香辛散，发汗耗气，故体虚多汗者，不宜使用。

【现代研究】本品主含挥发油。油的主要成分为薄荷醇以及薄荷酮、异薄荷酮等。薄荷油内服通过兴奋中枢神经系统，使皮肤毛细血管扩张，促进汗腺分泌，增加散热，而起到发汗解热作用；薄荷油能抑制胃肠平滑肌收缩，能对抗乙酰胆碱而呈现解痉作用；薄荷油能促进呼吸道腺体分泌而对呼吸道炎症有治疗作用；体外试验薄荷煎剂对单纯性疱疹病毒、森林病毒、流行性腮腺炎病毒有抑制作用，对金黄色葡萄球菌、白色葡萄球菌、甲型链球菌、乙型链球菌、卡他球菌、肠炎球菌、福氏痢疾杆菌、炭疽杆菌、白喉杆菌、伤寒杆菌、绿脓杆菌、大肠杆菌等有抑菌作用；薄荷油外用，能刺激神经末梢的冷感受器而产生冷感，并反射性的造成深部组织血管的变化而起到消炎、止痛、止痒作用。此外，尚有健胃、解痉、利胆和抗早孕作用。

【常用单方】

【方一】

薄荷油适量

【用法】取上药，涂搽患处，每天2~3次。

【功能主治】散结消瘤。主治肉瘤。

【疗效】据王金学报道，应用本方治疗11例，经20~45天后均获满意疗效。

【来源】湖北中医杂志，1982，（1）：25

【方二】

薄荷15克

【用法】取上药，与桂圆6粒一起煎服，每天2次，依出疹轻重情况连服2~4周。

【功能主治】疏风止痒。主治慢性荨麻疹。

【疗效】据章杏仙报道，应用本方治疗40例，显效32例，好转4例，无效4例。

【来源】福建医药杂志，1980，2（5）：6

葛根

【来源】葛根为豆科多年生落叶藤本植物葛的干燥根。

【别名】干葛、甘葛、粉葛、葛麻茹、黄葛藤、野扁葛等。

【处方用名】葛根、粉葛根、干葛根、煨葛根。

【用法用量】煎服，10~15克。外用捣敷。

【产地采收】生于山坡草丛中或路旁及较阴湿的地方。全国大部地区有产，主产河南、湖南、浙江、四川等地。春、秋采挖，洗净，除去外皮，切片，晒干或烘干。以块肥大、质坚实、色白、粉性足、纤维性少者为佳；质松、色黄、无粉性、纤维性多者质次。

【性味归经】甘、辛，凉。归脾、胃经。

【功能主治】解肌退热，透发麻疹，生津止渴，升阳止泻。治伤寒、温热头痛项强，烦热消渴，泄泻，痢疾，斑疹不透，高血压，心绞痛，耳聋。

【现代研究】本品主要含黄酮类物质，大豆素、大豆甙，还有大豆素-4.7-二葡萄糖甙、葛根素、葛根素-7-木糖甙，葛根醇、葛根藤素及异黄酮甙和淀粉。葛根能扩张冠脉血管和脑血管，增加冠脉血流量和脑血流量；葛根总黄酮能降低心肌耗氧量，增加氧供应；葛根能直接扩张血管，使外周阻力下降，而有明显降压作用，能较好缓解高血压病人的"项紧"症状。葛根素能抑制血小板凝集；葛根有广泛的β-受体阻滞作用；黄豆甙元对小鼠离体肠管有明显解痉作用，能对抗乙酰胆碱所致的肠管痉挛；葛根还具有明显解热作用，并有轻微降血糖作用。

【常用单方】

【方一】

葛根 10~15 克

【用法】取上药，水煎。分 2 次口服，每天 1 剂，连用 2~8 周为 1 个疗程。

【功能主治】高血压病。

【疗效】据中国医学科学院药物研究所报道，应用本方治疗伴有颈项强痛的高血压病 92 例，解除颈项强痛症状的有效率为 90%。多数患者在用药第 1 周即起作用，可持续 1~2 周。有些病人停药 3~9 个月不复发，但本方的降血压作用不明显。

【来源】医学研究通讯，1972，（2）：14

【方二】

葛根 100 克

【用法】取上药，加水浓煎。先热敷患处 30 分钟，后浸洗患处。

【功能主治】活血消肿止痛。主治跌打损伤。

【疗效】据王金学报道，应用本方治疗 8 例，皆获良效。认为葛根具有活血、消除局部炎症的作用。

【来源】新中医，1984，（5）：50

【方三】

葛根素 4~5mg/kg

【用法】葛根素 4~5mg/kg，用注射用水稀释至 50ml 静脉注射，约 4 小时后再按 4~5mg/kg 加入 5%葡萄糖 500ml 内，日间 12 小时维持静滴，共 6 天。

【功能主治】治疗冠心病。

【来源】《中华心血管病杂志》，1985，（3）：175

牛蒡子

【来源】本品为菊科植物牛蒡的成熟果实。

【别名】鼠粘草、夜叉头、蒡翁菜、便牵牛、饿死囊中草、象耳朵、老母猪耳朵、疙瘩菜、老鼠愁、鼠见愁等。

【处方用名】牛蒡子、大力子、鼠粘子、熟牛蒡、炒牛蒡。

【用法用量】内服：煎汤，5~10克；或入散剂。外用：煎水含漱。

【产地采收】主产河北、吉林、辽宁、浙江、黑龙江等地。此外，四川、河南、湖北、陕西等地亦产。以东北产量较大，浙江所产品质较优。一般8~9月果实成熟时，分批采集。晒干，打出果实，除去杂质，再晒至全干。以粒大、饱满、外皮灰褐色者佳。

【炮制研究】生用或炒黄用。牛蒡子成熟于秋天，因得天地之凉气而具有寒凉之性，炒制后可减低其寒滑之弊，缓和药性，无损中焦阳气，并具有特异香气，可增强药效。

【性味归经】辛、苦，寒。入肺、胃经。

【功能主治】疏散风热，祛痰止咳，清热解毒。用于外感风热，咽喉红肿疼痛，临床应用以风热表证兼有咽喉肿痛者为宜；用于麻疹透发不畅：牛蒡子散风热而透疹，对麻疹初起、疹出不畅者，往往配升麻、葛根、蝉蜕、薄荷等同用；此外，用于咳嗽咯痰不畅及疮痈肿痛等症。

由于本品性寒滑利，能滑肠通便，故脾虚腹泻者忌用；痈疽已溃、脓水清稀者也不宜应用。

【毒副作用】牛蒡子提物毒性较小，牛蒡子甙能引起蛙、小鼠和兔强直性厥，呼吸细弱，随后运动消失，最后转入麻痹状态。牛蒡子炮制后毒性较小，未炮制的毒性较大。此外有服用牛蒡子致过敏反应的相关报道。

【现代研究】本品含牛蒡子甙、脂肪油、维生素A及生物碱等。牛蒡子煎剂对肺炎双球菌有显著抗菌作用；水浸剂对多种致病性皮肤真菌有不同程度的抑制作用；牛蒡子有解热、利尿作用；最近发现牛蒡子有抗肿瘤作用，其粗提取物呈选择毒性，较低量就可以抑制癌细胞增殖，使肿瘤细胞向正常细胞接近，可能成为强有力的抗癌生药。

【常用单方】

【方一】

牛蒡子适量

【用法】取上药，炒熟，研成细粉，过筛储存备用。2~5岁儿童每次服

1 克，5~9 岁儿童每次服 1.5 克，10~15 岁儿童每次服 2 克，成人每次服 3 克。每天 3 次，饭后用温开水送服，共服 2 天。流行期间，除服药预防外，仍应注意控制传染源，切断传播途径等。

【功能主治】疏风清热解毒。主治猩红热。

【疗效】据记载，应用本方预防猩红热，经临床观察 344 例，发病者 7 例；服药后 12 天内未发病者 337 例，占 98%。一般在接触病者 3 天内服药预防效果较佳，6 天后服药预防效果不佳。如再次接触病者需重新再服 1 次。服药中未发现不良反应。

【来源】《中药大辞典》

【方二】

炒牛蒡子 200 克

【用法】炒牛蒡子 200 克，研细末去皮，每日 3 次内服，每次 3~5 克。

【功能主治】疏散风热，解毒散结。治疗扁平疣。

【疗效】治疗 14 例扁平疣患者均获痊愈。

【来源】姜辉等，《四川中医》，1999，17（9）：32

【方三】

牛蒡子适量

用法：将牛蒡子粉碎，过 80 目药筛备用，使用前将牛蒡子粉经微波炉灭菌加温至熟，用食用包装纸分装成小袋，每小袋 3 克，储藏备用。治疗时用牛蒡子冲剂治疗，3~6 岁每次 1/2 袋~2/3 袋，7~13 岁每次 2/3 袋~1 袋，每日 2~3 次；温开水冲服或吞服，也可加糖冲服或拌服。5 天为 1 疗程，1 疗程不愈者可连用 2~3 疗程。

【功能主治】疏散风热、消炎排脓。治疗小儿慢性鼻窦炎。

【疗效】治疗 48 例，1 疗程痊愈 10 例（20.83%），显效 13 例（27.08%），有效 25 例（52.08%），无效 0 例。1 疗程痊愈显效率为 47，12%，总有效率为 100%。1 疗程未愈病例经 2~3 疗程治疗，多获痊愈或显效，只有 2 例仍感觉有少许黏稠鼻涕未排尽，随着脓性鼻涕消失，慢性咳嗽及咯痰均自然消失。

【来源】吕仁柱等，交通医学，2003，17（3）：310

蝉蜕

【来源】为蝉科昆虫黑蚱羽化后的蜕壳。

【别名】蜩甲、蝉壳、伏蜟、枯蝉、蝴蟟退皮、蝉退壳、金牛儿、蝉退、蝉衣、催米虫壳、了皮等。

【处方用名】蝉蜕、蝉退、蝉衣、蝉壳。

【用法用量】煎服，3～10克，或单味研末冲服。一般病症用量宜小，止痉则需大量。

【产地采收】主产山东、河南、河北、湖北、江苏、四川等地，以山东产量较大。夏季采收，去净泥土，晒干。以色黄、体轻、完整、无泥沙者为佳。

【炮制研究】拣去杂质，洗净晒干。

【性味归经】甘，寒。归肺、肝经。

【功能主治】疏散风热，透疹止痒，明目退翳，止痉。用于风热感冒，咽痛音哑。本品甘寒清热，质轻上浮，长于疏散肺经风热，宣肺疗哑，故可用治风热感冒或温病初起、麻疹不透、风疹瘙痒、目赤翳障、惊痫夜啼、破伤风证等。

《别录》有"主妇人生子不下"的记载，故孕妇当慎用。

【现代研究】本品含大量甲壳质和蛋白质、氨基酸、有机酸等。蝉蜕具有抗惊厥作用，其酒剂能使实验性破伤风家兔的平均存活期延长，可减轻家兔已形成的破伤风惊厥，蝉蜕能对抗士的宁、可卡因、菸碱等中枢兴奋药引起的小鼠惊厥死亡，抗惊厥作用蝉衣的身较头足强；蝉蜕能抑制小白鼠的自发活动，能协同环己巴比妥钠的麻醉作用而表现有镇静作用；蝉蜕尚有解热作用，其中蝉蜕头足较身部的解热作用强。

【常用单方】

【方一】 蝉蜕适量

【用法】取上药，放在阳光下晒干，研成极细粉，贮存于瓶中防潮备用。用时嘱病人侧卧，以1∶5000高锰酸钾液清洗直肠脱出之黏膜处，然后把蝉蜕粉撒于该处。一般休息片刻后即可回缩，每天1次。如1次不愈，可连续用5次。

【功能主治】收涩固脱。主治脱肛。

【疗效】据郑锋报道，应用本方治疗15例，疗效满意。

【来源】新中医，1980，（增刊二）：49

【方二】

蝉蜕适量

【用法】取上药，去头足，焙干后研成细末。成人每天2次，每次45～

60 克，用黄酒 90~120 毫升调成稀糊状，口服或经胃管注入。新生儿用 5~6 克，黄酒 10~15 毫升，入稀粥内调成稀糊状，做 1 次或数次喂之。儿童用量按年龄增减。在整个治疗过程中蝉蜕末用量随痉挛症状缓解而递减。

【功能主治】息风止痉。主治破伤风。

【疗效】据王明琛报道，应用本方治疗 8 例，均于 7~17 天内痊愈，无 1 例使用过破伤风抗毒血清。

【来源】陕西中医，1985，（7）：322

桑叶

【来源】为桑科落叶乔木植物桑树的叶。

【别名】铁扇子、桑叶、冬桑叶等。

【处方用名】桑叶、冬桑叶、经霜桑叶、晚桑叶、老桑叶、炙桑叶。

【用法用量】煎服，5~10 克；或入丸散。外用煎水洗眼。

【产地采收】全国大部分地区均产，以南部育蚕区产量较大。10~11 月间霜后采收，除去杂质，晒干。以叶片完整、大而厚、色黄绿、质脆、无杂质者为佳。

【炮制研究】生用或蜜炙用。桑叶蜜制能增强润肺止咳的作用，故肺燥咳嗽多用蜜制桑叶。

【性味归经】苦、甘，寒。归肺、肝经。

【功能主治】疏散风热，清肺润燥，平肝明目。用于风热感冒、头痛咳嗽、肺热燥咳、肝阳眩晕、目赤昏花等。此外，本品甘寒，尚能凉血止血，还可用治血热妄行吐血、衄血之证，可单用，或配其他止血药同用。

【现代研究】本品含脱皮固酮、芸香甙、桑甙、槲皮素、异槲皮素、东莨菪素、东莨菪甙等。鲜桑叶煎剂体外试验对金黄色葡萄球菌、乙型溶血性链球菌等多种致病菌有抑制作用，煎剂有抑制钩端螺旋体的作用；对多种原因引起的动物高血糖症均有降糖作用，所含脱皮固酮能促进葡萄糖转化为糖元，但不影响正常动物的血糖水平；脱皮激素还能降低血脂水平。

【常用单方】

【方一】

桑叶适量

【用法】取上药，研成极细粉。每次 9 克，用米汤送下，每天 1 剂，连服 3~5 剂。

【功能主治】固涩敛汗。主治盗汗。

【疗效】据魏龙骧报道，应用本方治疗顽固性夜间出汗，均获满意疗效。

【来源】新医药学杂志，1978，（4）：9

【方二】

经霜桑叶适量

【用法】取上药，用清水洗净，晾干，每1000克加水4000毫升，在水浴锅内煮沸30分钟，取计用双层纱布过滤，然后向过滤液内加沸水至4000毫升，静置4小时，将澄清液置水浴锅内煮沸后，加0.04%尼泊金乙酯再煮沸10分钟，冷却装瓶，灭菌后备用。每天服600毫升，分3次服，连服1个月为1个疗程。

【功能主治】分清别浊、收涩固精。主治乳糜尿。

【疗效】据王培义等报道，应用本方治疗46例，服用1~6个疗程后，有效率为93.48%，其中治愈率为82.61%，好转率为10.87%。

【来源】山东中医杂志，1991，（5）：20

【方三】

鲜桑叶适量

【用法】取上药数片，洗净后，捣烂取汁。每次滴耳1~2滴，每天3次。

【功能主治】抗菌消炎。主治化脓性中耳炎。

【疗效】据朱培忠等报道，应用本方治疗本病有效，一般2~3天即愈。

【来源】四川中医，1985，（5）：封三

菊花

【来源】本品为菊科多年生草本植物菊的头状花序。

【别名】节华、金精、甘菊、真菊、金蕊、家菊、馒头菊、簪头菊、甜菊花、药菊等。

【处方用名】菊花、白菊花、甘菊花、滁菊花、亳菊花、杭白菊、黄菊花、杭菊花。

【用法用量】煎服，10~15克。

【产地采收】由于产地、花色及加工方法的不同，又分为白菊花、杭菊花、滁菊花。主产于浙江、安徽、河南和四川等省。花期采收，阴干生用。以花朵完整、颜色鲜艳、气清香、无杂质者为佳。

【炮制研究】菊花一般生用。炮制方法：拣净叶梗、花柄及泥屑杂质。

【性味归经】辛、甘、苦，微寒。归肺、肝经。

【功能主治】疏散风热，平肝明目，清热解毒。用于风热感冒、发热头痛、目赤昏花、眩晕惊风、疔疮肿毒等。

【现代研究】本品含挥发油，油中为龙脑、樟脑、菊油环酮等，此外，尚含有菊甙、腺嘌呤、胆碱、水苏碱、微量维生素 A、氨基酸及刺槐素等。1∶1~1∶5 菊花水浸剂或煎剂，对金黄色葡萄球菌、多种致病性杆菌及皮肤真菌均有一定抗菌作用；高浓度时，对流感病毒 PR3 和钩端螺旋体也有抑制作用。菊花制剂有扩张冠状动脉，增加冠脉血流量，提高心肌耗氧量的作用，并具有降压作用，还能抑制毛细血管通透性而有抗炎作用；菊花浸膏灌胃，对人工发热家兔有解热作用。

【常用单方】

【方一】

杭菊花适量

【用法】每天取上药20克，用开水1000毫升冲泡，分3次饮用，连服2个月为1个疗程。或代茶常年饮用。

【功能主治】平肝清热、疏风止痛。主治偏头痛、失眠。

【疗效】据刘炳风报道，应用本方治疗32例，治愈23例，有效9例。显效时间最短半个月，最长2个月。有6例坚持每天代茶饮用，治愈了多年的失眠症，有3例病人的高血压好转。

【来源】河南中医，1995，（4）：234

【方二】

白菊花300克

【用法】取上药水煎2次，将药液合并浓缩至500毫升。每次服25毫升，每天2次，2个月为1个疗程。

【功能主治】扩冠降压。主治：冠心病、心绞痛。症见心悸、胸闷，甚则心前区疼痛、心慌气急、头晕头痛、四肢麻木等。

【疗效】据王辉武等记载，应用本方治疗61例，缓解心绞痛的总有效率为80%，改善心电图的总有效率为45.09%，有2/3的病人于20天内心绞痛缓解或消失。30例合并高血压的患者，有19例血压降低。

【来源】《中药新用》

【方三】

菊花 30 克

【用法】取上药，放入 30 度的白酒 100 毫升内，浸 3 天后去渣，浸出液可加适量开水、白糖顿服。每天 1 次，连服 3 天为 1 个疗程。停药观察 3 天，若无效再开始第 2 个疗程。

【功能主治】解毒消疣。主治寻常疣。

【疗效】据谢小琛报道，应用本方治疗数十例，疗效颇佳。

【来源】福建中医药，1985，（1）：36

升麻

【来源】本品为毛茛科多年生草本植物大三叶升麻或兴安升麻（北升麻）和升麻的根茎。

【别名】周升麻、周麻、鸡骨升麻、鬼脸升麻、绿升麻等。

【处方用名】升麻、川升麻、炙升麻。

【用法用量】内服：煎汤，3~10 克；或入丸、散。外用：研末调敷，煎水含漱或淋洗。

【产地采收】主产辽宁、吉林、黑龙江等地。广东、福建所产的广东升麻，为菊科植物麻花头的根，在当地亦习惯作升麻使用。春、秋采挖，除去地上茎苗和泥土，晒至须根干时，用火燎或用竹筐撞去须根，晒干。以个大、整齐、外皮黑色、无细根、断面灰色者为佳。

【炮制研究】生用或蜜制用。生用主要用作发表透疹解毒，制用则偏重升阳举陷。

【性味归经】辛、甘，微寒。归肺、脾、胃、大肠经。

【功能主治】发表透疹，清热解毒，升举阳气。用于风热头痛，麻疹不透，齿痛口疮，咽喉肿痛，气虚下陷，久泻脱肛，崩漏下血等。

麻疹已透，以及阴虚火旺，肝阳上亢，上盛下虚者，均当忌用。

【现代研究】本品含升麻碱、水杨酸、咖啡酸、阿魏酸、鞣质等；兴安升麻含升麻苦味素、升麻吉醇、升麻吉醇木糖甙、北升麻醇、异阿魏酸、齿阿米素、齿阿米醇、升麻素、皂甙。升麻对结核杆菌、金黄色葡萄球菌、白色葡萄球菌和卡他球菌有中度抗菌作用；北升麻提取物具有解热、抗炎、镇痛、抗惊厥作用；升麻对氯化乙酰胆碱、组织胺和氯化钡所致的肠管痉挛均有一定的抑制作用，还具有抑制心脏、减慢心律和降低血压作用。其生药与炭药均能缩短凝血时间。

【常用单方】

【方一】

升麻 4 克

【用法】取上药，研为细末，备用。再取鸡蛋 1 个，在其顶端钻一黄豆大圆孔，将药末从圆孔放入蛋内搅匀，取白纸一小张蘸水将孔盖严，口向上平放于蒸笼内蒸熟。去壳吃蛋，早晚各 1 次，10 天为 1 个疗程，1 个疗程结束后，停药 2 天再进行第 2 个疗程，第 3 个疗程完后判定疗效。服药期间忌重体力劳动及房事。

【功能主治】升举中气。主治子宫脱垂。

【疗效】据李治方报道，应用本方治疗 120 例，经 3 个疗程后治愈 104 例，显效 12 例，无效 4 例。

【来源】四川中医，1986，（11）：47

【方二】

升麻 30~50 克

【用法】取上药，浓煎取汁。用纱布蘸药液湿敷患处，要保持局部湿润。同时禁食生姜、大蒜、鱼、蛋等辛辣之品及发物。

【功能主治】清热解毒、消炎止痛。主治带状疱疹。

【疗效】据周熙东等报道，应用本方治疗数例，均在 3~5 天内痊愈。

【来源】四川中医，1988，（6）：42

柴胡

【来源】为伞形科多年生草本植物柴胡（北柴胡）和狭叶柴胡（南柴胡）的根或全草。

【别名】地熏、茹草、柴草等。

【处方用名】柴胡、北柴胡、硬柴胡、南柴胡、细柴胡、软柴胡、醋炒柴胡、鳖血炒柴胡。

【用法用量】水煎服，3~10 克；或入丸、散。

【产地采收】北柴胡主产于辽宁、甘肃、河北、河南等地；南柴胡主产于湖北、江苏、四川等地。春、秋挖取根部，去净茎苗、泥土，晒干。以根条粗长、皮细、支根少者为佳。

【炮制研究】生用或醋炙用。和解退热宜生用，疏散肝郁宜醋炙，骨蒸痨热当用鳖血拌炒。

【性味归经】苦、辛，微寒。归肝、胆经。

【功能主治】疏散退热，疏肝解郁，升阳举陷。用于寒热往来，感冒发热；肝郁气滞，月经不调，胸胁疼痛；气虚下陷，久泻脱肛（善治气虚下陷，神倦发热，食少便溏，久泻脱肛，胃、子宫下垂等症）。另外，本品还可退热截疟，又为治疗疟疾寒热的常用之品，常与黄芩、常山、草果等同用。

柴胡性升散，古人有"柴胡劫肝阴"之说，若肝阳上亢，肝风内动，阴虚火旺及气机上逆者忌用或慎用。

【现代研究】柴胡根含 α-菠菜甾醇、春福寿草醇及柴胡皂甙，另含挥发油等。狭叶柴胡根含皂甙、挥发油、柴胡醇、春福寿草醇、α-菠菜甾醇。柴胡具有镇静、安定、镇痛、解热、镇咳等广泛的中枢抑制作用；柴胡及其有效成分柴胡皂甙有抗炎作用；柴胡皂甙又有降低血浆胆固醇作用；柴胡有较好的抗脂肪肝、抗肝损伤、利胆、降转氨酶作用；柴胡煎剂对结核杆菌有抑制作用；柴胡挥发油还有抗感冒病毒作用，还有增强机体免疫的作用。

【常用单方】

【方一】

柴胡注射液 2ml

【用法】用北柴胡的干燥根，以蒸馏法制成注射液，每安瓿 2 毫升，相当于原生药 2 克，备用。取上述柴胡注射液肌肉注射，每次 2ml，每日 2 次。

【功能主治】解表退热。治疗上呼吸道感染。

【来源】《常用中药八百味精要》

【方二】

柴胡注射液 2ml

【用法】柴胡注射液肌注（每 ml 相当于含原生药 1 克），每次 2ml，每日 2 次（10 岁以上首剂 3ml）。

【功能主治】解表退热。治疗流行性腮腺炎。

【来源】《新中医》，1986，18（6）：14

蔓荆子

【来源】为马鞭草科落叶小灌木植物单叶蔓荆或蔓荆的成熟果实。

【别名】蔓荆实、荆子、万荆子、蔓青子等。

【处方用名】蔓荆子。

【用法用量】水煎服，5~10克。

【产地采收】主产山东、浙江、江西、福建。此外，河南、江苏、安徽、湖南、湖北、广东、广西、云南等地亦产，多系野生。秋季果实成熟时采收。晒干，去净杂质，贮干燥处，防止潮湿霉烂。以粒大、饱满、气芳香、无杂质者为佳。

【炮制研究】生用或炒用。

【性味归经】苦、辛，平。入肝、膀胱、肺经。

【功能主治】疏散风热，清利头目。用于风热感冒，头痛头风；目赤肿痛，目昏多泪等。此外，取本品祛风止痛之功，也可用治风湿痹痛，多配羌活、独活、川芎、防风等同用，如羌活胜湿汤。

血虚有火之头痛目眩及胃虚者慎服。

【现代研究】本品含挥发油，主要成分为茨烯、蒎烯，并含微量生物碱和维生素A，及牡荆子黄酮，即紫花牡荆素。蔓荆子有一定的镇静、止痛、退热作用。蔓荆叶蒸馏提取物具有增进外周和内脏微循环的作用。

【常用单方】蔓荆叶适量

【用法】以20%的蔓荆叶煎剂滴鼻，每日3~5次，每次3~5滴，连续2天。

【功能主治】疏风通窍。治疗过敏性鼻炎。

【来源】《广西卫生》，1976，(1)：32

第二章　清热药与土单方

凡以清解里热为主要作用的药物，称为清热药。

清热药都是药性寒凉，主要用于热病高热、痢疾、痈肿疮毒以及目赤肿痛、咽喉肿痛等呈现各种里热症候，即是《内经》所说"热者寒之"的意义。根据各药的专长，分为下列六小类：

（一）清热泻火药：能清气分热，对气分实热症，有泄热的作用。

（二）清热燥湿药：药性寒凉，偏于苦燥，有清热化湿的作用，可用于湿热病症。

（三）清热凉血药：专入血分，能清血分热，对血分实热有凉血清热作用。

（四）清热解毒药：有清热解毒作用，常用于治疗各种热毒的病症。

（五）清虚热药：能清虚热、退骨蒸，常用于午后潮热，低热不退等症。

清热药性属寒凉，多服久服能损伤阳气，故对于阳气不足，或脾胃虚弱者须慎用，如遇真寒假热的症候，当忌用。

清热药应用注意事项：

1. 清热药品种繁多，性能各异，在应用时必须根据热证类型及邪热所在部位，选择相适应的清热药进行治疗。

2. 清热药又必须根据兼夹病症予以适当配伍，如表邪未尽里热又盛，可配解表药同用；湿热者可配利水渗湿药；热盛里实者可配攻下药；热盛动风者，可配息风药，热入心包、神志昏迷者，可配开窍药；血热妄行者可配止血药；邪热伤阴者可配养阴药等。此外，如里热气血两燔，又可清气凉血相兼同用。

3. 清热药必须中病即止，不可多服久服，以免伤阳；苦寒燥湿药又可能伤阴，应予慎用。

4. 清热药应用时，必须视病情轻重及药物质地，斟酌用量，并注意用法。

一、清热泻火药与土单方

石膏

【来源】 本品为硫酸盐类矿物硬石膏族石膏，主要含水硫酸钙。采挖后，除去泥沙及杂石。

【别名】 又名细理石、白虎等。

【处方用名】 生石膏、煅石膏。

【用法用量】 15~60克，水煎服。入汤剂宜先煎。

【产地采收】 主产于湖北、安徽、甘肃、四川、山东等地。生石膏洗净，干燥，打碎，除去杂石，粉碎成粗粉。

【炮制研究】 生石膏为含水硫酸钙，加热至 80~90℃ 开始失水，至225℃ 时可全部脱水转化成为煅石膏，其物理性状等已不同于石膏，应属长石（硬石膏）的性状，但化学成分无变化。生、煅石膏粉末中无机元素含量以煅石膏为多，而水溶液中溶出的无机元素含量则以生石膏为高。溶出率随结晶水的减少而减少。生石膏能微溶于水，在盐酸溶液中溶解度增大，说明在体温和胃酸的情况下能增加石膏的溶解度。

【性味归经】 甘、辛，大寒，归肺、胃经。

【功能主治】 清热泻火，除烦止渴。用于外感热病、高热烦渴、肺热喘咳、胃火亢盛、头痛、牙痛。脾胃虚寒及血虚、阴虚发热者忌服。

【毒副作用】 过敏反应：有个别病例用石膏绷带固定后出现接触性皮炎，皮肤有瘙痒及灼热感，并见弥漫性红斑及粟粒状丘疹。

【现代研究】 石膏有解热作用，小剂量对心脏有兴奋作用，大剂量有抑制作用。另外，石膏还有扩张血管和缩短血凝时间等作用。石膏能提高肌肉和外周神经兴奋性。石膏能增强平滑肌功能和提高肌体的免疫能力。

【常用单方】

【方一】

生石膏粉 500 克

【用法】 取上药，加桐油 150 毫升，盛于干净器皿内，反复搅拌，调和成面团状备用。确诊患者，可立即将桐油石膏调和剂直接敷于腹部。单纯性阑尾炎以麦氏点（即肚脐与骨盆右侧前突出点连线的中外 1/3 交界处）为中心敷药，敷药面应超过压痛范围以外 5~10 厘米；化脓性阑尾炎一般应超过压痛范围 5~10 厘米；形成弥漫性腹膜炎的患者，外敷范围上平剑突，两侧至腋中线，下至耻骨联合，敷药厚度均以 2 厘米为宜，敷药后用塑料薄膜及布料分层包裹。每 24 小时更换 1 次，连续使用，直至患者基本痊愈后，仍继续使用 3~5 天。敷药同时，可根据病情配合西药对症处理。

【功能主治】 解毒消炎。主治阑尾炎。

【疗效】 据董富银报道，应用本方治疗 220 例，有效率达 91%。

【来源】 中西医结合杂志，1988，8（9）：569

【方二】

生石膏 250 克

【用法】 取上药，研为细末，加桐油 100 毫升，调成糊状。均匀地敷于患处，包扎，每天换药 1 次。如有溃破须将伤口敷平。换药时先用 15% 的温盐开水洗净患处。冬季桐油黏稠，需与生石膏粉多次搅拌，切勿加热熔化，以免变质影响疗效和引起急性皮炎。

【功能主治】 清热活血。主治血栓闭塞性脉管炎。

【疗效】 据张樟进报道，应用本方治疗本病有效，对破溃者效果尤佳。

【来源】 上海中医药杂志，1984，（2）：23

栀子

【来源】 本品为茜草科植物栀子的干燥成熟果实。

【处方用名】 山栀、栀子、黄栀子、炒栀子、焦栀子、栀子炭。

【用法用量】 6~9 克水煎服。外用生品适量，研末调敷。

【产地采收】 主产于湖南、江西、湖北、浙江、福建等省。9~11 月果实成熟呈红黄色时采收，除去果梗及杂质，蒸至上汽或置沸水中略烫，取出，干燥。

【炮制研究】 生品以泻火利湿凉血解毒力强。但栀子苦寒之性较强，易伤中气且对胃有一定的刺激性，脾胃虚弱者易致恶心，炒后可缓和苦寒之性消除副作用。炒栀子与焦栀子功用相似，均能清热除烦，炒栀子比焦栀子苦寒之性略强，一般热较盛者可用炒栀子，脾胃较虚弱者用焦栀子。栀子炭偏于凉血止血，多用于吐血、咯血、尿血、崩漏等出血症。

【性味归经】 苦、寒，归心、肺、三焦经。

【功能主治】泻火除烦，清热利尿，凉血解毒。用于热病心烦、黄疸、尿赤、血淋涩痛、血热吐衄、目赤肿痛火毒疮疡；外治扭挫伤痛。焦栀子凉血止血，用于血热吐衄，尿血崩漏。脾虚便溏者忌服。

【现代研究】栀子煎剂及醇提取液有利胆作用，能促进胆汁分泌并能降低血中胆红素，可促进血液中胆红素迅速排泄。对溶血性链球菌和皮肤真菌有抑制作用。此外，还有解热、镇痛、镇静、降压及止血作用。

【常用单方】

【方一】

生栀子30~50克

【用法】取上药，研为细末，用鸡蛋清1个，面粉和白酒适量，调成糊状。贴在扭伤部位，用草纸或棉垫、布料覆盖，绷带固定。于扭伤当天敷药后休息，次晨取掉，不必辅用其他疗法。

【功能主治】消肿止痛。主治扭、挫伤。

【疗效】据吕明珠报道，应用本方治疗300例，经1次治愈者298例，情况不详者2例。一般敷药次晨即可消肿止痛，个别患者局部留有少许瘀斑，数天后可自行消失。本方对陈旧性损伤治疗较差，2~5天内扭伤者效果较佳。有骨折者当另作处理。

【来源】四川中医，1988，（2）：44

【方二】

生栀子9克

【用法】取上药，研碎，浸入70%的酒精或白酒中，浸泡30~60分钟，取浸泡液与适量的面粉和匀，做成4个如5分钱币大小的面饼。睡前贴压于患儿的双侧涌泉穴和双侧内关穴，外包纱布并用胶布固定，次晨取下，以局部皮肤呈青蓝色为佳。

【功能主治】清热泻火、凉血解毒。主治小儿发热。

【疗效】据方红等报道，应用本方治疗50例，均获痊愈。其中治疗1次退热者22例，2次退热者18例，3次退热者10例。

【来源】陕西中医，1991，（1）：554

决明子

【来源】豆科一年生草本植物决明或小决明的成熟种子。

【别名】千里光、马蹄决明、草决明。

【处方用名】决明子、炒决明子、草决明。

【用法用量】水煎服，9~15克。

【产地采收】主产于安徽、广西、四川、广东等省，我国南北各地均有栽培。秋季采收，晒干，打下种子，除去杂质，生用或炒用。

【炮制研究】生决明子长于清肝热，润肠燥，常用于目赤肿痛、大便秘结。炒制以后寒泻之性减弱，并能提高煎出效果，有平肝养肾之功，可用于头痛、头晕、青盲内障。高血压头痛、头晕，可用决明子炒黄，水煎代茶饮。

【性味与归经】甘、苦、咸，微寒，归肝、肾、大肠经。

【功能与主治】清肝明目，润肠通便。用于目赤目暗，肠燥便秘。气虚便溏者不宜应用。

【现代研究】决明子含多种蒽醌类成分，主要有大黄酚、大黄素、大黄酸、大黄素甲醚、决明素等，并含有维生素A。决明子能降低血脂，抑制血清胆固醇的升高和主动脉粥样硬化斑块的形成。有降血压和抗菌作用。对细胞免疫有抑制作用，而对巨噬细胞的吞噬功能有增强作用。此外，尚有泻下、利尿及收缩子宫等作用。

【常用单方】

【方一】

决明子适量

【用法】每天取上药20克，用开水500毫升冲泡后代茶饮用。

【功能主治】降血脂。主治高脂血症。

【疗效】据王靖报道，在基本不改变饮食习惯和不加其他降脂药的情况下，应用本方治疗24例，取得明显疗效。可使高胆固醇和高甘油三酯显著下降。

【来源】辽宁中医杂志，1991，18（7）：29

【方二】

决明子适量

【用法】取上药炒，再将其打碎，备用。每次取10~15克，水煎10分钟左右，冲入蜂蜜20~30克搅拌，每晚1剂，或早晚分服，亦可当茶饮。

【功能主治】泻下通便。主治习惯性便秘。

【疗效】据彭静山报道，应用本方治疗16例，治愈12例，有效4例。

【来源】辽宁中医杂志，1983，（6）：33

【方三】

生草决明 300 克

【用法】 每次取上药 25~50 克，开水冲泡，代茶饮用。或研成粉末，每次 25 克，每天 2 次，开水冲服。

【功能主治】 软坚散结。主治男性乳房发育症。

【疗效】 据刘民元报道，应用本方治疗 12 例，均于 35 天内全部痊愈。

【来源】 浙江中医杂志，1993，（9）：415

二、清热燥湿药与土单方

黄芩

【来源】 本品为唇形科植物黄芩的干燥根。

【别名】 山茶根子、黄金茶根、腐肠。

【处方用名】 黄芩、淡黄芩、子芩、炒黄芩、酒芩、黄芩炭。

【产地采收】 主产于河北、山西、内蒙古、辽宁、吉林等地。春、秋二季采挖，除去须根及泥沙，晒后撞去粗皮，晒干。

【炮制研究】 生黄芩清热泻火解毒力强。酒制入血分，并可借黄酒升腾之力，用于上焦肺热及四肢肌表之湿热，同时因酒性大热，可缓和黄芩的苦寒之性，以免伤害脾阳，导致腹痛。黄芩炭清热止血为主，用于崩漏下血，吐血衄血。

【性味归经】 苦、寒，归肺、胆、脾、大肠、小肠经。

【功能主治】 清热燥湿，泻火解毒，止血，安胎。用于湿温、暑温、胸闷、呕恶、湿热痞满、泻痢、黄疸、肺热咳嗽、高热烦渴、血热吐衄、痈肿疮毒、胎动不安。

【用法用量】 3~9 克，水煎服。

【现代研究】 现代研究表明，黄芩主含黄芩甙、黄芩成元、汉黄芩素、汉黄芩甙、黄芩新素等 5 种黄酮类成分。有较广谱的抗菌作用，对流感病毒亦有一定的抑制作用。有抗变态反应、抗炎和解热作用，还有一定的镇静作用，以及有明显的降血压、降血脂作用。可以增加胆汁的排泄量，对离体小肠痉挛有解痉作用。此外，尚有解毒、抗癌、抗氧化等作用。

【方一】

黄芩 30~40 克

【用法】取上药，加水煎成 200~400 毫升。分次频服。

【功能主治】清热安胎止吐。主治妊娠呕吐。

【疗效】据刘昭坤报道，应用本方治疗 274 例，有效率达 97.45%。

【来源】新中医，1993，（12）：47

【方二】

生黄芩适量

【用法】取上药，选里外坚实、色黄微绿者（即子芩），整条洗净，刮去皮，用米泔水浸泡一夜，次日炙干。如此浸炙 7 次，然后研为细末，用醋糊为丸如绿豆大，晾干，装瓶备用。每天取 70 丸，分早晚各服 1 次，空腹温开水送下。

【功能主治】清热调经。主治妇女更年期月经紊乱。

【疗效】据张红玉等报道，应用本方治疗 42 例，有效率达 95%。

【来源】四川中医，1992，（4）：35

黄连

【来源】本品为毛茛科植物黄连的干燥根茎。

【别名】川黄连、雅连、味连、支连等。

【处方用名】黄连、川连、鸡爪黄连。

【用法用量】水煎服 2~5 克，外用适量。

【产地采收】1. 黄连：产于湖北、湖南、陕西、四川、贵州等地。

2. 短萼黄连：产于江苏、安徽、浙江、江西、福建、广东、广西等。

3. 三角叶黄连：栽培于四川西部。

4. 云南黄连：分布于云南西北部，西藏南部。

秋季采挖，除去须根及泥沙，干燥，撞去残留须根。

【性味归经】苦、寒，归心、脾、胃、肝、胆、大肠经。

【功能主治】清热燥湿，泻火解毒。用于湿热痞满、呕吐、泻痢、黄疸、高热神昏、心火亢盛、心烦不寐、血热吐衄、目赤吞酸、牙痛、消渴、痈肿疔疮；外治湿疹、湿疮、耳道流脓。酒黄连善清上焦火热，用于目赤、口疮。姜黄连清胃和胃止呕，用于寒热互结、湿热中阻、痞满呕吐。萸黄连舒肝和胃止呕，用于肝胃不和、呕吐吞酸。

阴虚烦热，胃虚呕恶，脾虚泄泻，五更泄泻者慎服。

【毒副作用】婴儿口服黄连可引起黄疸。

【现代研究】黄连含小檗碱、黄连碱、甲基黄连碱、掌叶防己碱、非洲防己碱等生物碱，有广谱抗病原微生物及抗原虫作用。有明显的解热作用。能改善心肌缺血，有明显的降压作用。有抗癌活性及抗溃疡、抗腹泻、抑制胃液分泌的作用。还可降低血糖、降低血清胆固醇、提高机体的非特异性免疫功能。

【常用单方】

【方一】

黄连素适量

【用法】取上药。每次 0.4 克，每天 3 次，口服，连服 1~3 月为 1 个疗程。

【功能主治】清胃泻火、降糖止渴。主治 2 型糖尿病。

【疗效】据王敬光报道，应用本方治疗 30 例，除 5 例效果不明显外，其余 25 例病人的血糖均在 1~3 周内逐步下降，血清胰岛素较治疗前显著上升，"三多一少"症状消失，体力增加。

【来源】河北中医，1990，12（3）：10

【方二】

黄连 10 克

【用法】取上药，用开水 250 毫升浸泡，冷却备用。洗净患脚，用消毒棉签蘸药液搽之，每天早晚各 1 次。如有剧痒，可用药液棉签擦洗，不得以手指乱搔。治疗期间，必须保持患处清洁干燥，不穿胶鞋，多穿布底鞋。

【功能主治】燥湿止痒。主治脚湿气。

【疗效】据李国呈报道，应用本方治疗 23 例，治愈 22 例，显效 1 例。用药时间 5~11 天。

【来源】湖北中医杂志，1988，（2）：56

黄柏

【来源】本品为芸香科植物黄皮树"关黄柏"或黄檗的干燥树皮。前者习称"川黄柏"，后者习称"关黄柏"。

【别名】黄檗、檗木。

【处方用名】黄柏、川黄柏、盐黄柏、酒黄柏、黄柏炭。

【用法用量】3~12克，水煎服。外用适量。

【产地采收】"川黄柏"主产于四川、贵州、湖北、云南等省。"关黄柏"主产于辽宁、吉林、河北等地。剥取树皮后，除去粗皮，晒干。

【性味归经】苦、寒，归肾、膀胱经。

【功能主治】清热燥湿，泻火除蒸，解毒疗疮。用于湿热泻痢、黄疸、带下、热淋、脚气、骨蒸劳热、盗汗、遗精、疮疡肿毒。盐黄柏滋阴降火，用于阴虚火旺、盗汗骨蒸。

本品苦寒，易伤胃气，故脾胃虚寒者忌用。

【现代研究】黄柏主要含小檗碱、药根碱、黄柏碱、N-甲基大麦芽碱等。对金黄色葡萄球菌、溶血性链球菌、大肠杆菌、钩端螺旋体、致病性皮肤真菌等均有不同程度的抑制作用。可兴奋心肌，增加其收缩力。有降血压、抗心律失常、镇咳祛痰、抗溃疡作用。能增强白细胞的吞噬作用而加强机体的防御机能。此外，尚有抗炎、抗毒素、解热等作用。

【常用单方】

【方一】

黄柏30克

【用法】取上药，用清水洗净，加水200毫升，煎取50毫升。将脚洗净，用浸过药液的脱脂棉将患趾四周包裹，外用塑料薄膜包扎，胶布固定。

【功能主治】消炎止痛。主治甲沟炎。

【疗效】据李树滋报道，应用本方治疗本病有效，一般经包扎2天即可痊愈。

【来源】山东中医杂志，1991，（2）：56

【方二】

黄柏50克

【用法】取上药，放入食用醋精200毫升中浸泡6~7天，纱布过滤，滤液分装于5毫升小瓶中备用。用时将患处用温水洗净，用竹签蘸药液点搽患处。涂药部位呈灰白色，这是该药高浓度的醋精脱水作用，使其患部萎缩，加之角质剥落溶解的协同作用，使患处苔藓样鳞屑脱落。如连用1~2周，苔藓样鳞屑脱落、结痂，新的皮肤长出，即为痊愈。

【功能主治】清热燥湿、解毒疗疮。主治神经性皮炎。

【疗效】据李庆有等报道，应用本方治疗36例，痊愈19例，显效12例，好转4例，无效1例。

【来源】中医外治杂志，1995，（1）：8

龙胆草

【来源】本品为龙胆科植物条叶龙胆的干燥根及根茎。

【别名】龙胆、龙须草、山龙胆、苦草。

【处方用名】龙胆草、苦胆草、龙胆、胆草、酒龙胆。

【用法用量】3~6 克，水煎服。

【产地采收】全国各地均有分布，春、秋二季采挖，洗净，干燥。

【炮制研究】龙胆草酒炙后，能缓和其苦寒之性，引药上行，如用于肝胆实火所致的龙胆泻肝汤。

【性味归经】苦、寒，归肝、胆经。

【功能主治】清热燥湿，泻肝胆火。用于湿热黄疸、阴肿阴痒、带下、强中、湿疹瘙痒、目赤、耳聋、胁痛、口苦、惊风抽搐。

脾胃虚弱，大便溏泻及无湿热实火者忌服。

【毒副作用】神经系统：高热，神志不清，二便失禁，四肢弛缓性瘫痪，腱反射消失。

消化系统：恶心呕吐，腹痛，腹泻，严重者可出现肠麻痹。

心血管系统：心律减慢，血压下降。

【现代研究】本品含龙胆苦甙、龙胆三糖、龙胆碱、龙胆黄碱等。具有保肝、利胆作用，能减轻肝组织坏死和细胞变性，能显著增加胆汁的流量。有健胃作用，能促进胃液及游离盐酸的分泌。还有明显的利尿和降压作用，以及有抗炎、抗过敏、抗菌作用。此外，尚有镇静、抗惊厥作用。

【常用单方】

龙胆草 15 克

【用法】取上药，洗净，加水 250 毫升煎后取煎液，加适量氯化钠洗眼，每天 3~4 次。

【功能主治】清肝泻火。主治急性结膜炎。

【疗效】据钟玉坤报道，应用本方治疗 89 例，其中 85 例用药 1~2 天痊愈，仅 4 例无效。

【来源】新医药学杂志，1974，（8）：374

苦参

【来源】本品为豆科植物苦参的干燥根。

【别名】 野槐、山槐、地参、苦骨、地槐根。

【处方用名】 苦参。

【用法用量】 常用量 4.5~9 克，水煎服。外用适量，煎汤洗患处。

【产地采收】 主产于山西、河南、河北等省，其他大部分地区亦产。春、秋二季采挖，除去根头及小支根，洗净，干燥，或趁鲜切片，干燥。

【炮制研究】 除去残留根头，大小分开，洗净，浸泡至约六成透时，润透，切厚片，干燥。

【性味归经】 苦、寒，归心、肝、胃、大肠、膀胱经。

【功能主治】 清热燥湿，杀虫，利尿。用于热痢、便血、黄疸尿闭、赤白带下、阴肿阴痒、湿疹、湿疮、皮肤瘙痒、疥癣麻风，外治滴虫性阴道炎。不宜与藜芦同用。

【现代研究】 苦参主要含苦参碱、氧化苦参碱、羟基苦参碱等多种生物碱。此外，尚含苦参醇等多种黄酮类。具有减慢心律、抗心肌缺血、抗心律失常、降血压、平喘、祛痰、镇静、解热、抗炎、镇痛等作用。对多种病原菌有较明显的抑制作用，能抑制免疫、升高白细胞，还有利尿和抗肿瘤作用。

【常用单方】

【方一】

苦参适量

【用法】 取上药，研为细粉，装瓶备用。每次 1 克，每天 4 次，口服。

【功能主治】 清热燥湿止痢。主治急性细菌性痢疾。

【疗效】 据张守芳报道，应用本方治疗 33 例，痊愈 32 例，仅 1 例无效。

【来源】 中草药通讯，1977，(2)：30.

【方二】

苦参 500 克

【用法】 上药加冷水 1000 毫升，泡 12~20 小时，煎 1 小时，取汁 400~600 毫升；加水 1000 毫升，煎取 300~500 毫升，再加水 1000 毫升，煎取 500 毫升。将 3 次煎汁混合，浓缩成 1000 毫升，加糖适量。成人每次 20 毫升，小儿每次 5~15 毫升，睡前 1 次口服。

【功能主治】 清心安神。主治失眠。

【疗效】 据重庆红十字会医院儿科报道，应用本方治疗 101 例，有效率达 95%。本方对感染性疾病引起的失眠效果较好。

【来源】 中草药通讯，1979，(2)：38

【方三】

苦参 300 克

【用法】取上药，加冷水 1000 毫升，煎煮取汁 500 毫升，如法再煎 2 次。将 3 次煎汁混合，浓缩成 1000 毫升，加单糖浆适量调味，装瓶备用。每次 50 毫升，每天上下午各服 1 次，连服 2~4 周。

【功能主治】宁心复脉。主治早搏。

【疗效】据胡克报道，应用本方及苦参片剂治疗频发室性早搏 32 例，总有效率达 90.6%。经比较，煎剂的疗效较好。

【来源】新医药学杂志，1978，（7）：41

三、清热凉血药与土单方

生地黄

【来源】本品为玄参科植物地黄的新鲜或干燥块茎。

【别名】生地。

【处方用名】生地、生地炭。

【用法用量】水煎服，鲜地黄 12~30 克，生地黄 9~15 克。

【产地采收】主要为栽培。分布于河南、山东、陕西、河北等。秋季采挖，除去芦头、须根及泥沙，鲜用，或将地黄缓缓烘焙至约八成干。前者习称"鲜地黄"，后者习称"生地黄"。

【炮制研究】除去杂质，洗净，闷润，切厚片，干燥。生地炙炭后其苦寒之性降低，止血作用增强。

【性味归经】鲜地黄甘、苦、寒，归心、肝、肾经。生地黄甘、寒，归心、肝、肾经。

【功能主治】鲜地黄清热生津，凉血，止血，用于热盛伤阴、舌绛烦渴、发斑发疹、吐血、衄血、咽喉肿痛。生地黄清热凉血，养阴，生津，用于热病舌绛烦渴、阴虚内热、骨蒸劳热、内热消渴、吐血、衄血、发斑发疹。本品性寒而滞，脾虚湿滞腹满便溏者，不宜使用。

【现代研究】本品含有梓醇、地黄素、维生素 A、甘露醇、多种糖类、多种氨基酸等成分。地黄中的乙醇提出物对实验动物有降低血压及促进血液凝固的作用。中等量的地黄流浸膏有强心作用，对心脏衰弱作用更为显著。地黄具有皮质激素样免疫抑制作用，激素与生地黄同用，有助于激素的递减，可缩短疗程和抗放射线损伤。地黄还有一定的降血糖作用，但与剂型和剂量有关。地黄煎剂对实验性中毒性肝炎有防止肝糖元减少的作用。另外，地黄能抑制皮肤真菌，具有抗炎、抗增生和渗出等作用。最近，免疫学研究又证明地黄是一种免疫增强剂。

【常用单方】

【方一】

干地黄 90 克

【用法】取上药，用清水洗净，切碎，加水 600~800 毫升，煎煮约 1 小时，滤出药液约 300 毫升，为 1 天量，1 次或 2 次服完。儿童酌减。除个别病例连日服药外，均采用 6 天内连服 3 天，经 1 个月后，每隔 7~10 天连服 3 天。

【功能主治】抗炎消肿。主治风湿性、类风湿性关节炎。

【疗效】据卢存寿等报道，应用本方治疗风湿性关节炎 12 例，经治 12~50 天，有 9 例治愈，3 例显著进步，血沉恢复一般在症状消失之后。治疗类风湿性关节炎 11 例，显著进步 9 例，进步 1 例，无明显疗效 1 例。

【来源】中华医学杂志，1965，5（5）：290

【方二】

生地 30 克

【用法】取上药，用清水洗净，与新鲜猪肉 30 克一起，加水适量煮或蒸。煮（蒸）到肉烂后，将药、肉及汤顿服，亦可分几次服完，每天 1 剂。

【功能主治】清热解毒、凉血消肿。主治疮疖。

【疗效】据李承煌报道，应用本方治疗 10 多例，疗效满意。

【来源】广西中医药，1981，（4）：5

玄参

【来源】本品为玄参科植物玄参的干燥根。

【别名】元参。

【处方用名】玄参、黑玄参、乌玄参、润玄参、元参。

【用法用量】常用量 9~15 克，水煎服。

【产地采收】主产于长江流域及陕西、福建等省。冬季茎叶枯萎时采挖、除去根茎、幼芽、须根及泥沙，晒或烘至半干，堆放 3～6 天，反复数次至干燥。

【炮制研究】除去残留根茎及杂质，洗净，润透，切薄片，干燥或微泡，蒸透，稍晾，切薄片，干燥。

【性味归经】甘、苦、咸，微寒，归肺、胃、肾经。

【功能主治】凉血滋阴，泻火解毒。用于热病伤阴、舌绛烦渴、温毒发斑、津伤便秘、骨蒸劳嗽、目赤、咽痛、瘰疬、白喉、痈肿疮毒。不宜与藜芦同用。

本品性寒而滞，对脾胃虚寒、食少便溏者慎用。

【现代研究】玄参的主要成分为玄参素、植物甾醇、亚麻酸、生物碱等。具有显著的降压和强心作用。可引起血糖轻微降低，但效果不及地黄。有中枢抑制作用及很好的退热作用。有抗病原微生物及其毒素的作用，对各种致病菌均有抑制作用。还有一定的抗炎作用。

【常用单方】

【方一】

玄参 60 克

【用法】取上药，加水煎取浓汁 500 毫升，温饮，每天 1～2 次。

【功能主治】清疏风热、泻火解毒。主治风热感冒。

【疗效】据卢长涸报道，应用本方治疗 50 多例，均有良效。

【来源】新中医，1992，（2）：6

【方二】

玄参适量

【用法】根据病人年龄大小取上药，5～10 岁用 21 克，水煎取汁 80～100 毫升；11～16 岁用 33 克，水煎取汁 150～180 毫升；17 岁以上用 51 克，水煎取汁 200～250 毫升。分 4～5 次口服，以温服为宜，或放入保温瓶内，便于服用，每天 1 剂。

【功能主治】清热养阴、分清别浊。主治乳糜尿。症见小便混浊，色白如米泔水，尿时无尿道疼痛感。

【疗效】据邢继贺报道，应用本方治疗 7 例，均获痊愈，一年后随访未见复发。

【来源】中原医刊，1991，（5）：28

牡丹皮

【来源】本品为毛茛科植物牡丹的干燥根。

【别名】丹皮、粉丹皮。

【处方用名】牡丹皮、刮丹皮、粉丹皮、丹皮。

【用法用量】常用量6~12克，水煎服。

【产地采收】主产于河南、安徽、山东等地。秋季采挖根部，除去细根，剥取根皮，晒干。

【炮制研究】迅速洗净，润后切薄片，晒干。

【性味归经】苦、辛，微寒。归心、肝、肾经。

【功能主治】清热凉血，活血化瘀，用于温毒发斑、吐血衄血、夜热早凉、无汗骨蒸、经闭痛经、痈肿疮毒、跌仆伤痛。

本品辛寒行散，对血虚有寒、孕妇及月经过多者慎用。

【现代研究】牡丹皮的主要成分为酚类、单萜类及鞣质类。如丹皮酚、牡丹酚甙、牡丹酚原甙、芍药甙等。对伤寒杆菌、大肠杆菌、金黄色葡萄球菌、溶血性链球菌、肺炎球菌等有较强的抗菌作用。有一定的抗流感病毒和明显的降血压作用。对蛙心有洋地黄样作用。通过抑制血小板凝集和释放而能抑制动脉粥样硬化斑块的形成。此外，尚有镇静、降温、解热、镇痛、解痉等作用。

【常用单方】

【方一】

牡丹皮适量

【用法】取上药，水煎分3次服，初次用量每天为15~18克，如无不良反应，可增至每天50克。

【功能主治】降血压。主治高血压病。

【疗效】据沈阳市公安局医务所报道，应用本方治疗7例，一般用药3~5天血压明显下降，症状改善，经服6~33天，舒张压平均下降1.4千帕，收缩压平均下降4.5千帕，近期疗效较好。

【来源】中医函授通讯，1991，（1）：33

【方二】

牡丹皮100克

【用法】取上药，加水1000毫升，煮沸15分钟，取汁、挤渣，过滤后制成10%的煎液，每晚服50毫升，连服10次为1个疗程。

【功能主治】抗过敏、通鼻窍。主治过敏性鼻炎。

【疗效】据林新报道，应用本方治疗27例，痊愈12例，进步7例，无效及效果不明8例。

【来源】中华耳鼻咽喉科杂志，1957，（2）：99

赤芍

【来源】本品为毛茛科植物芍药或川赤芍的干燥根。

【别名】赤芍药。

【处方用名】赤芍、川赤芍、赤芍药。

【用法用量】常用量6~12克，水煎服。

【产地采收】芍药主产于内蒙古和东北等地。川赤芍等主产于四川，甘肃、陕西、青海、云南等地亦产。以内蒙古多伦所产质量最佳，称"多伦赤芍"。春、秋二季采挖。除去根茎、须根及泥沙，晒干。

【炮制研究】除去杂质，分开大小，洗净，润透，切薄片，干燥。本品为圆柱形切片，直径0.5~3cm，厚0.3~0.5cm，切面黄白色或粉红色。

【性味归经】苦、微寒，归肝经。

【功能主治】清热凉血，散瘀止痛。用于温毒发斑、吐血衄血、目赤肿痛、肝郁胁痛、经闭痛经、跌仆损伤、痈肿疮疡。不宜与藜芦同用。

本品苦寒，故血寒经闭不宜用。

【现代研究】赤芍主要含芍药内酯苷、氧化芍药苷及芍药新苷等单萜类成分，并含有没食子酸等鞣质成分，具有扩张冠状血管、抗心肌缺血、抗血小板聚集、抗血栓形成、改善微循环及降低门脉高压的作用。对肝损伤有保护作用。能镇静、止痛、抗惊厥。对多种病原微生物有较强的抑制作用，对某些致病真菌及某些病毒也有抑制作用。芍药苷有较弱的抗炎作用，能预防应激性胃溃疡，并对胃、子宫等平滑肌有抑制作用。此外，尚能提高机体吞噬细胞的功能，还有一定的抗肿瘤和解热作用。

【常用单方】

【方一】

赤芍1000克

【用法】取上药，加水煎煮2次，合并滤液，浓缩成1000毫升。每次40毫升（相当于生药40克），每天3次，口服，5周为1个疗程，连服2个疗程。

【功能主治】活血化瘀、通脉止痛。主治冠心病、心绞痛。

【疗效】据郭金广报道，应用本方治疗125例，取得较好疗效，不仅胸闷、心慌等症状及心电图有较明显的改善，而且对心绞痛的缓解率达96%。

【来源】中级医刊，1984，(9)：49

【方二】

赤芍100克

【用法】取上药，与丹参30克，加水煎煮2次，合并滤液，浓缩得400毫升。每次200毫升，每天2次，口服，每天1剂，10天为1个疗程。

【功能主治】活血散瘀、保肝退黄。主治急性黄疸性肝炎。

【疗效】据杨军等报道，应用本方治疗25例，均于3个疗程内治愈。平均退黄时间为13.6天。

【来源】铁道医学，1989，17（3）：183

紫草

【来源】本品为紫草科植物紫草的干燥根。

【别名】老紫草、紫草茸。

【处方用名】紫草、紫草根、老紫草、紫草茸。

【用法用量】常用量5~9克，水煎服。外用适量，熬膏或用植物油浸泡涂擦。

【产地采收】主产于新疆、辽宁、湖南、湖北等地。春、秋二季采挖，除去泥沙，干燥。

【性味归经】甘、咸，寒，归心、肝经。

【功能主治】凉血、活血，解毒透疹。用于血热毒盛、斑疹紫黑、麻疹不透、疮疡、湿疹、水火烫伤。

【现代研究】紫草含有紫草聚糖、乙酸紫草醌、紫草酿、紫草烷等。有抗炎作用，对实验性炎症具有显著的抑制作用。对多种真菌及病毒亦有不同程度的抑制作用。有抗着床、抗早孕和降血糖、兴奋心脏的作用。此外，尚有缓和的解热作用，还有一定的抗癌作用。

【常用单方】

【方一】

紫草30~60克

【用法】取上药水煎服，每天1剂。

【功能主治】清热凉血、散瘀止血。主治血小板减少性紫癜。

【疗效】据记载，曾用本方治疗1例经中西医综合治疗效果不明显的肺结核合并血小板减少性紫癜患者，效果明显。具体方法是第1天用30克，服后鼻衄即减；第2天加至60克，服后鼻衄停止。连服5剂，血小板计数明显增高，全身紫癜消退，病情转危为安。

【来源】《中药大辞典》

【方二】

紫草800克

【用法】取上药，轧碎，放入麻油5000毫升中熬后去渣，成紫草油，装入灭菌瓶内备用。按常规外科清创处理后采用包扎法或暴露法。包扎法：将灭菌纱布浸透紫草油后，四肢、躯干部位用单层或双层纱布铺开放在创面上，外用纱布、绷带包扎。对部分坏死较深产生分泌物，或纱布下积脓时，可在该部位剪去紫草油纱布，去除坏死组织及脓液后，再用紫草油纱布覆盖，可加紫外线照射。根据分泌物情况增减换药次数。暴露法：头面、颈、会阴和躯干部，用无菌棉球涂紫草油在创面上或用单层紫草油纱布铺在创面上，不包扎，干燥时可反复涂药。治疗期间可根据创面大小、程度，给予全身支持疗法、抗感染、抗休克等对症处理。疗程为10~42天。

【功能主治】清热解毒、凉血止痛。主治烧伤。

【疗效】据谢培增等报道，应用本方治疗1153例，除1例死亡外，其余全部治愈。

【来源】中医杂志，1988，29（4）：41

【方三】

紫草10克

【用法】将上药浸泡在100毫升麻油（或豆油）内，放置6小时后即可应用；或将紫草浸泡在热沸的麻油内，待冷后即可使用。取紫草油涂敷在硬结皮肤上，面积超过硬结范围1~2厘米，外加塑料薄膜覆盖，用无菌纱布包扎在塑料薄膜外面，最好用胶布固定。或涂敷面不加保护措施，尽量使紫草油在皮肤表面上保持的时间长一些，每天涂敷2~6次。

【功能主治】活血消肿。主治肌注后局部硬结。

【疗效】据博文录报道，应用本方治疗100例，均获良效。硬结发现早、范围不大者，90%在涂敷24小时后即可消散，少数面积大、发现或用药晚者一般经2~5天可使之消散。

【来源】中医杂志，1990，（10）：143

四、清热解毒药与土单方

金银花

【来源】本品为忍冬科植物忍冬的干燥花蕾或带初开的花。

【别名】双花、二宝花、银花、忍冬花。

【处方用名】金银花、银花、金银花炭、银花炭、忍冬花、忍冬花炭、双花、双花炭、二花、二花炭。

【用法用量】常用量 6~15 克，水煎服。

【产地采收】忍冬主产于山东、河南，全国大部分地区均产。夏初花开放前采收，干燥；或用硫黄熏后干燥。

【炮制研究】生用清热解毒，炮炭后具有活血化瘀的功效。

【性味归经】甘、寒，归肺、心、胃经。

【功能主治】清热解毒，凉散风热。用于痈肿疔疮、喉痹、丹毒、热血毒痢、风热感冒、温病发热。本品性寒，脾胃虚寒、气虚及疮疡脓清者慎用。

【现代研究】金银花主含挥发油，还含有忍冬甙、木犀草素、绿原酸、肌醇、皂甙等，具有抗病原微生物（如金黄色葡萄球菌、溶血性链球菌、痢疾杆菌、肺炎双球菌、大肠杆菌等）的作用，其水煎剂对流感病毒、疱疹病毒等亦有抑制作用，并具有明显的解热作用。能促进白细胞的吞噬功能，调节机体的免疫功能，减少肠内胆固醇吸收，降低血中胆固醇的含量。此外，尚有抗炎、抗癌瘤、保肝利胆、止血、抗生育等作用。

【常用单方】

【方一】

金银花露适量

【用法】取上药。每次 100 毫升，每天 3 次，口服。必要时可增加服药次数，2 周为 1 个疗程，可连服 2 个疗程。

【功能主治】清热解毒。主治肿瘤放疗、化疗后口干症。

【疗效】据浦鲁言报道，应用本方治疗 978 例，放疗组的有效率为 87%，化疗组的有效率为 74%，平均有效率为 80.5%。两组的白细胞回升数占总病例的 46.5%。

【来源】江苏中医，1992，13（6）：15

【方二】

新鲜金银花 30 克

【用法】取上药。水煎 3 次，分 3 次服，每天 1 剂。

【功能主治】清热凉血、疏风止痒。主治荨麻疹。

【疗效】据许绍生等报道，应用本方治疗 3 例，均在服用 3 剂后症状消失，观察 3 个月无复发。

【来源】中华皮肤科杂志，1960，（2）：118

连翘

【来源】本品为木犀科植物连翘的干燥果实。

【别名】落翘、黄花翘、空壳。

【处方用名】连翘、青连翘、连翘壳、连翘心。

【用法用量】常用量 6~15 克，水煎服。

【产地采收】主产于我国华北、东北、长江流域至云南。秋季果实初熟尚带绿色时采收，除去杂质，蒸熟，晒干，习称"青翘"；果实熟透时采收，晒干，除去杂质，习称"老翘"。

【性味归经】苦，微寒。归肺、心、小肠经。

【功能主治】清热解毒，消肿散结。用于痈疽、瘰疬、乳痈、丹毒、风热感冒、温病初起、温热入营、高热烦渴、神昏发斑、热淋尿闭。本品苦寒伤胃，脾胃虚寒及痈疽属阴证者慎用。

【现代研究】连翘含连翘酚、挥发油、三萜皂甙、齐墩果酸、熊果酸、生物碱及较多量芦丁等。有广谱抗菌、抗病毒作用，对多种革兰氏阳性及阴性细菌、流感病毒等均有抑制作用。有降血压和轻微的强心作用，还有保肝作用，能减轻四氯化碳所致的肝脏变性和坏死。此外，还有抗炎、镇吐、利尿、解热等作用。

【常用单方】

【方一】

连翘 500 克

【用法】取上药，加工成细粉剂。成人每天 20~25 克，分 3 次饭前服。忌食辛辣食物及酒等。

【功能主治】杀菌抗痨、消炎止血。主治肺结核。

【疗效】据于成甫报道，应用本方治疗 12 例，1 个月后自觉症状改善，其中 1 例空洞闭合，3 例病变明显吸收，4 例略吸收，4 例无改变。

【来源】辽宁医学杂志，1960，(6)：63

【方二】

连翘适量

【用法】取上药，去梗洗净，曝干，装罐备用。每次用 15~30 克，开水冲泡或煎沸当茶饮，连服 1~2 周。

【功能主治】清热通便。主治便秘。

【疗效】据刘沛然报道，应用本方治疗各种原因引起的便秘有效。

【来源】山东中医杂志，1985，(5)：44

【方三】

连翘心 60 克

【用法】取上药，炒焦煎水服，或炒焦研末服，每次 10 克，每天 3 次。

【功能主治】降逆止呃。主治呃逆。

【疗效】据王之炳报道，应用本方治疗不同原因所致的呃逆，均收到良效。

【来源】四川中医，1986，4（8）：23

蒲公英

【来源】本品为菊科植物蒲公英的干燥全草。

【别名】黄花地丁、婆婆丁。

【处方用名】蒲公英、黄花地丁、球子草、白地茜、白珠子草、散星草、蚊子草、通天草。

【用法用量】常用量 9~15 克，水煎服。外用鲜品适量捣敷或煎汤熏洗患处。

【产地采收】主产于山西、河北、山东及东北各地。全国大部分地区均产。春至秋季花初开时采挖，除去杂质，洗净，晒干。

【性味归经】苦、甘、寒，归肝、胃经。

【功能主治】清热解毒，消肿散结，利尿通淋。用于疔疮肿毒、乳痈、瘰疬、目赤、咽痛、肺痈、肠痈、湿热黄疸、热淋涩痛。

【现代研究】蒲公英含蒲公英自醇、蒲公英素、蒲公英若素、树脂、肌醇、莴苣醇、咖啡酸等，对多种致病菌有一定的杀菌作用，煎剂对某些病毒和真菌亦有抑制作用。煎剂在体外能显著提高人的外周血淋巴细胞母细胞转化率，激发机体免疫功能。有利胆及保肝作用，可使胆汁分泌增加，对肝损害有保护作用。此外，有一定的利尿作用。

【常用单方】

【方一】

蒲公英 600 克

【用法】取上药，研为细末。每天 20 克，用开水浸泡 30 分钟后代茶饮用，1 个月为 1 个疗程，连服 1~2 个疗程。

【功能主治】清热解毒、消炎愈疡。主治消化性溃疡。

【疗效】据马凤友报道，应用本方治疗 91 例，治愈 51 例，好转 35 例，无效 5 例。

【来源】中医药学报，1991，（1）：41

【方二】

新鲜蒲公英适量

【用法】取上药，用清水洗净后捣烂榨汁，直接敷于痛处皮肤，外盖 2 层纱布，中间夹一层凡士林纱布，以减缓药汁蒸发。

【功能主治】清热解毒、消炎止痛。主治肺癌性胸痛。

【疗效】据裘钦豪报道，应用本方治疗 20 例，一般敷药 30 分钟左右疼痛减轻，止痛时间可达 8 小时左右。

【来源】浙江中医杂志，1986，（11）：516

【方三】

蒲公英适量

【用法】取上药，研末，用甘油与 75% 酒精按 1：3 比例调成糊状敷于患处，每天换药 2 次。

【功能主治】解毒疗疮。主治痈疖疮疡、急性乳腺炎等。

【疗效】据侯士雄报道，应用本方治疗痈疖疮疡、急性乳腺炎、腮腺炎等 290 多例，均收到满意效果。或用鲜品捣烂外敷、捣汁、水煎服，皆有良效。

【来源】河北中医，1984，（4）：64

大青叶

【来源】本品为十字花科植物菘蓝的干燥叶。

【别名】大青、蓝叶。

【处方用名】大青叶。

【用法用量】常用量 9~15 克，水煎服

【产地采收】主产于河北、北京、山西等地。夏、秋二季分 2~3 次采收，除去杂质，晒干。

【性味归经】苦、寒，归心、胃经。

【功能主治】清热解毒，凉血消斑。用于温邪入营、高热神昏、发斑发疹、黄疸、热痢、痄腮、喉痹、丹毒、痈肿。本品苦寒败胃，脾胃虚寒者忌用。

【现代研究】现代研究表明，大青叶含有色氨酸、葡萄糖芸苔素、新葡萄糖芸苦素、靛蓝等。对金黄色葡萄球菌、甲型链球菌、脑膜炎双球菌、肺炎双球菌、大肠杆菌、痢疾杆菌及乙型脑炎病毒、腮腺炎病毒、流感病毒、钩端螺旋体等多种病原微生物均有一定的抑制作用。有抗炎、解热作用。此外，尚能增强机体白细胞对细菌的吞噬作用，对四氯化碳引起的肝损伤有一定的保护作用。

【常用单方】

【方一】

大青叶 30 克

【用法】取上药，加水煎取 100 毫升。1 岁以下每次服 10~20 毫升，2~5 岁每次服 50 毫升，11~13 岁每次服 80 毫升，每 4 小时服 1 次，一般退热后 2~3 天停药。

【功能主治】清热解毒。主治流行性乙型脑炎。

【疗效】据福建中医研究所等报道，应用本方治疗 51 例，获得较好疗效。本方对轻中型效果较好。

【来源】福建中医药，1965，（4）：11

【方二】

大青叶适量

【用法】成人每次取上药 45 克，加水煎汁顿服；或取 90 克煎汁分 2 次服，连服至痊愈后 1~2 天停药。

【功能主治】清热解毒、抗菌止痢。主治急性细菌性痢疾、急性胃肠炎。

【疗效】据江西医学科学院报道，应用本方治疗 300 余例，均获得较好疗效。治疗后完全退烧时间为 1 天左右，排便次数和大便外观恢复正常平均

不足 5 天。本方亦适用于小儿腹泻。

【来源】医学科学论文汇编，1961，（4）：9

板蓝根

【来源】本品为十字花科植物菘蓝的干燥根。

【别名】大兰根、靛青根、蓝靛根、大青叶根。

【处方用名】板蓝根、大青根。

【用法用量】常用量 9~15 克，水煎服。

【产地采收】主产于河北、江苏，河南、安徽、陕西、甘肃、黑龙江等地。秋季采挖，除去泥沙，晒干。

【性味归经】苦、寒，归心、胃经。

【功能主治】清热解毒，凉血利咽。用于温毒发斑、舌绛紫暗、痄腮、喉痹、烂喉丹痧、大头瘟疫、丹毒、痈肿。

【现代研究】板蓝根含靛蓝、靛玉红、靛甙、靛红、谷甾醇、芥子甙等。对多种革兰氏阳性和阴性细菌、流感病毒有抑制作用，对钩端螺旋体有杀灭作用。有一定的解热作用。板蓝根所含的靛玉红对动物移植性肿瘤有中等强度的抑制作用，对慢性粒细胞白血病有较好的疗效。

【常用单方】

【方一】

板蓝根适量

【用法】取上药 60~120 克（5 岁以内每天 60 克，5~14 岁每天 90 克，成人每天 120 克），按每 30 克加水 500 毫升煎至 100 毫升的比例煎取。分 2 次服用，每天 1 剂。治疗过程中需配合西医降温、镇痉、抗呼吸衰竭等对症处理。

【功能主治】清热解毒。主治流行性乙型脑炎。

【疗效】据广西北海市人民医院传染科报道，应用本方治疗 106 例，治愈率为 95.3%。

【来源】新医学，1976，（4）：199

【方二】

板蓝根 50 克

【用法】取上药，加水 700 毫升，煎至 450 毫升，再取煎液 1/3 浓缩为 50 毫升，涂擦患处；余 2/3 药液分次含漱，每天 5~6 次，每天 1 剂。

【功能主治】解毒消炎。主治口腔溃疡。

【疗效】据王莲芬报道，应用本方治疗 15 例，多数病人用药 3～4 天痊愈。

【来源】陕西中医，1989，（3）：126

鱼腥草

【来源】本品为三白草科植物蕺菜干燥地上部分。

【别名】蕺菜、蕺草、岑草、侧耳根。

【处方用名】鱼腥草。

【用法用量】水煎服，15～25 克，不宜久煎。鲜品用量加倍，水煎或捣汁服。外用适量，捣敷或煎汤熏洗患处。

【产地采收】主产于江苏、浙江、湖南、江西等地。夏季茎叶茂盛花穗多时采割，除去杂质，晒干。

【性味归经】辛、微寒，归肺经。

【功能主治】清热解毒，消痈排脓，利尿通淋。用于肺痈叶脓、痰热喘咳、热痢、热淋、痈肿疮毒。虚寒证及阴性外疡忌用。

【毒副作用】过敏反应：食用新鲜鱼腥草可导致日光性皮炎；鱼腥草注射液可导致过敏性紫癜、荨麻疹、红斑、红疹、瘙痒、大表皮松解萎缩性药物皮炎、末梢神经炎，甚至可致过敏性休克，乃至死亡。

【现代研究】全草主要含挥发油，油中含抗菌成分鱼腥草素、新鱼腥草素、月桂烯，另外尚含一些黄酮类化合物、有机酸类，能增强机体免疫功能，对病毒、钩端螺旋体、致病性真菌等均有不同程度的抑制作用。还具有利尿、抗肿瘤作用。

【常用单方】

【方一】

鲜鱼腥草 50～100 克

【用法】取上药（干品减半），水煎服，每天 1 剂。如用鲜品，可先嚼服药叶 20～40 克，则效果更佳。

【功能主治】清热解毒、抗菌止痢。主治急性细菌性痢疾。

【疗效】据邹桃生报道，应用本方治疗 300 例，疗效颇佳，一般 2～3 剂可愈。

【来源】浙江中医杂志，1988，（6）：260

【方二】

鱼腥草 180 克

【用法】 取上药，加白糖 30 克，水煎服，每天 1 剂，连服 5~10 剂。

【功能主治】 清热解毒、利湿退黄。主治急性黄疸性肝炎。

【疗效】 据李学志报道，应用本方治疗 20 例，全部痊愈。

【来源】 山东医药，1979，（1）：35

【方三】

鲜鱼腥草 50~150 克

【用法】 取上药，冰糖适量。先把鱼腥草洗净，捣烂，然后把冰糖放入 200~500 毫升水中煮沸，再冲入鱼腥草中，加盖 5~7 分钟后即可服用。每天 1~2 次，连服 4 天。主治风热咳嗽。

【疗效】 据李桂贯报道，应用本方治疗 66 例，总有效率为 98.5%。

【来源】 广西中医药，1994，17（2）：71

白头翁

【来源】 本品为毛茛科植物白头翁的干燥根。

【别名】 翁草、山棉花、大将军。

【处方用名】 白头翁、白头公、白头草。

【用法用量】 常用量 9~15 克，水煎服。

【产地采收】 分布于我国北方各省。春、秋二季采挖，除去泥沙，干燥。

【性味归经】 苦、寒，归胃、大肠经。

【功能主治】 清热解毒，凉血止痢。用于热毒血痢、阴痒带下、阿米巴痢疾。本品苦寒，虚寒泻痢者忌服。

【现代研究】 白头翁含皂甙、白头翁素等，对阿米巴原虫、金黄色葡萄球菌、绿脓杆菌、皮肤真菌、酵母菌、白色念珠菌、流感病毒、阴道滴虫等有不同程度的抑制或杀灭作用。

【常用单方】

【方一】

白头翁 30 克

【用法】 取上药，加水煎煮 4 次，去渣取汁，混合后加红糖适量，分 2 次温服，每天 1 剂，连服 30 天。视病情可适当延长服用时间。

【功能主治】解毒消肿。主治颈淋巴结肿大（瘰疬）。

【疗效】据谢自成报道，应用本方治疗 30 余例，均获满意疗效。

【来源】四川中医，1987，（5）：33

【方二】

鲜白头翁 20 克

【用法】取上药，鸡蛋 3 枚，先煎白头翁数沸后，再将鸡蛋打入药中，勿搅动，以免蛋散。待鸡蛋熟后，捞出鸡蛋，滗出药汁，吃蛋喝汤，使患者微微汗出。

【功能主治】解毒消肿。主治流行性腮腺炎。

【疗效】据吕广振等报道，应用本方治疗本病，一般 1 剂即愈，病重者次日可再进 1 剂。

【来源】山东中医杂志，1986，（5）：47

【方三】

鲜白头翁适量

【用法】取上药，洗净捣烂（干根需先用温水泡涨，捣烂）。取适量放于痛牙处，上下齿紧紧咬着，2~3 分钟后觉有麻木酸苦感、流涎水，即可止痛。如继续疼痛可再用 2~3 次，即可镇痛。

【功能主治】消炎止痛。主治牙痛。

【疗效】据方选书报道，应用本方治疗本病有效。

【来源】四川中医，1988，（12）：47

第三章 泻下与土单方药

凡能攻积、逐水，引起腹泻，或润肠通便的药物，称为泻下药。

泻下药用于里实的症候，其主要功用，大致可分为三点：一为通利大便，以排除肠道内的宿食积滞或燥屎；一为清热泻火，使实热壅滞通过泻下而解除；一为逐水退肿，使水邪从大小便排出，以达到驱除停饮、消退水肿的目的。

根据泻下作用的不同，一般可分攻下药、润下药和峻下逐水药三类。

攻下药的作用较猛，峻下逐水药尤为峻烈。这两类药物，奏效迅速，但易伤正气，宜用于邪实正气不虚之症。对久病正虚、年老体弱以及妇女胎前产后、月经期等均应慎用或禁用。润下药的作用较缓和，能滑润大肠而解除排便困难，且不致引起大泻，故对老年虚弱患者，以及妇女胎前产后等由于血虚或津液不足所致的肠燥便秘，均可应用。

泻下药应用注意事项：

1. 泻下药因其性能可分为攻下、润下、峻下逐水三类不同药物，在应用上各有一定的适应证，必须根据病情选用适当药物进行治疗，否则病重药轻，不能奏效，病轻药重，又易伤正。

2. 泻下药每因兼夹病症而配合其他药物同用，如里实兼有表证者，可与解表药配合应用，采用表里双解的治法；里实而正虚者，采用攻补兼施之法，使泻下而不伤正。

3. 攻下药，药性较猛，峻下逐水药尤为峻烈，且多具毒性，此两类药物内服，易于耗伤正气，故必须注意用量用法，且中病即止，不可久服多服；体质虚弱及妇女胎前产后，均当慎用。

4. 部分攻下药和润下药，服后往往有腹痛等反应，可事前告知病患，以免疑惧。

一、攻下药与土单方

大黄

【来源】为蓼科植物掌叶大黄、唐古特大黄或药用大黄的干燥根或根茎。

【别名】黄良、火参、肤如、将军、锦纹大黄、川军。

【处方用名】大黄、西大黄、川大黄、锦纹、西锦纹、生锦纹、西吉、川军、大黄粉、制川军、生大黄、生军、制军、熟军、炒大黄、熟大黄、酒大黄、酒军、黑大黄、大黄炭等。

【用量与用法】5~10克，煎服。用作通便宜后下。

【产地采收】9~10月间选择生长3年以上的植株，挖取根茎，切除茎叶、支根，刮去粗皮及须芽，风干、烘干或切片晒干。

【炮制研究】处方中写大黄、西大黄、川大黄、西吉、川军均指生大黄，又称生军，为原药去杂质，润透切片生用入药者，偏于泻下。

酒大黄又名酒军。为大黄片用黄酒喷淋拌匀，闷润吸尽，再用文火微炒入药者，偏于活血。

熟大黄又名制大黄、熟军、制军。为大黄块用黄酒喷淋拌匀，放瓦罐内密封，再放入锅中隔水炖透，取出晾干入药者，偏于活血。

黑大黄又名大黄炭。为大黄片放锅内用微火炒，待冒黄烟，大黄片呈棕黑色时，取出晾凉入药者，偏于止血。

【性味归经】苦，寒。入胃、脾、心、大肠、肝经。

【功能主治】泻下攻积，清热泻火，止血，解毒，活血祛瘀。1. 用于大便燥结，积滞泻痢，以及热结便秘、壮热苔黄等症。大黄泻下通便、清除积滞，故可用于大便不通及积滞泻痢、里急后重、溏而不爽等症；又因它能苦寒泄热，荡涤肠胃积滞，对于热结便秘、高热神昏等属于实热壅滞的症候，用之可以起到清热泻火的作用。在临床应用时，本品常与芒硝、厚朴、枳实等配伍。2. 用于火热亢盛、迫血上溢，以及目赤暴痛，热毒疮疖等症。大黄泻下泄热，有泻血分实热的功效，故又能用治血热妄行而上溢，如吐血、衄血；对目赤肿痛、热毒疮疖等症属于血分实热壅滞的症候，可配黄连、黄芩、丹皮、赤芍等同用。3. 用于产后瘀滞腹痛，瘀血凝滞、月经不通，以及跌打损伤、瘀滞作痛等症。大黄入血分，又能破血行瘀，故可用于上述瘀血留滞的实证，在使用时须配合活血行瘀的药物，如桃仁、赤芍、红花等同用。此外，大黄又可清化湿热而用于黄疸，临床多与茵陈、山栀等药配伍应用；如将本品研末，还可作为烫伤及热毒疮疡的外敷药，具有清热解毒的作用。

凡表证未罢，血虚气弱，脾胃虚寒，无实热、积滞、瘀结，以及胎前、产后，均应慎服。

【毒副作用】生大黄尤其是鲜大黄服用过量可引起恶心、呕吐、腹痛、头昏。大黄蒽醌衍生物部分可从乳汁分泌，授乳妇女使用，可致乳婴腹泻，故应慎用。大黄蒽醌类具有肝毒性，大鼠长期服用 3~9 个月，可出现肝组织退行性变化及甲状腺瘤。动物还可引起性腺退变及萎缩，可使妊娠大鼠死胎率增加，但尚未见胎仔畸形，故孕妇慎用。

【现代研究】掌叶大黄、唐古特大黄及药用大黄的根状茎和根中含有蒽醌类化合物约 3%，包括游离和结合状态的大黄酚、大黄酸、芦荟大黄素、大黄素、蜈蚣苔素、大黄素甲醚。其主要的泻下成分为结合性大黄酸，二蒽酮类化合物——番泻甙 A、B、C。此外，尚含鞣质以及游离没食子酸、桂皮酸及泻甙其酯类等。本品有增加血小板、促进血液凝固等止血作用。本品可促进胆汁等消化液分泌，有利胆、排石、增进消化、保肝及退黄疸作用。大黄煎剂有抗炎和解热作用。大黄酊剂、浸剂经家兔试验有降压作用。大黄素对抗乙酰胆碱引起的小鼠离体肠痉挛作用强于对抗豚鼠气管痉挛的作用。本品有降低血清高胆固醇的作用。掌叶大黄及大黄酸、大黄素均有利尿作用，以大黄酸作用最强。大黄可提高患者体内干扰素水平。大黄对慢性肾功能不全大鼠，可明显降低血中尿素氮及肌酐含量。大黄能提高小鼠腹腔巨噬细胞的吞噬功能，对大鼠实验性胃溃疡有保护作用。大黄水煎液对小鼠肝匀浆过氧化脂质的生成具有明显的抑制作用。大黄及其提取物使大鼠胰淀粉酶活性降低。大黄酸及大黄素对小鼠黑色素瘤有抑制作用，大黄对酪氨酸酶有显著的竞争性抑制作用。大黄及其成分对艾氏腹水癌、肺癌、P388 白血病及小鼠乳腺癌等均有抑制作用。大黄的抗菌作用强，抗菌谱广，其有效成分已证明为蒽醌衍生物，其中以大黄酸、大黄素和芦荟大黄素的抗菌作用最好。此外对皮肤真菌亦有抗菌作用。蒽醌衍生物对机体免疫功能呈明显抑制，而大黄多糖则可明显提高机体免疫功能。此外，还有健胃、止血等作用。

【常用单方】

【方一】

生大黄适量

【用法】取上药，烘干，研为细末，备用。临用时以醋调匀（小儿可将醋稀释后用），外敷患处，每天或隔天清洗后更换。

【功能主治】清热解毒。主治甲沟炎。

【疗效】据李国仁报道，应用本方治疗 15 例，经 1~3 周治愈 14 例，无效 1 例。

【来源】新医药学杂志，1979，（2）：10

【方二】

生大黄 30 克

【用法】取上药，加水 200 毫升，煎沸，做保留灌肠，每天上午、下午各 1 次，疗程为 5~7 天。

【功能主治】清热解毒，散瘀泄浊。主治肾功能衰竭。

【疗效】据钱华平等报道，应用本方治疗 5 例，症状改善，尿量增多，神志清楚，而且血中非蛋白氮、肌酐、尿素氮均有下降。

【来源】中医杂志，1980，（11）：18

芒硝

【来源】为矿物芒硝经煮炼而得的精制结晶。

【别名】盆消、芒消。

【处方用名】芒硝、朴硝、英硝、马牙硝、风化硝（将芒硝置于空气中，失去结晶水后，形成的白色粉末，功效与芒硝相似）、皮硝（为芒硝的粗制品，一般作为外用）、硝石、牙硝等。

【用量与用法】内服：10~15 克，冲入药汁内或开水溶化后服；或入丸、散。外用：研细点眼或水化涂洗。

【产地采收】主产于河北、河南、山东、江苏、安徽等地的碱土地区。

【炮制研究】取天然产的芒硝，用热水溶解，过滤，放冷即析出结晶，通称朴硝。再取萝卜洗净切片，置锅内加水煮透后，加入朴硝共煮，至完全溶化，取出过滤或澄清后取上层液，放冷，待析出结晶，干燥后即为芒硝（每朴硝 100 斤，用萝卜 10~20 斤）。也有取天然产的芒硝，经煮炼、过滤，冷却后，取上层的结晶为芒硝，下层的结晶为朴硝。

【性味归经】苦、咸，寒。入胃、大肠经。

【功能主治】泻下，软坚，清热。用于实热积滞、大便燥结。芒硝味咸苦而性大寒，功能润燥通便而泻实热，故对实热积滞、大便秘结之症，常配合大黄相须为用，泻热导滞的作用较为显著。此外，芒硝外用能清热消肿，如皮肤疮肿，或疮疹赤热、痒痛，可用本品溶于冷开水中涂抹；口疮、咽痛，可用本品配合硼砂、冰片等外吹患处，有清凉、消肿、止痛的功效。

脾胃虚寒及孕妇忌服。

【现代研究】现代研究表明，芒硝主含含水硫酸钠，尚合少量食盐、硫酸钙、硫酸镁等。由于硫酸根离子不易被肠黏膜吸收，存留肠内形成高渗溶液，使肠内水分增加，容积增大，引起机械刺激，从而促进肠蠕动而发挥导泻通便作用。此外，对阑尾及脾脏的网状内皮系统有明显的刺激作用，使其增生并增强其吞噬能力。少量多次口服有一定的利胆作用。此外，本品还有抗感染作用。

【常用单方】

【方一】

芒硝 30~60 克

【用法】取上药，用布包好。外敷腹部。

【功能主治】清热消积。主治小儿食积。

【疗效】据夏治平报道，应用本方治疗本病 10 余例，效果良好。

【来源】广西中医药，1984，7（4）：36

【方二】

朴硝 500 克

【用法】取上药，用开水 750 毫升溶化，待温度降至 20℃~30℃时洗浴，每天 1 次。

【功能主治】清热止痒。主治慢性湿疹、疥疮等皮肤瘙痒症。

【疗效】据徐初建报道，应用本方治疗 41 例，取得较好效果。一般 2 次即可见效，重者亦可与活血祛风药水煎内服，效果更好。

【来源】四川中医，1985，3（8）：43

芦荟

【来源】为双子叶植物药百合科植物库拉索芦荟、好望角芦荟或斑纹芦荟叶中的液汁经浓缩的干燥品。

【别名】卢会、讷会、象胆、奴会、劳伟。

【处方用名】芦荟、老芦荟、新芦荟。

【用量与用法】每次1~2克，宜作丸、散剂用，一般不入煎剂。

【产地采收】全年可采。割取叶片，收集其流出的液汁，置锅内熬成稠膏，倾入容器，冷却凝固。

【性味归经】苦，寒。入肝、大肠经。

【功能主治】泻热通便，杀虫，凉肝。1. 用于热结便秘或习惯性便秘。本品泻火通便，能治热结便秘、头晕目赤、烦躁失眠等症，可与茯苓、朱砂等配伍应用。2. 用于肝经实火、头晕头痛、躁狂易怒等症。芦荟味苦性寒，既能凉肝清热，又可泻热通便，故对肝经实火而兼大便秘结者，可以起到"釜底抽薪"的功效。临床用此治疗肝经实火的躁狂易怒、惊悸抽搐等症，常与龙胆草、黄芩、黄柏、黄连、大黄、当归等同用。3. 用于蛔虫腹痛或小儿疳积等症。本品既能泄热通便，又能驱虫，故对蛔虫腹痛，可与使君子、苦楝根皮等配合应用。此外，本品外用有杀虫之功，可用治癣疾。

脾胃虚寒及孕妇忌服。

【现代研究】现代研究表明，芦荟含芦荟大黄素、芦荟大黄素甙等，还含微量挥发油。有泻下作用，其作用部位主要在大肠。能抑制肿瘤生长、延长患瘤动物的生存期。可增强机体免疫功能，促进创口再生愈合。还有抑菌、抗炎、护肝、镇静等作用。

【常用单方】

【方一】

芦荟适量

【用法】取上药，置于鲜童便或自己的尿中，浸1~2小时后取出，用清水漂洗备用。首次贴药前将患部用温水浸洗，使皮肤软化，用锋利刀片刮去角质层，然后将芦荟切去表皮，把肉质黏性一面贴患处，用胶布固定，每晚睡前换药1次。

【功能主治】腐蚀赘疣。主治鸡眼。

【疗效】据王良如报道，应用本方治疗18例，均获痊愈。轻者3~4次，重者6~7次。

【来源】福建中医药，1982，（4）：27

【方二】

鲜芦荟叶适量

【用法】取上药，洗净榨取汁，加入普通膏剂化妆品中（浓度为5%~7%）。使用时按一般化妆品用法涂擦，但用量宜稍多。轻者每天1次，中度者每天早晚各1次，重度者每天早、中、晚各1次。

【功能主治】清热美容。主治青年痤疮。

【疗效】据王啸天报道，应用本方治疗140例，显效（皮疹全部消退）82例，有效54例，无效4例。对伴有脓头、红肿或有脓性分泌物者疗效为佳。

【来源】辽宁中医杂志，1987，11（9）：27

番泻叶

【来源】为双子叶植物药豆科植物狭叶番泻或尖叶番泻的小叶。

【别名】旃那叶、泻叶、泡竹叶、印度番泻叶。

【处方用名】泻叶、番泻叶。

【用量与用法】用温开水泡服，1.5~3克；煎服，5~9克，宜后下。

【产地采收】①狭叶番泻：在开花前摘取叶，阴干，按叶片大小和品质优劣分级，用水压机打包。②尖叶番泻：在果实成熟时，剪下枝条，摘取叶片，晒干，按完整叶与破碎叶分别包装。

【性味归经】甘、苦、寒。入大肠经。

【功能主治】泻下导滞。用于热结便秘。本品性寒味苦，质黏而润滑，能进入大肠经泻积热而润肠燥，故可用于热结便秘。但服量不宜过大，过量则有恶心、呕吐、腹痛等副作用，一般配木香、藿香等行气和中药品同用，可减少此弊。

体虚及孕妇忌服。

【毒副作用】尖叶番泻叶1次服用100克及持续服用，可出现中毒症状。中毒者均表现神经系统障碍，用药剂量与持续时间成正比。大剂量20分钟后出现头晕，行路摇晃，口唇、颜面及四肢麻木等。总之，服用有效剂量番泻叶及其制剂具有安全、有效和不良反应小的特性，但大剂量和（或）长期滥用，能引起低血钾，可能的肠黏膜损伤，可能的药物性敏感性降低等。因此，番泻叶及其制剂用量以软便排泄为度，短期用药可以增强其安全性和有效性。

【现代研究】现代研究表明，番泻叶主含番泻甙，还含有大黄酸、大黄酚的葡萄糖甙及少量芦荟大黄素葡萄糖甙等。番泻叶的有效成分直接刺激肠道引起强烈蠕动，使肠内容物的运输及大肠的排空运动加速，临床多用于老年性便秘及顽固性便秘，可发挥较好的疗效。还用于泌尿系统 X 线造影、腹部 X 线摄平片、乙状结肠镜等检查前全肠排空，对较小的和多发病灶观察尤为清晰，同时还可避免因清洁肠道灌肠引起的肠黏膜水肿和肠痉挛。它还有抗菌作用，对多种细菌及皮肤真菌有抑制作用。

【常用单方】

【方一】

番泻叶 9 克

【用法】 取上药，冲开水约 150 毫升，经 3~5 分钟，弃渣，1 次服下。如便秘时间过久，隔 10 分钟将药渣再泡服 1 次。

【功能主治】 泻下通便。主治产褥期便秘。

【疗效】 据高鸿箎报道，应用本方治疗 100 例，多数病人服 1 次即可见效。服药后少数人有轻度下腹疼痛，未见乳汁减少、恶露增多或全身不适等不良影响；且通便后子宫复旧良好，恶露减少。但平素脾胃虚弱者不宜服用。

【来源】 中医杂志，1966，（5）：32

【方二】

番泻叶 10~15 克

【用法】 取上药，用白开水 200 毫升冲泡服，每天 2~3 次。病重者除口服外，再以上药泡水取汁保留灌肠，每天 1~2 次。

【功能主治】 通腑泄热，消炎止痛。主治急性胰腺炎。

【疗效】 据张健报道，应用本方治疗 130 例，全部治愈。平均住院 4.8 天，腹痛缓解平均 2.1 天，体温恢复正常平均 1.8 天，尿淀粉酶测定恢复正常平均 3.1 天。

【来源】 福建中医药，1983，（3）：32

【方三】

番泻叶 4 克

【用法】 取上药，用开水 150~300 毫升泡 10 分钟。分 2~3 次服，连服数天至乳断。服药期间可有轻度腹痛、便稀，无其他明显不适。

【功能主治】 回乳断奶。主治奶水过多或欲断奶者。

【疗效】 据李明等报道，应用本方治疗 56 例，短则 3 天，长则 7 天而乳回。

【来源】 四川中医，1989，（2）：20

二、峻下逐水药与土单方

牵牛子

【来源】为双子叶植物药旋花科植物牵牛或毛牵牛等的种子。

【别名】草金铃、金铃、黑牵牛、白牵牛、黑丑、白丑。原植物牵牛，又名：盆甑草、狗耳草、牵牛花、勤娘子、姜花、裂叶牵牛、打碗花、江良科、常看藤叶牵牛、喇叭花。毛牵牛又名：圆叶牵牛、紫花牵牛。

【处方用名】二丑、黑白丑、牵牛子、炒二丑、黑丑、白丑、炒黑白丑、黑牵牛、白牵牛。

【用量与用法】内服：入丸、散，每次 1.5~3 克；煎服，3~9 克。

【产地采收】牵牛全国各地均有分布。毛牵牛全国大部分地区有分布。7~10 月间果实成熟时，将藤割下，打出种子，除去果壳杂质，晒干。

【炮制研究】处方中写二丑、黑白丑、牵牛子、黑丑、白丑等均指生牵牛子。为原药去杂质生用捣碎入药者。炒二丑又名炒牵牛子，为净牵牛子用文火炒至微黄捣碎入药者，减缓毒性，增强消积功效。

【性味归经】苦，寒，有毒。入肺、肾、大肠经。

【功能主治】泄水消肿，祛痰逐饮，杀虫攻积。1. 用于水肿腹水、二便不利、脚气等症。牵牛子泻下之力颇强，又能通利小便，可使水湿从二便排出而消水肿。如治水肿喘满、二便不利等症，可配合桑白皮、木通、白术、陈皮等同用；如用于腹水肿胀，可配合攻下逐水药如甘遂、芫花、大戟等同用。2. 用于痰壅气滞、咳逆喘满。牵牛子泻下而能祛痰逐饮，痰饮去则气机得畅，喘满得平，常与葶苈子、杏仁等配合应用。3. 用于虫积腹痛。牵牛子既能驱杀肠寄生虫，并有泻下作用，使虫体得以排除，常配伍槟榔、大黄等同用，对蛔虫、绦虫都有驱杀作用。

孕妇及胃弱气虚者忌服。

【毒副作用】对人体有毒性，大量服用除直接引起呕吐、腹痛及黏液血便外，还可刺激肾脏，引起血尿，严重者可损及神经系统，尤以舌下神经易受损，致舌运动麻痹而语言障碍，重者可致昏迷。

【现代研究】现代研究表明，牵牛子含牵牛子甙、牵牛子酸、没食子酸以及麦角醇、裸麦角碱、野麦角碱等。牵牛子有明显的泻下作用，牵牛子贰在肠内水解产生牵牛子素，刺激肠壁，增加蠕动，导致泻下。此药由尿排泄，能加强肾脏的活动，使尿量增加。牵牛子贰能兴奋离体兔肠和离体大鼠子宫。体外试验对蛔虫和绦虫有一定杀灭效果。

【常用单方】

【方一】

黑白丑各适量

【用法】取黑白丑各等分，炒熟，研成粉末，用鸡蛋1个加油煎至将成块时，把药粉撒在蛋上，于早上空腹服用，成人每次服3~4.5克，小儿酌减，每隔3天服1次，严重者可服3次。

【功能主治】泻下驱虫。主治蛲虫病。

【疗效】据杨子元报道，应用本方治疗41例，全部治愈，一般2次即可。

【来源】新中医，1977，（1）：47

【方二】

牵牛子10克

【用法】取上药，研成细粉，加入面粉100克（二者比例为1：10），烙成薄饼。空腹1次食尽，半月后重复1次。儿童用量减半。

【功能主治】泻下驱虫。主治蛲虫病。

【疗效】据王云翔报道，应用本方治疗35例，经治1次后症状全部消失，随访3~6月，只有2例复发（估计与再次感染虫卵有关）。

【来源】新中医，1988，（1）：6

甘遂

【来源】为双子叶植物药大戟科植物甘遂的根。

【别名】主田、重泽、苦泽、甘泽、陵藁、甘藁、电丑、陵泽、肿手花根。

【处方用名】甘遂、漂甘遂、生甘遂、制甘遂、煮甘遂、醋甘遂、煨甘遂等。

【用量与用法】入丸散服，每次0.5~1克。外用适量，生用。内服醋制用，以减低毒性。本品药性峻烈，非气壮邪实者禁用。

【产地采收】分布陕西、河南、山西、甘肃、河北等地。药材主产陕西、山东、甘肃、河南等地。春季开花前或秋末茎苗枯萎后采挖根部，除去泥土、外皮，以硫黄熏后晒干。

【炮制研究】 处方中写甘遂、漂甘遂指生甘遂，为原药去杂质在清水中反复浸漂，捞出切片晒干入药者。制甘遂又名煮甘遂，为漂甘遂与豆腐同煮至无白心时捞出，晒干切片入药者，毒性减小，药效增强。醋甘遂为漂甘遂片用米醋拌匀，稍闷，待醋吸干，再用文火炒至深黄色入药者，毒性减小。煨甘遂为漂甘遂片用麦麸炒至深黄色取出晾凉入药者。

【性味归经】 苦，寒，有毒。入肺、肾、大肠经。

【功能主治】 泄水逐饮，消肿散结。1. 用于水肿腹水，留饮胸痛，以及癫痫等症。甘遂为峻下之品，具有攻水逐饮之功，故可用于胸水腹水、面浮水肿等症，常配合牵牛子、大戟、芫花等药同用。由于本品功能逐饮祛痰，故又能用于痰迷癫痫，可配朱砂应用。2. 外用于湿热肿毒之症。甘遂研末水调外敷，能消肿破结，故可用于因湿热壅滞而结成的肿毒，但主要宜用于初起之时，并须配合清热解毒药内服。

气虚、阴伤、脾胃衰弱者及孕妇忌服。

【毒副作用】 毒副作用大，可引起呼吸困难，血压下降等。醋制后其泻下作用和毒性均有减轻。

【现代研究】 现代研究表明，甘遂含多种二萜类成分，如甘遂萜酯等。有明显的泻下作用，而以生甘遂作用较强，但毒性也大，具有抗生育作用，能中止妊娠。还能抑制机体免疫功能。此外，尚有镇痛、抗白血病作用。小鼠口服生甘遂和炙甘遂的乙醇浸膏，均呈明显泻下现象。生甘遂制剂的泻下作用较强，毒性也较大。甘遂注射液有明显的抗生育作用，对中期妊娠的豚鼠和孕羊均有引产作用。甘遂注射液能使母体血浆及羊水中前列腺素明显增高。甘遂水煎剂对大鼠无利尿作用，反而有尿量减少的倾向。甘遂乙醇及乙醚浸剂对实验性腹水大鼠的排尿量比水煎剂高。甘遂水煎醇沉物对免疫系统有明显的抑制作用。甘遂根的 95% 乙醇提取物有抗白血病作用。生甘遂小量能使离体蛙心收缩力增强，但其频率不变，大量时则抑制蛙心收缩。甘遂中含有的甘遂萜酯有镇痛作用。甘遂注射液无致畸和致突变作用。

【常用单方】

【方一】

生甘遂适量

【用法】 取上药，研末。每次 1.5~2 克，口服，连续服用 7~20 天。

【功能主治】逐饮消肿。主治胸腔积液。

【疗效】据郑平报道,应用本方治疗 18 例,获得满意疗效。

【来源】中药通报,1987,(5):7

【方二】

甘遂适量

【用法】取上药,研为细粉。吞服,每次 2 克,每 3~4 小时 1 次。可同时配合纠正水电解质紊乱,抗菌消炎,解痉止痛。

【功能主治】泻下通便,通腑散结。主治麻痹性肠梗阻、机械性肠梗阻、蛔虫性肠梗阻、粘连性肠梗阻。

【疗效】据张漠瑞报道,应用本方治疗各种肠梗阻 10 例,均获得较好效果。

【来源】浙江中医杂志,1990,(2):78

【方三】

生甘遂 50 克

【用法】取上药,研为细末。再取鸡蛋 20 枚,煮熟去壳,用竹筷子将蛋戳洞穿透,然后将甘遂与鸡蛋放入水中同煮 15 分钟,弃去药汤、药渣。每次进食鸡蛋 1 个,每天 2 次。

【功能主治】消肿散结。主治慢性淋巴结炎。

【疗效】据张建如报道,应用本方治疗 21 例,治愈 16 例,好转 4 例,无效 1 例。

【来源】辽宁中医杂志,1990,(10):32

大戟

【来源】为双子叶植物药大戟科植物大戟或茜草科植物红芽大戟的根。

【别名】下马仙。

【处方用名】大戟、大吉、京大戟、红大戟、醋大戟、煨大戟、红牙大戟、红芽大戟。

【用量与用法】煎服,1.5~3 克;入丸散服,每次 1 克。外用适量,生用。内服醋制用,以减低毒性。

【产地采收】①大戟分布东北、华东地区及河北、河南、湖南、湖北、四川、广东、广西等地。②红芽大戟分布福建、广东、广西、贵州、云南、西藏等地。春季未发芽前,或秋季茎叶枯萎时采挖,除去残茎及须根,洗净晒干。

【炮制研究】 处方中写大戟、大吉、京大戟、红大戟等均指生大戟，为原药去杂质，洗净，润切晒干入药者。有毒，用量宜小。醋大戟为大戟片用醋拌匀，至醋吸尽，再用文火炒干入药者，毒性减小。煨大戟为大戟片用麸炒至深黄色时取出晾凉入药者，减缓毒性。

【性味归经】 苦、辛，寒，有毒。入肺、肾、大肠经。

【功能主治】 泄水逐饮，消肿散结。

1. 用于水肿腹水，留饮胸痛等症。大戟攻水逐饮的功效，与甘遂相似，故可用于胸水、腹水、水肿喘满等症，多与甘遂、芫花等同用。

2. 用于疮痈肿痛及瘰疬等症。本品外用能消肿散结，内服能攻泻而通结滞。如常用成方玉枢丹，即是红芽大戟配伍千金子、山慈姑、五倍子、雄黄、麝香等品而成，外涂用于消疮肿，内服治瘰疬、腹痛、胸脘烦闷、呕吐泄泻等症。

患虚寒阴水及孕妇忌服，体弱者慎用。

【毒副作用】 京大戟对人及家禽有强烈的毒性及刺激性，接触皮肤引起皮炎，口服可引起口腔黏膜及咽部肿胀，剧烈呕吐及腹痛，腹泻。严重者脱水，电解质紊乱，虚脱，肾功能不良，甚至肾功能衰竭。动物试验证明，本品如与甘草配用，毒性明显增加。

【现代研究】 现代研究表明，京大戟含三萜类成分大戟甙、大戟色素体等，还含有生物碱及树脂等；红大戟含蒽类成分，均具有剧烈的致泻作用，但无明显利尿作用。京大戟的泻下作用和毒性均强于红大戟。红大戟对金黄色葡萄球菌、绿脓杆菌、痢疾杆菌、肺炎双球菌及溶血性链球菌等有抑制作用。

【常用单方】

【方一】

新鲜红大戟带根全草适量

【用法】 先将毒蛇咬伤部位用力挤出含毒血水，然后取上药，洗净，捣成糊状，直接将药敷在伤口处，纱布包扎。再取洗净的大戟 20 克，煎汤服下，每天 2 次，令患者吐泻。

【功能主治】 泻下解毒，消肿止痛。主治毒蛇咬伤。

【疗效】 据张治国报道，应用本方治疗毒蛇咬伤，用药 2~3 天后毒可消除，使伤者脱离危险。

【来源】 植物杂志，1987，（6）：13

【方二】

新鲜红大戟全草 500 克

【用法】 取上药，洗净后铁锅煎煮，取汁 300 毫升。顿服，出现呕吐下利后，狂势衰减不显者，次日继续用上药 250 克煎服。狂势得挫后，用糜粥调养。

【功能主治】 逐饮消痰，镇静安神。主治躁狂型精神分裂症。

【疗效】 据余惠民报道，应用本方治疗 12 例，均获痊愈。对全部病例进行远期疗效随访，其中 1~5 年者 6 例，6~10 年者 5 例，10 年以上者 1 例，均未见复发。本法只适应于邪正俱实者。

【来源】 广西中医药，1987，10（4）：9

【方三】

红大戟 3 克

【用法】 取上药，放在口中含服，每天 2 次。

【功能主治】 解毒利咽。主治慢性咽炎。

【疗效】 据李治方报道，应用本方治疗 54 例，痊愈 24 例，显效 21 例，进步 6 例，无效 3 例。

【来源】 江西中医药，1987，18（4）：3

巴豆

【来源】 为双子叶植物药大戟科植物巴豆的种子。

【别名】 巴菽、刚子、江子、老阳子、双眼龙、猛子仁、巴果、巴米、双眼虾、红子仁、豆贡、毒鱼子、銮豆、贡仔、八百力、大叶双眼龙、巴仁、芒子。

【处方用名】 巴豆、巴豆仁、巴豆肉、大巴豆、肥江子、生巴豆、巴豆霜、炒巴豆仁。

【用量与用法】 入丸散服，每次 0.1~0.3 克，一般不入煎剂。大多制成巴豆霜用，以减低毒性。外用适量。本品有大毒，故非急症必须时，不得轻易使用。

【产地采收】 分布四川、湖南、湖北、云南、贵州、广西、广东、福建、台湾、浙江、江苏。药材主产四川、广西、云南、贵州。以四川产量最大，质量较佳。此外，广东、福建等地亦产。8~9 月果实成熟时采收，晒干后，除去果壳，收集种子，晒干。

【炮制研究】处方中写巴豆、大巴豆、肥江子、巴豆仁、巴豆肉均指炒巴豆仁，为原药用黏稠米汤浸拌，置阳光下曝晒去皮，取净。

仁炒至焦黑入药者，毒性减小。

生巴豆为净巴豆仁生用入药者，有大毒，多外用。

巴豆霜为生巴豆仁碾碎，用多层草纸包裹，压去油，然后研细过筛入药者。

【性味归经】辛，热，有大毒。入胃、肺、大肠经。

【功能主治】峻下冷积，逐水退肿，祛痰利咽，蚀疮。1. 用于寒积便秘，水肿腹水。巴豆药性猛烈，为温通峻下药，能祛寒积而通便秘，泻积水而消水肿，适用于身体实壮的水肿、腹水，以及寒积便秘等症。治寒积便秘，常配干姜、大黄等同用；治腹水水肿，可与杏仁等同用。2. 用于小儿痰壅咽喉、气急喘促等症。巴豆对痰壅咽喉、气急喘促、胸膈胀满、窒息欲死，内服配胆南星等，有豁痰开咽的功效；如症情危急，也可用巴豆霜少量灌服，促使吐出痰涎而通闭塞。3. 用于肺痈、咳嗽胸痛、痰多腥臭等症。巴豆祛痰作用甚强，用治肺痈，常配合桔梗、贝母等同用。4. 用于痰迷心窍、癫痫等症。巴豆攻泻劫痰，治癫痫痴狂，常与朱砂、牛黄等药同用，以祛痰而治窍闭。5. 用于疮疡化脓而未溃破者。巴豆外用有腐蚀作用，故可暂用于疮疡脓热而未溃破者，如验方咬头膏以巴豆配伍乳香、没药、蓖麻子等药，外贴患处，能腐蚀皮肤，促使溃破。

无寒实积滞、孕妇及体弱者忌服。

【毒副作用】巴豆有大毒，人服巴豆油20滴可致死。内服巴豆中毒的主要症状为急性胃肠道炎症，并可发生严重的口腔炎，咽喉炎，剧烈腹泻，水泻或黏液血便，脉搏快而弱，血压下降，甚至休克。

【现代研究】现代研究表明，巴豆含巴豆油，油中含油酸、亚油酸、肉豆蔻酸酸、巴豆酸等，另含蛋白质等。巴豆泻下的有效成分是巴豆油，能刺激肠道蠕动而致泻，大量的巴豆油引起剧烈泻下，甚至导致死亡。巴豆油提取物有抗肿瘤作用，同时巴豆油、巴豆树脂、巴豆醇酯有促进肿瘤发生作用。极少量的巴豆油口服、腹腔注射或皮下注射小鼠，均呈现镇痛作用。巴豆煎剂有较强的抑菌作用。巴豆毒素能抑制蛋白质的合成。巴豆油能通过化学感受器的作用，反射性地升高动物血压。巴豆毒素能溶解红细胞，对血细胞有凝集作用。巴豆油对血小板凝聚有促进作用。巴豆对皮肤、黏膜有刺激性。巴豆水浸液对钉螺、鱼虾、田螺及蚯蚓等均有毒杀作用。

【常用单方】

【方一】

巴豆仁适量

【用法】取上药，切碎，置胶囊内。每次服 100 毫克，小儿酌减，每 4~5 小时用药 1 次，至畅泻为度，每 24 小时不超过 400 毫克。

【功能主治】驱蛔利胆。主治胆绞痛、胆道蛔虫症。

【疗效】据武汉医学院第二附属医院中西医结合治疗急腹症小组报道，应用本方治疗胆绞痛 100 例（其中胆系感染 82 例，胆石症 18 例）、胆道蛔虫症 55 例，均获满意疗效。

【来源】新医药学杂志，1977，（2）：18

【方二】

巴豆仁 60 克

【用法】取上药及猪脚 1 对，小儿及体弱者减半，共放大容器内加水炖至猪脚熟烂，去巴豆仁和骨，不加盐，每天分 2 次空腹服。如未愈，每隔 1 周再服 1 次，可连服 20 剂。

【功能主治】消炎止痛。主治骨髓炎、骨结核、多发性脓肿。

【疗效】据文有章报道，应用本方治疗 23 例，痊愈 17 例，好转 5 例，无效 1 例。服药后每天腹泻次数少于 8 次而全身情况尚好者，属服药正常反应，不必处理。

【来源】湖南医药杂志，1979，（1）：39

第四章　利水渗湿药与土单方

凡能通利水道，渗除水湿的药物称为利水渗湿药。

利水渗湿药功能通利小便，具有排除停蓄体内水湿之邪的作用，可以解除由水湿停蓄引起的各种病症，并能防止水湿日久化饮，水气凌心等，故临床应用具有重要意义。

利水渗湿药主要适用于小便不利、水肿、淋症等病症，对于湿温、黄疸、湿疮等水湿为患，亦具有治疗作用。

利水渗湿药味多甘、苦、淡，性多寒、平。主要归肾、膀胱经，兼入脾、肺、小肠经。

茯苓

【来源】为菌类植物药多孔菌科植物茯苓的干燥菌核。

【别名】茯菟、茯灵、茯零、茯苓、伏菟、松腴、绛晨伏胎、云苓、茯兔、松薯、松木薯、松苓。

【处方用名】茯苓、云苓、云茯苓、白茯苓、朱茯苓、硃茯苓、茯苓片、朱衣茯苓、硃衣茯苓、辰茯苓、连皮苓、带皮苓、连皮茯苓等。

处方中写茯苓、云苓、白茯苓均指生白茯苓，为原药去皮切片入药者。

朱茯苓又名朱衣茯苓、辰茯苓。为平片苓用清水喷湿，外用朱砂粉涂红晾干入药者。

【用量与用法】煎服，10~15克。

【产地采收】分布河北、河南、山东、安徽、浙江、福建、广东、广西、湖南、湖北、四川、贵州、云南、山西等地。主产安徽、湖北、河南、云南，此外贵州、四川、广西、福建、湖南、浙江、河北等地亦产。野生茯苓一般在7月至次年3月间到马尾松林中采取。加工：茯苓出土后洗净泥土，堆置于屋角不通风处，亦可贮放于瓦缸内，下面先铺衬松毛或稻草一层，并将茯苓与稻草逐层铺迭，最上盖以厚麻袋，使其"发汗"，析出水分，然后取出，将水珠擦去，摊放阴凉处，待表面干燥后再行发汗。如此反复3~4次，至表面皱缩，皮色变为褐色，再置阴凉干燥处晾至全干，即为"茯苓个"。切制：于发汗后趁湿切制，亦可取干燥茯苓以水浸润后切制。将茯苓菌核内部的白色部分切成薄片或小方块，即为白茯苓；削下来的黑色外皮部即为茯苓皮；茯苓皮层下的赤色部分，即为赤茯苓；带有松根的白色部分，切成正方形的薄片，即为茯神。切制后的各种成品，均需阴干，不可炕晒，并宜放置阴凉处，不能过于干燥或通风。似免失去黏性或发生裂隙。

【性味归经】 甘、淡、平。入心、脾、肾经。

【功能主治】 利水渗湿，健脾，化痰，宁心安神。1. 用于小便不利，水肿等症茯苓功能利水渗湿，而药性平和，利水而不伤正气，为利水渗湿要药。凡小便不利、水湿停滞的症候，不论偏于寒湿，或偏于湿热，或属于脾虚湿聚，均可配合应用。如偏于寒湿者，可与桂枝、白术等配伍；偏于湿热者，可与猪苓、泽泻等配伍；属于脾气虚者，可与党参、黄芪、白术等配伍；属虚寒者，还可配附子、白术等同用。2. 用于脾虚泄泻，带下，茯苓既能健脾，又能渗湿，对于脾虚运化失常所致泄泻、带下，应用茯苓有标本兼顾之效，常与党参、白术、山药等配伍。有可用为补肺脾，治气虚之辅佐药。3. 用于痰饮咳嗽，痰湿入络，肩背酸痛茯苓既能利水渗湿，又具健脾作用，对于脾虚不能运化水湿，停聚化生痰饮之症，具有治疗作用。可用半夏、陈皮同用，也可配桂枝、白术同用。治痰湿入络、肩酸背痛，可配半夏、枳壳同用。4. 用于心悸，失眠等症茯苓能养心安神，故可用于心神不安、心悸、失眠等症，常与人参、远志、酸枣仁等配伍。

虚寒精滑或气虚下陷者忌服。

【现代研究】 现代研究表明茯苓中茯苓糖为主成分，含量为84.2%，硬烷含0.68%，纤维素含量2.84%，三萜类化合物茯苓酸、松苓酸。此外，尚含有组氨酸、胆碱、葡萄糖等其他成分。另有报道，茯苓中β-茯苓聚糖为主成分，即茯苓多糖，茯苓糖，约占干燥品的93%。其主要药理活性成分，具有抗肿瘤，提高免疫功能等作用。对免疫功能的影响。茯苓多糖体具有增强免疫功能的作用。它具有抗胸腺萎缩及抗脾脏增大和抑瘤生长的功能。羧甲基茯苓多糖还是免疫调节、保肝降酶、间接抗病毒、诱生和促诱生干扰素、减轻放射副反应、诱生和促诱生白细胞调节素等多种生理活性，无不良毒副作用。茯苓三萜化合物使胰岛素的分化诱导活性增强，三萜化合物本身也有分化诱导活性。

【常用单方】

【方一】

茯苓 500 克

【用法】取上药，烘干，研为细末，备用。每次 6 克，每天 2 次，口服；或于睡前服 10 克。同时外用酊剂（补骨脂 25 克、旱莲草 25 克，用 200 毫升 75%酒精浸泡 1 周后即可），1 天数次涂患处。

【功能主治】健脾生发。主治斑秃。

【疗效】据肖洪久报道，应用本方治疗 8 例，均在 2 个月内治愈，未出现副作用。

【来源】中华皮肤科杂志，1982.（2）：110

【方二】

茯苓适量

【用法】取上药，研为细粉，炒后放瓷瓶内备用。1 岁以内每次 1 克，每天 3 次，口服。

【功能主治】健脾渗湿止泻。主治婴幼儿秋季腹泻。

【疗效】据林源震报道，应用本方治疗 93 例，治愈 79 例，好转 8 例，无效 6 例。

【来源】北京中医，1985.（5）：31

【方三】

茯苓适量

【用法】取上药，制成含量为 30%的饼干。每次服 8 片（每片含生药 3.5 克），儿童减半，每天 3 次，1 周为 1 个疗程。如制饼干有困难，则可采用研粉煮粥法，每次 30 克，每天 3 次。

【功能主治】健脾利水。主治水肿。

【疗效】据陈建南报道，应用本方治疗 30 例，显效 23 例，有效 1 例，无效 6 例。据观察，茯苓饼干的疗效比同量茯苓水煎液疗效满意。茯苓制成食品剂型，经 220℃以上高温烘烤后，仍具排钠保钾作用。30 例患者中，服本品前大便塘薄者 24 例，服用后 1 周左右大便完全恢复正常，睡眠好转 11 例，脾虚纳少者食欲日趋正常。

【来源】上海中医药杂志，1986.（8）：25

泽泻

【来源】为泽泻科植物泽泻的块茎。

【别名】水泻、芒芋、鹄泻、泽芝、及泻、天鹅蛋、天秃、禹孙、禹泻、兰江、牛耳菜、酸恶俞。

【处方用名】泽泻、泽泄、泽夕、炒泽泻、盐泽泻、盐水泽泻、建泽泻等。

【用量与用法】煎服，5~10克。

【产地采收】分布黑龙江、吉林、辽宁、河北、河南、山东、江苏、浙江、福建、江西、四川、贵州、云南、新疆等地。四川、福建有大面积的栽培。药材主产福建、四川、江西，此外贵州、云南等地亦产。商品中以福建、江西产者称"建泽泻"，个大，圆形而光滑；四川、云南、贵州产者称"川泽泻"，个较小，皮较粗糙。冬季叶子枯萎时，采挖块茎。

【炮制研究】处方中写泽泻、泽泄、泽夕指生泽泻。为原药去杂质切片生用入药者。炒泽泻为泽泻片经麸炒或清炒后入药者。盐泽泻又名盐水泽泻，为泽泻片用盐水喷淋，待吸尽，再用文火炒至微黄入药者。

【性味归经】甘、淡，寒。入肾、膀胱经。

【功能主治】利水渗湿，泄热。用于小便不利，水肿，泄泻，淋浊，带下，痰饮停聚等症。泽泻甘淡渗湿，利水作用与伏苓相似，亦为利水渗湿常用之品，且药性寒凉，能泄肾与膀胱之热，故对水湿偏热者，尤为适宜。治小便不利、水肿、淋浊、带下等症，常与茯苓、猪苓、车前子等配伍；治泄泻及痰饮所致的眩晕，可与白术配伍。此外，可用于肾阴不足、虚火亢盛，配地黄、山茱萸等同用，有泄相火作用。

肾虚精滑者忌服。

【毒副作用】本品含有大量钾盐和刺激性物质，大量或长期使用，可导致水电解质失衡及血尿，甚至发生酸中毒，并引起恶心，呕吐，腹痛，腹泻及肝功能损害。泽泻乙醇提取物相当于生药100g/kg给小鼠灌胃，3d后未见死亡。泽泻浸膏粉1g及2g/kg（相当于临床剂量20及40倍）混于饲料中喂饲大鼠3个月，发育未见异常，但病理切片显示肝细胞及肾近曲小管有不同程度的浊肿与变性，且大剂量组较小剂量组明显，给药组较对照组明显。

【现代研究】现代研究表明，本品主要含三萜类化合物泽泻醇A、泽泻醇B、乙酸泽泻醇A脂、乙酸泽泻醇B酯、表面泽醇A等；另含甾醇、生物碱、苷类、黄酮、有机酸、氨基酸、多糖、挥发油、脂肪酸、树脂、蛋白质、淀粉等成分。泽泻有明显的利尿作用，这与其含有大量的钾盐有关。而利尿作用的强弱则与采集季节、药用部位、炮制方法、给药途径及实验动物的种类有关。冬季采集的正品泽泻利尿作用最强，春季采集者则稍差。除盐泽泻外，其他炮制品都有一定利尿作用。泽泻能明显降低血清总胆固醇、甘油三酯和 1D1-ch，促进血清 HD1-ch 水平升高，明显抑制主动脉内膜斑块的生成，预先给药则显示预防作用。另外，泽泻提取物也有抗血小板聚集、抗血栓形成及增强纤溶酶活性等作用，因而能从降低血脂、抑制内皮细胞损伤、抗血栓等多方面抑制或减轻动脉粥样硬化的发生、发展。泽泻经研究表明具有 Ca^{2+} 拮抗作用，还有抑制交感神经元释放去甲肾上腺素的作用。

【常用单方】

【方一】

泽泻 10~12 克

【用法】取上药，水煎。每天早晚各服 1 次。

【功能主治】泄热利湿、益肾止遗。主治遗精。

【疗效】据侯土林报道，应用本方治疗相火妄动之遗精 14 例，均速获良效而愈。

【来源】中医杂志，1983.（7）：53

【方二】

泽泻 15 克

【用法】取上药，煎汤代茶饮，每天 1 剂。

【功能主治】清热利湿、泻泄相火。主治强中症。症见阴茎坚挺不倒、胀痛难眠，心烦口渴，舌红苔薄黄，脉弦数。

【疗效】据庄柏青报道，应用本方治疗强中症 3 例，均获治愈。

【来源】中医杂志，1987，28（10）：65

薏苡仁

【来源】为禾本科植物薏苡的种仁。

【别名】解蠡、起实、赣米、感米、薏珠子、草珠儿、菩提子、赣珠、必提珠、芑草、薏米、米仁、薏仁、苡仁、苡米、草珠子、六谷米、珠珠米、胶念珠、尿糖珠、老鸦珠、菩提珠、药玉米、水玉米、沟子米、六谷子、裕米、尿端子、尿珠子、催生子、蓼茶子、益米。

【处方用名】薏苡、苡仁、薏米、苡米、薏苡仁、生苡仁、生薏仁、炒薏仁、炒薏米、炒苡仁、焦薏仁、焦薏米、生薏米、生薏苡仁、蒸苡米。

【用量与用法】煎服，10~30 克。清利湿热宜生用，健脾止泻宜炒用。本品力缓，用量宜大。除入汤剂、丸散外，亦可作粥食用，为食疗佳品。

【产地采收】秋季果实成熟后，割取全株，晒干，打下果实，除去外壳及黄褐色外皮，去净杂质，收集种仁，晒干。

【炮制研究】处方中写薏苡仁、薏仁、苡仁、薏苡、薏米、苡米均指生薏苡仁，或称生薏仁、生苡仁。为原药去杂质生用入药者。

炒薏苡仁又名炒薏苡、炒薏仁、炒苡仁、炒薏米、炒苡米等。为净薏苡仁用文火炒到微黄，略带焦斑入药者。

焦薏仁又名焦苡仁。为净薏苡仁用文火炒至深黄色入药者

【性味归经】甘、淡、微寒。入脾、胃、肺经。

【功能主治】利水渗湿，健脾，除痹，排脓消痈。1. 用于小便不利，水肿，脚气，湿温等症：薏苡仁功能利水渗湿，作用较为缓弱，然而因其性属微寒，故可用于湿热内蕴之症，对小便短赤，可与滑石、通草等同用；对湿温病邪在气分，湿邪偏胜者，可与杏仁、蔻仁、竹叶、木通等同用。本品又具健脾之功，用以治脾虚水肿、脚气肿痛，配伍茯苓、白术、木瓜、吴茱萸等同用。2. 用于泄泻、带下：本品既能健脾，又能渗湿，故适用于脾虚有湿的泄泻、带下，可与白术、茯苓等配伍。3. 用于湿滞痹痛、筋脉拘挛等症：本品能祛除湿邪、缓和拘挛，故可用于湿滞皮肉筋脉引起的痹痛拘挛，常与桂枝、苍术等配合应用。4. 用于肺痈、肠痈：薏苡仁上能清肺热，下利肠胃湿热，常用于内痈之症，具有排脓消痈之功。治肺痈胸痛、咯吐脓痰可与鲜芦根、冬瓜子、桃仁、鱼腥草等配伍；治肠痈，可与败酱草、附子等同用。

孕妇慎服。

【现代研究】现代研究表明，薏苡仁含碳水化合物 79.17%，脂肪 4.65%，蛋白质 16.2%及少量的维生素 B_1。种子含氨基酸（为亮氨酸、赖氨酸、精氨酸、酪氨酸等），薏苡素、薏苡酯、三萜化合物。具有抗炎和增强机体免疫功能及抗菌作用，薏苡全草（鲜品）榨汁或根部（干品）煎剂或薏苡仁乙醇提取物也是一种有效抗菌剂。还有镇痛、退热、抗癌和轻度降血糖作用。

【常用单方】

【方一】

薏苡仁 10~30 克

【用法】取上药水煎。连渣服，每天 1 剂，连用 2~4 周。

【功能主治】解毒消疣。主治扁平疣。

【疗效】据李崇信报道，应用本方治疗 27 例，痊愈 9 例，显效 11 例，无效 7 例。

【来源】中华皮肤科杂志，1958，(6)：492

【方二】

薏苡仁 15 克

【用法】取上药，与蜜枣 30 克，加酒适量煎服。

【功能主治】祛湿止痒。主治荨麻疹。

【疗效】据邱家廷报道，应用本方治疗本病疗效满意。

【来源】江西中医药，1980.（1）：43

【方三】

薏苡仁 30~45 克

【用法】取上药，加水浓煎，滤取药液，加白糖适量。分 3~5 次服，隔天 1 剂。

【功能主治】利水消肿。主治婴儿睾丸鞘膜积液。

【疗效】据李彦明报道，应用本方治疗本病 3 例，均获治愈。

【来源】山东中医杂志，1985.（3）：39

车前子

【来源】为车前草科植物车前或平车前的种子。

【别名】车前实、虾蟆衣子、猪耳朵穗子、凤眼前仁。

【处方用名】车前子、车前仁、生车前子、炒车前子、炙车前子、盐车前子、酒车前子等。

酒车前子为净车前子用黄酒淋洒拌匀，微闷，待吸尽，再用文火炒干入药者。

【用量与用法】煎服，10~15 克。宜包煎。

【产地采收】①大粒车前主产江西、河南。此外，东北、华北、西南及华东等地亦产。

②小粒车前主产黑龙江、辽宁、河北等地。此外，山西、内蒙古、吉林、陕西、甘肃、青海、山东等地亦产。秋季果实成熟时，割取果穗，晒干后搓出种子，簸去果壳杂质。

【炮制研究】处方中写车前子指生车前子，为原药去杂质生用入药者。

炒车前子又名炙车前子。为净车前子用文火炒至微焦香时，取出晾凉入药者。

盐车前子又名盐水炒车前子。为净车前子用文火炒至微香时，喷洒盐水，翻炒均匀，取出晾凉入药者。

【性味归经】甘，寒。入肾、肝、肺经。

【功能主治】清热利水通淋，渗湿止泻，清肝明目，祛痰止咳。1. 用于小便不利，淋漓涩痛，水肿等症。车前子甘寒清热，质沉下行，性专降泄，具有良好的通利小便、渗湿泄热功效，用于湿热下注、小便淋漓涩痛等症，常与木通、滑石等配伍应用。对于水肿、小便不利等症，也具有显著功效，为临床所常用，主要用于实症；如肾虚水肿，可配熟地、肉桂、附子、牛膝等同用。2. 用于湿热泄泻。车前子能渗利水湿，分清泌浊而止泻，利小便而实大便，临床上以治湿热泄泻为宜，症情轻者，可以单味使用，较重者可配茯苓、猪苓、泽泻、苡仁等同用。3. 用于目赤肿痛或眼目昏花。车前子清肝热而明头目，不论虚实，都可配用，如肝火上炎所致的目赤肿痛者，可与菊花、决明子、青箱子等同用；如肝肾不足所致的眼目昏花、迎风流泪，可与熟地、菟丝子等同用。4. 用于咳嗽痰多。本品又有祛痰止咳之功，以用于肺热咳嗽较宜，可与杏仁、桔梗、苏子等化痰止咳药同用。

凡内伤劳倦，阳气下陷，肾虚精滑及内无湿热者，慎服。

【现代研究】现代研究表明，车前子含多量黏液质、琥珀酸、车前烯醇、腺嘌呤、胆碱、车前子碱、脂肪油、维生素 A 和维生素 B 等。能降低尿草酸浓度及抑制尿石形成，从而抑制肾脏草酸钙结晶沉积，预防肾结石形成。有一定的降眼压作用。还能促进呼吸道黏液分泌，稀释痰液，因而有祛痰、止咳作用。能降低皮肤及腹腔毛细血管的通透性及红细胞膜的通透性，具有一定的抗炎作用。能提高肠道内水分，提高炭末推进百分率，改善排便情况，从而起缓泻作用。其缓泻作用与容积性泻药相类似，可用于老年人、体弱、孕妇便秘者。车前子中的果胶能降低实验性大鼠溃疡形成指数，延长胃排空时间，减轻离体兔肠的收缩，对抗氯化钡及组织胺所致痉挛。本品对伤寒杆菌、福氏痢疾杆菌、大肠杆菌、金黄色葡萄球菌、绿脓杆菌有抑制作用。

【常用单方】

【方一】

车前子 30 克

【用法】取上药，浓煎取汁，加蜂蜜 30 毫升，和匀。每天分 3~4 次服。

【功能主治】清肺化痰止咳。主治百日咳。

【疗效】据钱存济报道，应用本方治疗百日咳有较显著的疗效。轻者1周，重者半月即可痊愈。

【来源】浙江中医杂志，1958，（12）：32

【方二】

车前子10克

【用法】取上药，烘干研末，用水送服。1周后复查，如未成功隔1周再服1次，最多服3次。如无效即为失败。

【功能主治】矫正胎位。主治胎位不正。

【疗效】据记载，应用本方治疗68例，转正率达90%。孕妇在产前检查发现胎位异常者，待妊娠28~32周时，试服车前子可望胎位矫正。

【来源】福建医药科技简报，1960.（5）：3

【方三】

车前子适量

【用法】取上药，炒焦研碎。4~12个月小儿每次服0.5克，1~2岁小儿每次服1克，每天3~4次。

【功能主治】健脾助运、渗湿止泻。主治小儿单纯性消化不良。

【疗效】据吕文玺报道，应用本方治疗63例，治愈（药后腹泻停止，大便恢复正常）53例，平均2.1天治愈，好转6例，无效4例。

【来源】天津医药杂志，1961.3（6）：402

木通

【来源】为双子叶植物药木通科植物白木通或三叶木通、木通的木质茎。

【别名】通草、附支、丁翁、丁父、萬藤、王翁、万年、万年藤、燕覆、乌覆。

【处方用名】木通、关木通、川木通、细木通、炒木通（木通片炒至见黑斑入药者）。

【用量与用法】煎服，3~9克。据报道，关木通60克水煎服，有致急性肾功能衰竭者，故用量不宜大。

【产地采收】白木通分布江苏、浙江、江西、广西、广东、湖南、湖北、山西、陕西、四川、贵州、云南等地。药材产四川、湖北、湖南、广西等地。9 月采收，截取茎部，刮去外皮，阴干。

【性味归经】苦，寒。入心、小肠、膀胱经。

【功能主治】清热利水通淋，清泄心火，通乳，利痹。1. 用于小便不利，淋漓涩痛，水肿，脚气等症。木通寒能清热，苦能泄降，功能利水通淋，为治湿热下注、淋漓涩痛要药，常与车前子、滑石等同用。且利尿力强，对小便不利、水肿、脚气等症也常恃为要药，可配其他利水消肿药如桑白皮、猪苓等同用。2. 用于心烦不眠，口舌生疮。木通性味苦寒，能入心经，且能利通小便，导热下行而降心火，故可用于心火上炎、心烦尿赤、口舌生疮等症，常与生地、竹叶、甘草同用。3. 用于乳汁稀少。木通又能通利血脉而下乳汁，故可用于产后乳汁稀少，常与王不留行、穿山甲等配伍；或与猪蹄同煮服用。4. 用于湿热痹痛。木通又能通利渗湿，以治湿热痹痛、关节不利之症，常与薏苡仁、桑枝、忍冬藤等配伍应用。

内无湿热，津亏，气弱，精滑，溲频及孕妇忌服。

【毒副作用】关木通与川木通虽然在高等医学院校教材《中药学》中通称木通，没有严格区分，但《中国药典》2000 年版已明确指出了关木通苦寒、有毒，不可多用久服，肾功能不全及孕妇忌服，而川木通未见中毒病例报道。20 世纪 60 年代国内吴松寒最早报道 2 例因大剂量服用关木通导致肾功能衰竭。此后陆续有木通肾毒性的个案报道。而真正对木通毒性引起足够重视的是 90 年代，1997 年日本报道了多例服用当归四逆加吴茱萸生姜颗粒剂以及关木通茶而出现的急性肾功能衰竭病例。1999 年英国《刺血针》杂志报道了 2 名因服用含有关木通的中草药茶治疗湿疹导致肾功能衰竭的病例。临床观察显示，短期大剂量应用木通引起急性肾功能衰竭，可伴近端及远端肾小管功能障碍，如肾性糖尿、低渗尿及肾小管酸中毒；且患者常伴有上消化道症状，如恶心、呕吐、上腹不适等。长期小剂量服药者易出现慢性肾脏病变，患者此时即使停药，肾功能损害仍可继续进展，其临床表现呈氮质血症或终末期肾功能衰竭，可有轻、中度高血压和较早的出现贫血，B 超检查肾脏体积缩小。目前报道木通中毒的主要成分马兜铃酸和木兰花碱均是关木通的主要成分，研究显示，马兜铃酸是导致肾损害的最主要原因，木兰花碱还有神经节的阻断作用，故应避免使用关木通。一旦发现肾毒性损伤迹象，应立即停用该药，并应采取积极的对症治疗。

【现代研究】现代研究表明，马兜铃科关木通所含化学成分主要是马兜铃酸 A、B、C、D 和马兜铃内酰胺，木兰花碱、β-谷甾醇等。毛茛科川木通主要成分为齐墩果酸、常春藤甙元、脂肪酸、β-谷甾醇等。木通科木通主要化学成分是木通皂甙、含豆甾醇等三萜化合物。有利尿、强心的作用，对痢疾杆菌、伤寒杆菌及某些皮肤真菌有抑制作用，并有一定的抗肿瘤作用。

【常用单方】

木通（未注明品种）50~75 克

【用法】取上药，加水煎成 50~100 毫升，每次 25~30 毫升，每天 2~3 次，口服。

【功能主治】通经活络。主治周期性麻痹。

【疗效】据巩成勤报道，应用本方治疗 4 例，均在用药 4 剂后收到显著疗效。

【来源】辽宁中医，1977，（1）：18

滑石

【来源】为硅酸盐类矿物滑石的块状体。

【别名】液石、共石、脱石、番石、夕冷、脆石、留石、画石

【处方用名】滑石、滑石粉、西滑石、飞滑石、水飞滑石。

【用量与用法】煎服，10~15 克；宜包煎。外用适量。

【产地采收】产江西、山东、江苏、陕西、山西、河北、福建、浙江、广东、广西、辽宁等地。采得后，去净泥土、杂石。或将滑石块刮净，用粉碎机粉碎，过细筛后即成滑石粉。

【性味归经】甘、淡、寒。入胃、膀胱经。

【功能主治】清热利水通淋，清解暑热。1. 用于小便不利，淋漓涩痛及湿热泄泻等症。滑石性寒滑利，寒能清热，滑能利窍，为清热利水通淋常用之品，临床用于小便不利、淋漓涩痛等症，可配车前子、木通等品；用于湿热引起的水泻，可配合茯苓、薏苡仁、车前子等同用。2. 用于暑热烦渴，湿热胸闷等症。滑石又能清暑、渗湿泄热，对暑热病症可配合生甘草、鲜藿香、鲜佩兰等同用；治湿温胸闷、小便短赤，可配合生苡仁、通草，竹叶等同用。此外，本品外用还能清热收湿，用治湿疹、痱子等，可配石膏、炉甘石，枯矾等同用。

脾虚气弱，精滑及热病津伤者忌服，孕妇慎服。

【毒副作用】美国国家环境卫生科学研究所拟于 2002 年公布的"致癌物报告"中，把常见于口服避孕药及用于荷尔蒙取代疗法的雌激素，及女性卫生用品如爽身粉等含有滑石粉成分的列为致癌物。研究人员发现，广

泛用作女性停经后的取代疗法及口服避孕药物的雌激素，一向被认为有增加子宫内膜癌及乳癌的机会。而部分开采滑石粉的地方含有石棉，开采工人患肺癌机会亦相对较高。爽身粉含有滑石粉，亦增加卵巢癌的机会。

【现代研究】滑石粉系天然的水合多聚硅酸盐，主要含水硅酸镁，为白色细微无臭的结晶粉末，有腻滑感，具有吸附和收敛作用，外用能保护皮肤，防止摩擦，减少皮肤刺激并能吸收一定量的分泌物，保持局部干燥等作用。

【常用单方】

【方一】

滑石 60 克

【用法】取上药，加水浓煎，过滤取汁调入蜂蜜 120ml，白酒 120ml 口服，每日 1 剂，连服 3 剂为 1 个疗程。

【功能主治】利水通淋。主治输尿管、膀胱结石。

【疗效】据晋晨报道，应用本方治疗输尿管、膀胱结石 20 例，结果全部排出尿结石。排石时间最短为 3 天，最长 2 月，多数 2~3 周。

【来源】临床验方集锦，第 1 版，福州；福建科学技术出版社，1982.167

【方二】

滑石 15 克

【用法】取上药，加水 250ml 用文火煎沸 30 分钟，去沉渣，加入适量红糖、食盐（略带有点甜味、咸味为度）即可。频服代茶饮之。

【功能主治】利水渗湿。主治小儿秋季腹泻。

【疗效】据曾长楼报道应用此法，寒热不偏，温凉适中，泻不伤正，补不恋邪，取之方便，服之有效，甚为满意。

【来源】中国乡村医生杂志，1999，（10）：42~43

【方三】

细滑石粉 50~60 克

【用法】取上药，以沸水浸泡至水温适宜时，将其搅匀后稍作沉淀，取混浊药液 200~250ml，1 次服下，视病情需要可每天服 1~2 次以上。

【功能主治】利水通淋。主治产后尿潴留。

【疗效】据熊新年报道，经治 30 例，除 1 例无效外，29 例均在 4 小时内排尿。

【来源】新中医，2001.33（7）：38

金钱草

【来源】为唇形科植物活血丹的全草或带根全草。

【别名】遍地香、地钱儿、钹儿草、连钱草、铜钱草、白耳草、乳香藤、九里香、半池莲、千年冷、遍地金钱、金钱艾、马蹄草、透骨消、透骨风、过墙风、巡骨风、蛮子草、胡薄荷、穿墙草、团经药、风草、肺风草、金钱薄荷、十八缺草、江苏金钱草、透骨草、一串钱、四方雷公根、钱凿草、钱凿王、大叶金钱草、野薄荷、马蹄筋骨草、破铜钱。

【处方用名】金钱草、大金钱草、大叶金钱草。

【用量与用法】煎服，30~60克。鲜者加倍，煎服或洗净捣汁饮服。外用适量。

【产地采收】分布东北、华北、华东等地。药材主产江苏、广东、四川、广西。此外，浙江、湖南、福建等地亦产。夏、秋两季采收，除去杂质，晒干。

【性味归经】甘、淡，微寒。入肝、胆、肾、膀胱经。

【功能主治】清热利水通淋，除湿退黄，解毒。1.用于热淋、石淋。金钱草甘淡利尿，通淋排石，性寒清热，为清热利尿通淋要药，常用于热淋，尤善治疗石淋病症，可单味浓煎代茶饮服，或与海金沙、鸡内金等同用。2.用于湿热黄疸，肝胆结石。本品又能清热利湿，利疸退黄，用于湿热黄疸，可与茵陈、栀子同用。现代治疗胆石症配伍茵陈、黄芩、木香等同用。3.用于疮疡肿痛，蛇虫咬伤、烫伤等症。本品能清热解毒而消肿止痛，用于疔疮肿毒、蛇虫咬伤及烫伤等症，可用鲜金钱草捣汁饮服，以渣外敷局部。

脾胃虚寒慎用。

【现代研究】现代研究表明，金钱草主含酚性成分、甾醇、黄酮类、氨基酸、挥发油、钾盐、胆碱等。四川大金钱草有利胆作用，能促进肝细胞分泌胆汁，使肝胆管内胆汁增多，内压增高，奥狄氏括约肌松弛并排出胆汁。由于其利胆作用，能使胆管泥沙状结石易于排出，胆道阻塞和疼痛减轻，黄疸消退。广东金钱草亦有利胆作用。对金黄色葡萄球菌、伤寒杆菌、痢疾杆菌、绿脓杆菌等均有抑制作用。江苏金钱草、广东金钱草及四川小金钱草均有利尿作用，还有显著的抗炎作用。

【常用单方】

【方一】

鲜金钱草适量

【用法】取上药，洗净，加少量食盐捣烂，敷于肿处，不论一侧或两侧腮腺肿大，一般都两侧一起敷药。

【功能主治】清热解毒、消肿止痛。主治流行性腮腺炎。

【疗效】据蔡永生报道，应用本方治疗50例，全部治愈。腮腺肿大消退及体温下降平均为12小时。

【来源】新医学，1972.（10）：49

【方二】

金钱草适量

【用法】取上药，如有低热并伴明显症状者用30克，如无低热但有明显症状者用20克，无低热且症状较轻者用10克。开水浸泡后晨起顿服，或随意饮服。30天为1个疗程，一般服药2~3个疗程。

【功能主治】消炎利胆。主治非细菌性胆道感染。

【疗效】据李家珍报道，应用本方治疗52例，显著好转、好转和减轻者40例，无效12例，有效率为76.9%。治疗期间应坚持定时定量定疗程，药物要用开水充分浸泡，勿与糖、茶共饮。

【来源】北京中医，1985.（1）：26

【方三】

鲜金钱草100克（干品减半）

【用法】取上药水煎。口服，每天2次，每天1剂。

【功能主治】清热解毒、消肿止痛。主治痔疮。

【疗效】据颜赐坤报道，应用本方治疗30余例，一般服药1~3剂后肿痛即消。本法对内、外痔均有效。

【来源】中国肛肠病杂志，1986.（2）：48

海金沙

【来源】为海金沙科植物海金沙的成熟孢子。

【别名】左转藤灰、海金砂。

【处方用名】海金沙、金沙粉。

【用量与用法】煎服，6~12克；宜包煎。

【产地采收】主产广东、浙江，江苏、江西、湖南、湖北、四川、广西、福建、陕西等地亦产。立秋前后孢子成熟时采收，过早过迟均易脱落。选晴天清晨露水未干时，割下茎叶，放在衬有纸或布的筐内，于避风处晒干。然后用手搓揉、抖动，使叶背之孢子脱落，再用细筛筛去茎叶即可。

【性味归经】 甘，寒。入小肠、膀胱经。

【功能主治】 清热利水通淋。用于石淋、热淋、膏淋。本品甘淡而寒，其性下降，功专通利水道，善泻湿热，为治淋症之常用药。用于热淋、石淋、膏淋等症，常与金钱草、泽泻、滑石、石韦等药配伍应用。

肾阴肾阳不足者慎用。

【现代研究】 现代研究表明，海金沙孢子含脂肪油、海金沙素、棕榈酸、硬脂酸、油酸、亚油酸等。海金沙草含绿原酸、新绿原酸、咖啡酸、山柰酚、低聚黄酮醇等。对金黄色葡萄球菌、绿脓杆菌、福氏痢疾杆菌、伤寒杆菌等均有抑制作用。具有利胆作用，能利尿排石，可引起输尿管蠕动频率增加以及输尿管上段腔内压力增高，从而有利于输尿管结石的下移。

【常用单方】

【方一】

鲜海金沙全草 250 克

【用法】 取上药，加黄酒 250 毫升，再加清水以浸过药面为度，武火急煎 15 分钟。待药汁微温顿服，每天 2 剂。

【功能主治】 消痈止痛。主治急性乳腺炎。

【疗效】 据李捕报道，应用本方治疗 36 例，全部有效。

【来源】 江西中医药，1992.（3）：61

【方二】

鲜海金沙茎叶 30~60 克

【用法】 取上药，用凉开水洗净后捣烂，加适量烧酒，调敷患处，用布带包好，每天 1 次。

【功能主治】 消肿止痛。主治带状疱疹。

【疗效】 据林正松报道，应用本方治疗 28 例，全部痊愈。一般用药 1~2 天疼痛即可消失，3~5 天后疱疹干燥结痂脱落，5~6 天即可治愈，不留后遗症。

【来源】 浙江中医杂志，1993.（11）：521

【方三】

海金沙适量

【用法】 取上药若干，装入空心胶囊，每次吞服 3~5 克（6~10 粒），每日 2~3 次，或不装入胶囊用开水直接吞服，用量相同。

【功能主治】缓急止痛。主治胃脘痛。

【疗效】据兰小华等报道，应用本方治疗胃脘痛 31 例，8 例显效（胃脘痛及伴随症状消失）；18 例有效（胃脘痛减轻，发作次数减少，伴随症状好转）；5 例无效（胃脘痛无改善甚至加重），总有效率为 83.9%。

【来源】浙江中医杂志，2001.（8）：343

石韦

【来源】为蕨类植物药水龙骨科植物石韦、庐山石韦、毡毛石韦、有柄石韦、北京石韦或西南石韦的叶。

【别名】石皮、石韦、金星草、石兰、生扯拢、虹霓剑草、石剑、潭剑、金汤匙、石背柳。

【处方用名】石韦、石韦、石尾。

【用量与用法】煎服，5~10 克。大剂 30~60 克。

【产地采收】①石韦分布安徽、江苏、浙江、福建、台湾、广东、广西、江西、湖北、四川、贵州、云南等地。②庐山石韦分布安徽、浙江、福建、台湾、广东、广西、江西、湖南、湖北、四川、贵州、云南等地。③毡毛石韦分布湖北、四川、陕西、云南、西藏等地。④有柄石韦分布黑龙江、吉林、辽宁、河北、河南、山东、安徽、江苏、四川、贵州、云南、陕西等地。⑤北京石韦分布河北、山东、湖北、山西、陕西、内蒙古等地。⑥西南石韦分布云南、四川、湖北等地。春、夏、秋均可采收，除去根茎及须根，晒干。

【性味归经】苦、甘，微寒。入肺、膀胱经。

【功能主治】清热利水通淋，清肺化痰。1. 用于热淋，石淋，血淋等症。石韦有清热利水通淋的作用，为治疗热淋、石淋所常用，可与滑石、海金沙、茅根等同用；因其又能止血，故治血淋亦有效验，可与蒲黄同用。2. 用于肺热咳嗽痰多。石韦能清肺化痰止咳，用于肺热咳嗽痰多，单用有效。亦可与清肺化痰之品配伍，目前还用于急、慢性支气管炎。

阴虚及无湿热者忌服。

【现代研究】现代研究表明，石韦中含有杜果甙、异芒果甙、绵马三萜、三叶豆甙等。具有镇咳祛痰、治疗慢性气管炎、利尿作用。还有抗菌、抗病毒作用，能抑制痢疾杆菌、伤寒杆菌、金黄色葡萄球菌、变形杆菌、大肠杆菌等。

【常用单方】

【方一】

石韦全草适量

【用法】根据年龄大小取上药，4~9岁用15克，10~15岁用30克，16岁以上用45克，每30克加水1000毫升，煎成300毫升，加冰糖30克。分3次服，每天1剂。

【功能主治】祛痰平喘。主治支气管哮喘。

【疗效】据上官锐报道，应用本方治疗11例，痊愈7例，喘息症状减轻者2例，无改变者2例。停药后复发者再用本方治疗仍有效。

【来源】上海中医药杂志，1965.（2）：18

【方二】

石韦30克

【用法】取上药，与大枣10克同水煎。每天服1剂。必要时可据辨证酌加其他中药。

【功能主治】升白细胞。主治白细胞减少症。

【疗效】据李文海等报道，应用本方治疗47例，全部显效，其中服药6剂以内显效者45例，服12剂以内显效者2例。

【来源】湖南中医杂志，1992.（1）：7

【方三】

有柄石韦叮20片左右（相当于2~3克）

【用法】取上药，加水500~1000毫升，水煎。分2次服，每天1剂。也可用开水浸泡，当茶饮用。

【功能主治】利水通淋。主治急、慢性肾炎。

【疗效】据记载，应用本方治疗急性肾炎39例，有效36例，无效3例。治疗肾盂肾炎20例，有效17例，无效3例。治疗慢性肾炎数十例亦收到一定疗效。

【来源】《中药大辞典》

赤小豆

【来源】为双子叶植物药豆科植物赤小豆或赤豆的种子。

【别名】赤豆、红豆、红小豆、小红绿豆、朱赤豆、金红小豆、朱小豆。

【处方用名】赤小豆、赤豆、红小豆。

【用量与用法】煎服，10~50克。外用适量。

【产地采收】①赤小豆分布广东、广西、江西及上海郊区等地。②赤豆全国各地广为栽培。药材赤小豆主产广东、广西、江西等地。夏、秋分批采摘成熟荚果，晒干，打出种子，除去杂质，再晒干。

【性味归经】甘、酸，平。入心、小肠经。

【功能主治】利水消肿，利湿退黄，消肿排脓。1. 用于水肿，脚气等症。赤小豆性善于下行，通利水道，使水湿下泄而消肿，故适用于水肿胀满、脚气浮肿等症。可单味煎服，或与猪苓、泽泻、茯苓皮等药配伍同用。2. 用于湿热黄疸。赤小豆能清热利湿退黄，用于湿热黄疸轻证，可与麻黄、连翘、桑白皮等同用。3. 用于疮疡肿痛。本品能消肿排脓，故可用于疮疡肿毒之症，可配赤芍、连翘等煎汁内服，亦可配芙蓉叶、陈小粉，研末外敷。

注意事项：①陶弘景："性逐津液，久食令人枯燥。"②《食性本草》："久食瘦人。"③《随息居饮食谱》："蛇咬者百日内忌之。"

【现代研究】现代研究表明，赤小豆主要含蛋白质、脂肪、碳水化合物、粗纤维、鞣质、钙、磷、铁、硫胺素、核黄素、烟酸等，具有抑菌及利尿作用。赤小豆胰蛋白酶制剂能抑制人体精子顶体酶的活性，有避孕作用。

【常用单方】

【方一】

赤小豆500克

【用法】取上药，与活鲤鱼1条（重500克以上）一起，煮至豆烂。将豆、鱼、汤分数次服完，每天或隔天1剂，连续服用，以愈为止。

【功能主治】利水消肿。主治肝硬化腹水。

【疗效】据河北中医研究院报道，应用本方治疗2例，均获满意疗效。

【来源】中医学术参考资料，1959，（1）：63

【方二】

赤小豆1500克

【用法】取上药，每次用250克煮汤饮浓汁，每天早晚服用，连服3~5天。

【功能主治】通乳。主治产后缺乳症。

【疗效】据梁兆松报道，应用本方治疗20例，均获满意疗效。

【来源】 赤脚医生杂志，1975.（2）：593

【方三】

赤小豆 500 克

【用法】 取上药，研成细粉，备用。每次根据患处面积大小取适量，以鸡蛋清调敷患处，每天或隔天 1 次。

【功能主治】 利湿解毒。主治丹毒。

【疗效】 据夏治平等报道，应用本方治疗本病疗效较佳。

【来源】 陕西新医药，1975.（4）：41

玉米须

【来源】 为禾本科植物玉蜀黍的花柱。

【别名】 玉麦须、玉蜀黍蕊、棒子毛。

【处方用名】 玉米须。

【用量与用法】 煎服，30~60 克。

【产地采收】 主产于四川、河北、山东及东北等地。秋季收获玉米采收。

【炮制研究】 将原药除去杂质、衣壳（总苞片）及灰屑，晒干或烘干即得。

【性味归经】 甘，平。入肝、胆、膀胱三经。

【功能主治】 利水消肿。用于水肿、小便不利、湿热黄疸等症。本品甘淡而平，功能利水渗湿消肿，用于水肿、小便不利，可配合冬瓜皮、赤小豆等同用；本品又能使肝胆湿热从小便出，以利疸退黄，用治湿热黄疸，可配茵陈、平地木等同用。此外，本品近年来在临床应用上有所发展，常用于糖尿病、高血压、肝炎、胆道结石、鼻炎及哮喘等病症。

《随息居饮食谱》：不作药用时勿服。

【现代研究】 现代研究表明，玉米须中含硝酸钾、油脂、挥发油、生物碱、皂甙、葡糖苷、单宁、苦糖甙、矿物质、褐色染料、多糖、谷甾醇、豆甾醇、苹果酸、枸橼酸及一些脂溶性维生素 E 等。具有较强的利尿作用，能抑制蛋白质排泄。有较显著的降压作用，其降压与迷走神经有关。玉米须的发酵制剂有降血糖作用。还能促进胆汁分泌，降低其黏度及胆红素含量，因而可作为利胆药治疗无并发症的慢性胆囊炎、胆汁排出障碍的胆管炎。此外，它能加速血液凝固过程，增加血中凝血酶原含量，提高血小板数，故可作为止血药兼利尿药应用于膀胱及尿路结石。

【常用单方】

【方一】

干燥玉米须 50 克

【用法】取上药，加温水 600 毫升，用文火煎煮 20~30 分钟，得 300~400 毫升滤液。每天 1 次或分次服完。

【功能主治】利水消肿。主治慢性肾炎。

【疗效】据刘慰祖等报道，应用本方治疗慢性肾小球肾炎 9 例，经 10 个多月观察，其中 3 例获得痊愈，2 例进步，其余 4 例疗效不明显。

【来源】上海中医药杂志，1982.（11）：5

【方二】

玉米须 30~60 克

【用法】取上药，水煎。口服，每天 1 剂。

【功能主治】利尿解毒、凉血止血。主治急性溶血性贫血并发血红蛋白尿。

【疗效】据记载，应用本方治疗 2 例因食用野生植物"招乌棒"中毒引起的本病，分别于服药 4 小时及 6 小时后尿量增加，肉眼已看不到酱油样血尿，黄疸减退或消失。治疗过程中均静脉滴注 5% 葡萄糖盐水、维生素 C 及输血。

【来源】江苏新医学院编，《中药大辞典》

【方三】

玉米须 60 克

【用法】取上药，洗净煎服，每日早、晚 2 次，同时服氯化钾 1 克，每日 3 次。

【功能主治】利水消肿。主治水肿。

【疗效】临床治疗 12 例，其中 10 例伴有严重的周期性水肿，或有胸水及腹水，2 例水肿较轻，治疗 3 个月后，9 例水肿完全消退，2 例大部消退，最快 1 例于服药后 10 天水肿全消。一般于服药 3 天即开始有利尿现象，同时尿蛋白、非蛋白氮均有不同程度的下降，少数病例血浆有所升高，部分病例的酚红试验及血压转为正常。

【来源】江苏新医学院编，《中药大辞典》

第五章　温里药与土单方

凡能温里祛寒，用以治疗里寒症候的药物，称为温里药，又称祛寒药。

温里药性偏温热，具有温中祛寒及益火扶阳等作用，适用于里寒之症。即是《内经》所说的"寒者温之"之义。所谓里寒，包括两个方面：一为寒邪内侵，阳气受困，而见呕逆泻痢、胸腹冷痛、食欲不佳等脏寒症，必须温中祛寒，以消荫翳；一为心肾虚，阴寒内生，而见汗出恶寒、口鼻气冷、厥逆脉微等亡阳证，必须益火扶阳，以除厥逆。

临床使用温里药时，应注意以下各点：

1. 外寒内侵，如有表证未解的，应适当配合解表药同用。

2. 夏季天气炎热，或素体火旺，剂量宜酌量减轻。

3. 温里药性多辛温燥烈，易于伤津耗液，凡属阴虚患者均应慎用。

肉桂

【来源】为双子叶植物药樟科植物肉桂的干皮及枝皮。

【别名】牡桂、紫桂、大桂、辣桂、桂皮、玉桂。

【处方用名】肉桂、桂心、桂皮、紫油桂、肉桂末、肉桂粉、板桂、官桂、上肉桂、上官桂、炒官桂、牡桂、肉桂心、安桂、大安桂。

【用量与用法】煎服，2~5克，研粉吞服或冲服每次1~2克。本品含有挥发油，不宜久煎，须后下，或另泡汁服。

【产地采收】分布福建、广东、广西、云南等地。药材主产于广西、广东、云南等地。一般于8~10月间，选择桂树，按一定阔度剥取树皮，加工成不同的规格，主要有下列几种：①官桂：剥取栽培5~6年的幼树干皮和粗枝皮，晒1~2天后，卷成圆筒状，阴干。②企边桂：剥取十余年生的干皮，两端削齐，夹在木制的凸凹板内，晒干。③板桂：剥取老年桂树的干皮，在离地30厘米处作环状割口，将皮剥离，夹在桂夹内晒至九成干时取出，纵横堆叠，加压，约1个月后即完全干燥。至于"桂心"，即肉桂加工过程中检下的边条，除去栓皮者。各种肉桂商品均宜贮藏于干燥阴凉处，或入锡盒内，密闭保存。

【炮制研究】 1. 拣净杂质，刮去粗皮，用时打碎；2. 或刮去粗皮，用温开水浸润片刻，切片，晾干。3. 捣碎，磨粉，成品称"肉桂粉"。

【性味归经】 辛、甘，热。入肾、脾、心、肝经。

【功能主治】 补火助阳，温经通脉，散寒止痛。1. 用于肾阳不足、畏寒肢冷，脾阳不振、脘腹冷痛、食少溏泄等症。肉桂，为大热之品，有益火消阴、温补肾阳的作用，故适用于命门火衰、畏寒肢冷、阳痿、尿频等症，常与温补肝肾药如熟地、枸杞、山茱萸等配伍；对脾肾阳虚所致的腹泻，可与山药、白术、补骨脂、益智仁等同用。2. 用于久病体弱、气衰血少，阴疽色白、漫肿不溃或久溃不敛之症。本品能振奋脾阳，又能通利血脉，故常用于久病体弱、气衰血少之症，用少量肉桂配入补气、补血药如党参、白术、当归、熟地等品之中，有鼓舞气血生长之功。治阴疽自陷，可与炮姜、熟地、鹿角胶、麻黄、白芥子、生甘草同用。3. 用于脘腹冷痛，寒痹腰痛，经行腹痛等症，肉桂能温中散寒而止痛，故遇虚寒性的脘腹疼痛，单用一味，亦有相当功效；如虚寒甚者，尚可与其他温中散寒药如附子、干姜、丁香、吴茱萸等合用。治寒痹腰痛，可用独活、桑寄生、杜仲、续断、狗脊等同用。治妇人冲任虚寒、经行腹痛，可与当归、川芎、白芍、艾叶等配伍。

阴虚火旺，里有实热，血热妄行者忌服，孕妇慎服。

【毒副作用】 曾有人顿服肉桂末 36 克，发生头晕、眼花、咳嗽、尿少、干渴、脉数等反应。

【现代研究】 现代研究表明，肉桂含挥发油，油中主要含有桂皮醛、桂皮酸、乙酸桂皮酯等，此外，尚含有黏液质、鞣质、桂皮多糖等。具有健胃作用，桂皮油对胃肠有缓和的刺激作用，可促进唾液及胃液分泌，增强消化功能，并能解除胃肠平滑肌痉挛，缓解胃肠痉挛性疼痛。它能抗血小板聚集，抑制血栓的形成。还能改善心脏血液供应，保护心肌。此外，还有抗溃疡、抗炎、抗肿瘤、抑菌、镇静、抗惊厥、镇痛、解热、升高白细胞和抗辐射等作用。

【常用单方】

【方一】

肉桂适量

【用法】 取上药，研为细末，装入瓶内密封备用。每次 3 克，用开水冲服，每天 3 次。症状减轻后改为每次 2 克，每天 3 次，连服 3 周为 1 个疗程。如同时配合肾气丸内服，则效果更佳。

【功能主治】温肾纳气、止咳化痰。主治老年性慢性支气管炎属肾阳虚者。症见咳嗽痰多、色白，气急作喘，动则更甚，畏寒怕冷，口不渴，或伴腰膝冷痛、舌淡苔白、脉沉迟细弱等。

【疗效】据刘济群报道，应用本方治疗。肾阳虚型患者多例有良效，均于 2 周内痊愈。

【来源】陕西中医，1983.4（1）：48

【方二】

肉桂 100 克

【用法】取上药，研为细末，装入瓶内密封备用。用时每次取药末 10 克，醋调至糊饼状，每晚临睡前贴敷于双侧涌泉穴，胶布固定，第 2 天早晨取下。

【功能主治】温肾暖脾摄津。主治小儿流涎属脾阳虚。

【疗效】据兰茂璞报道，应用本方治疗 6 例，均收到满意疗效。一般连敷 3~5 次可告愈。

【来源】中医杂志，1983.（8）：78

【方三】

肉桂 250 克

【用法】取上药，研为细末，装入瓶内密封备用。每次 5 克，每天 2 次，口服，连服 3 周为 1 个疗程。

【功能主治】温肾壮阳、散寒止痛。主治腰痛属肾阳虚者。症见腰部冷痛，得温则舒，得寒加重，活动不利，舌淡苔白。

【疗效】据周广明报道，应用本方治疗 102 例，包括风湿性脊柱炎 35 例，类风湿性脊柱炎 5 例，腰肌劳损 55 例，原因不明者 7 例。治愈 47 例，显效 39 例，有效 14 例，无效 2 例。

【来源】中西医结合杂志，1984.4（2）：115

吴茱萸

【来源】为双子叶植物药芸香科植物吴茱萸的未成熟果实。

【别名】吴黄、左力。

【处方用名】吴茱萸、吴黄、吴芋、吴于、吴黄子、吴于子、淡吴黄、炙吴黄、炒吴黄、黄连炒吴黄、姜汁炒吴黄、盐炒吴黄等。

处方中写吴茱萸、吴黄、吴芋、吴于、吴黄子、吴于子等均指生吴茱黄。为原药材去杂质生用入药者。

【用量与用法】煎服，1.5~6克。外用适量。

【产地采收】分布于长江流域及华南一带和陕西等地。药材主产贵州、广西、湖南、云南、陕西、浙江、四川等地。8~10月，果实呈茶绿色而心皮尚未分离时采收。摘下晒干，除去杂质。如遇阴雨，用微火炕干。

【炮制研究】淡吴萸又名泡吴萸。系原药材经开水或甘草水浸泡，漂洗后晒干入药者。

炙吴萸为净吴萸用甘草汤浸泡，待吸尽汤液，用微火焙干入药者。

炒吴萸为净吴萸用文火炒至发泡，较原色稍深为度者。

黄连炒吴萸为净吴萸用黄连汁拌炒者。

姜汁炒吴萸为净吴萸用姜汁拌炒者。

盐炒吴萸为净吴萸用盐水拌炒者。

醋炒吴萸为净吴萸用醋拌炒者。

【性味归经】辛、苦，热，有小毒。入肝、脾、胃、肾经。

【功能主治】温中止痛，降逆止呕，助阳止泻，杀虫。1. 用于脘腹冷痛，疝痛，脚气疼痛，以及经行腹痛等症。吴茱萸温散开郁、疏肝暖脾，善解厥阴肝经的瘀滞，而有行气止痛的良效。其治胃腹冷痛，可配温中散寒的淡干姜或行气止痛的广木香；治寒疝少腹痛，可配理气止痛的台乌药、小茴香及川楝子；治脚气疼痛，可配舒肝活络的木瓜。由于本品祛寒、止痛之功甚佳，故在临床上又常配合桂枝、当归、川芎等品，治妇女少腹冷痛、经行后期。还可配伍补骨脂、肉豆蔻、五味子，治脾肾虚寒、腹痛泄泻。2. 用于肝胃不和、呕吐涎沫等症。本品能疏肝理气，又有降逆止呕之功，故可用治肝胃不和而致呕吐涎沫，可配生姜、黄连等同用。

阴虚火旺者忌服。

【现代研究】现代研究表明，吴茱萸果实的挥发油中含吴茱萸烯、吴茱萸内酯醇、柠檬苦素。果实中含吴茱萸碱、吴茱萸次碱、吴茱萸卡品碱、羟基吴茱萸碱等。具有止吐、降血压、抗胃溃疡、保肝利胆和明显的镇痛作用。能抑制胃痉挛性收缩，减少药物引起的刺激性腹泻次数，对小肠活动有双向调节作用。能兴奋子宫平滑肌。吴茱萸煎剂还有抑菌、杀虫以及利尿作用。

【常用单方】

【方一】

吴茱萸 20 克

【用法】取上药，研细，加米醋适量调成糊状，敷脐部，胶布固定，24 小时取下。

【功能主治】温中止泻。主治婴幼儿泄泻。

【疗效】据严凤山报道，应用本方治疗婴幼儿泄泻 96 例，1 次治愈 37 例，2 次治愈 51 例，3 次治愈 5 例，好转 3 例，有效率 100%。

【来源】陕西中医，1987，8（10）：46

【方二】

吴茱萸 60~90 克

【用法】取上药，入锅炒烫；取生姜 30 克捣烂取汁，涂患者腹部。用纱布包裹炒热的吴茱萸，从右下腹至上腹，再至左上腹，反复热敷，每次约 30 分钟，每天 2~3 次。

【功能主治】行气止痛。主治肠粘连。

【疗效】据许祥勃报道，应用本方治疗 100 例，显效（腹痛完全消失，饮食、排便恢复正常）76 例，好转（腹痛基本消失，肛门排气，能正常进食）18 例，无效 6 例。

【来源】广州医药，1993.24（4）：2

胡椒

【来源】为双子叶植物药胡椒科植物胡椒的果实。

【别名】昧履支、浮椒、玉椒。

【处方用名】胡椒、白胡椒、胡椒粉、黑胡椒。

【用量与用法】煎服，2~4 克；研末服，每次 0.5~1 克。外用适量。

【产地采收】分布热带、亚热带地区，我国华南及西南地区有引种。国内产于广东、广西及云南等地。国外产于马来西亚、印度尼西亚、印度南部、泰国、越南等地。当果穗基部的果实开始变红时，剪下果穗，晒干或烘干后，即成黑褐色，取下果实，通称"黑胡椒"。如全部果实均已变红时采收，用水浸质数天，擦去外果皮，晒干，则表面呈灰白色，通称"白胡椒"。

【炮制研究】拣净杂质，筛去灰屑。用时打碎，或研成细粉。

【性味归经】辛，热。入胃、大肠经。

【功能主治】温中散寒，下气消痰。用于胃寒呕吐、腹痛泄泻等症。胡椒性热，具有温中散寒的功效，故可用于胃寒所致的吐泻、腹痛等症，常配合高良姜、荜菝等同用；也可单味研粉放膏药中，外贴脐部，治受寒腹痛泄泻。胡椒又是调味品，少量使用，能增进食欲。

阴虚有火者忌服。

【现代研究】现代研究表明，胡椒中含有多种酰胺类化合物，如胡椒碱、胡椒酰胺、次胡椒酰胺等，还含有挥发油，如向日葵素、二氢香苇醇、氧化丁香烯等。胡椒碱可作解热剂。胡椒内服可健胃，升高血压。胡椒碱有明显的抗炎、镇静及镇痛作用，可抑制小鼠自发活动和对硫喷妥钠的中枢作用有协同作用。胡椒碱衍生物抗痫灵具有肝药酶诱导作用。胡椒的水、醚或乙醇提取物，在体内外均有杀绦虫作用。

【常用单方】

【方一】

白胡椒1克

【用法】取上药，研为细末，加葡萄糖9克，制成散剂备用。1岁以下每次0.3~0.5克，3岁以上每次0.5~1.5克，一般不超过2克，每天3次，连服1~3天为1个疗程。

【功能主治】温中止泻。主治小儿消化不良性腹泻。

【疗效】据夏宗骏报道，应用本方治疗20例，有脱水者适当补液，痊愈18例，好转2例。

【来源】江西医药，1966.（4）：192

【方二】

白胡椒1~2粒

【用法】取上药，研为细末，填患儿脐中，胶布固定，每24小时更换1次，连用2~3次。

【功能主治】温中止泻。主治轻型婴幼儿单纯性腹泻。

【疗效】据马雅彬等报道，应用本方治疗209例，治疗期间除中度脱水者辅以静脉补液外，不加其他药物。治愈139例，好转31例，无效39例，治愈率为66.5%，总有效率为81.3%。

【来源】河北中医，1985.（4）：23

【方三】

白胡椒6克

【用法】取上药，煎水，分两次服。

【功能主治】杀虫驱蛔。主治蛔虫病。

【疗效】据穗颖报道，应用本方共治疗蛔虫病 3 例，全部治愈，未见毒性反应。

【来源】山西中医，1991.7（4）：39

丁香

【来源】为双子叶植物药桃金娘科植物丁香的花蕾。

【别名】丁子香、支解香、雄丁香、公丁香。

【处方用名】丁香、公丁、公丁香。

【用量与用法】煎服，1.5~6 克。

【产地采收】分布马来群岛及非洲，我国广东、广西等地有栽培。药材主产于坦桑尼亚、马来西亚、印度尼西亚等地，我国广东有少数出产。通常在 9 月至次年 3 月间，花蕾由青转为鲜红色时采收。

【炮制研究】采下后除去花梗，晒干。

【性味归经】辛，温。入胃、脾、肾经。

【功能主治】温中降逆，温肾助阳，散寒止痛。1. 用于脘腹冷痛、呃逆、呕吐等症。丁香温中散寒，善于降逆，故为治胃寒呃逆、呕吐的要药。治呃逆，常与降气止呃的柿蒂配伍；治呕吐，可与降逆止呕的半夏同用。如遇胃热呕呃，因本品性温，则不宜应用。2. 用于肾阳不足，及寒湿带下等症，丁香又能温肾助阳，以治肾虚阳痿、寒湿带下等症，可与附子、肉桂、小茴香、巴戟天、肉苁蓉等同用。此外，丁香与肉桂等分，共研细末，名丁桂散，外用有温经通络、活血止痛的作用，可用于阴疽、跌打损伤等症。

热病及阴虚内热者忌服。

【现代研究】现代研究表明，丁香花蕾中含挥发油即丁香油，油中主要含有丁香酚、乙酰丁香油酚等，还含有 2a-羟基齐墩果酸甲脂以及谷甾醇、菜油甾醇等葡萄糖甙。此外，从花蕾中还能分解出具有抗病毒活性的丁香鞣质。丁香能增加胃酸排出量和胃蛋白酶活性，具有抗胃溃疡、保护胃黏膜的作用。还具有止泻、利胆、镇痛、抗缺氧、抗凝血、抗突变、抑菌杀虫等作用。

【常用单方】

【方一】

公丁香 1 克（10~15 粒）

【用法】取上药，细嚼，嚼时有大量唾液分泌，切勿将其吐出，要徐徐咽下，待药味尽，将口内剩余药渣吞下。30 分钟如不止，可连用 3 次。

【功能主治】温中散寒、降逆止呃。主治呃逆。

【疗效】据张崇尧报道，应用本方治疗 238 例，全部有效。其中立效者 230 例，30 分钟以上呃止者 8 例。

【来源】山东中医杂志，1980.（4）：53

【方二】

母丁香适量

【用法】取上药，研为极细末，过 100 目筛，装瓶密封备用。用时取药末适量，填满脐窝，用敷料覆盖，外加胶布固定，2 天换药 1 次，一般 4~6 次即可见效。注意卧床休息。

【功能主治】温经通络、行气止痛。主治小儿疝气疼痛。

【疗效】据徐来恩报道，应用本方治疗 32 例，痊愈 23 例，有效 7 例，无效 2 例。

【来源】陕西中医，1986.7（9）：412

【方三】

母丁香 40 克

【用法】取上药，研为细末，过筛，制成粉末，装瓶密封备用。用时取药末适量填满脐窝（高于皮肤 0.2 厘米），敷料覆盖，外加胶布"十"字固定，每 2 天换药 1 次，20 天为 1 个疗程，间隔 5~10 天行第 2 个疗程。如因用药引起脐周湿疹，停药后即可消失。

【功能主治】温经通络、消肿止痛。主治小儿睾丸鞘膜积液。

【疗效】据索寿臣报道，应用本方治疗 243 例，痊愈 148 例，显效 72 例，有效 20 例，无效 3 例，总有效率达 98.8%。

【来源】陕西中医，1986.7（9）：412

花椒

【来源】为双子叶植物药芸香科植物花椒或青椒的果皮。

【别名】大椒、秦椒、蜀椒、南椒、巴椒、蓎藙、汗椒、陆拨、汉椒、川椒、点椒。

【处方用名】花椒、川椒、蜀椒、炒川椒、点红椒。

【用量与用法】煎服，2~6 克。外用适量：研末调敷或煎水浸洗。

【产地采收】我国大部分地区有分布。药材花椒主产河北、山西、陕西、甘肃、河南等地。青花椒主产于辽宁、江苏、河北等地。8~10月果实成熟后，剪取果枝，晒干，除净枝叶杂质，分出种子（椒目），取用果皮。

【炮制研究】 1.除去果柄及种子（椒目），置锅内炒至发响、油出，取出、放凉。2.炒制：取净花椒置锅内，用文火炒至有香气，取出放凉。3.醋制：取花椒用微火炒热，陆续淋醋，炒至醋尽，迅速出锅，闷1小时，使其发汗，晒干，每花椒1千克，用黄醋120克。4.盐制：取花椒用微火炒至有响声，喷淋盐水炒干即得。

【性味归经】 辛，热，有毒。入脾、胃、肾经。

【功能主治】 治积食停饮，心腹冷痛，呕吐，噫呃，咳嗽气逆，风寒湿痹，泄泻，痢疾，疝痛，齿痛，蛔虫病，蛲虫病，阴痒，疮疥。

阴虚火旺者忌服。孕妇慎服。

【现代研究】 现代研究表明，花椒果皮含挥发油，油中含月桂稀、香桧烯、紫苏烯、对聚伞花素、乙酸牻牛儿醇脂、柠檬烯及异茴香醚等。具有抗胃溃疡、抗腹泻以及保肝作用，对肠道平滑肌的运动有双向调节作用。还有镇痛抗炎、局部麻醉、抑菌杀疥螨等多种效应。并有抗凝及预防血栓形成的作用。花椒挥发油有麻醉止痛作用。花椒油有降血脂作用。花椒热水提取物可抑制子宫收缩。本品对白喉杆菌、炭疽杆菌、肺炎双球菌、金黄色葡萄球菌、伤寒杆菌、绿脓杆菌和某些皮肤真菌有抑制作用，并有杀灭猪蛔虫的作用。所含的挥发油小量对家兔离体肠管呈持续性的蠕动加强，大量则使之抑制。牻牛儿醇给家兔静脉注射，引起血压迅速下降，反射性引起呼吸兴奋。花椒对小鼠及大鼠的胃溃疡均有抑制作用。花椒提取物对小鼠腹泻有对抗作用。花椒水、醚提取物对醋酸引起的小鼠扭体反应有抑制作用。花椒醚提取物和水提物对实验性血栓形成有抑制作用。

【常用单方】

【方一】

川椒40克

【用法】 取上药，研为粗末，加水2000毫升，充分浸泡后，煮沸取滤液。待药液稍凉后，用毛巾蘸药液浸洗患处，每天早晚各1次，每次30分钟。用药过程中忌用肥皂、热水洗涤沐浴，忌食油腻、辛辣刺激及鱼腥等食物。

【功能主治】 消肿止痒。主治漆疮（漆性皮炎）。

【疗效】 据林有王报道，采用上法治疗9例，分别在2~5天内痊愈。

【来源】 广西中医药，1981.（5）：44

【方二】

花椒 10 克

【用法】 先取香油 30 克放锅内熬热，再投入花椒，炸至变黑、出味后即去花椒。待油温一次服下。

【功能主治】 驱蛔止痛。主治儿童蛔虫性肠梗阻。症见腹部绞痛、大便不通、恶心呕吐等，或胆道蛔虫症。

【疗效】 据王文亮报道，应用本方治疗胆道蛔虫症 9 例，均获痊愈，无不良反应。

【来源】 山东中医杂志，1982.（3）：164

【方三】

花椒 30 克

【用法】 取上药，加水 1000 毫升，煮沸 40~50 分钟，过滤。取滤液 25~30 毫升做保留灌肠，每天 1 次，连用 3~4 次。

【功能主治】 杀虫止痒。主治蛲虫病。症见肛门瘙痒，人便检查可找到虫卵。

【疗效】 据记载，应用本方治疗 108 例，临床症状均消失。粪检 3 次，虫卵皆为阴性。

【来源】《全国中草药新医疗法展览会资料选编》（传染病）

第六章　祛风湿药与土单方

凡功能祛除风湿，解除痹痛的药物，称为祛风湿药。

风寒湿邪侵犯人体，留着于经络、筋骨之间，可以出现肢体筋骨酸楚疼痛、关节伸展不利，日久不治往往损及肝肾而腰膝酸痛、下肢痿弱。凡患风湿痹痛者，必须选用祛风湿药进行治疗。

祛风湿药主要适用于风湿痹痛，肢节不利，酸楚麻木以及腰膝痿弱等症，有的偏于祛除风湿，有的偏于通利经络，有的具有补肝肾强筋骨作用，可根据病情适当选用。

祛风湿药味多辛苦，性寒温不一，主要归于肝肾二经。

本类药物辛温香燥，易耗伤阴血，故阴亏血虚者应慎用。

独活

【来源】伞形科植物重齿毛当归的根。

【别名】资丘独活、恩施独活、巴东独活，独摇草，独滑，长生草。

【处方用名】独活，川独活。

【用法用量】内服：煎汤，3~9克；浸酒或入丸、散。外用：煎水洗。

【产地采收】生于山谷沟边或草丛中，有栽培。主产湖北、四川。春初苗刚发芽或秋末茎叶枯萎时采挖，除去须根，阴干或烘干。以根粗、香浓者为佳。

【炮制研究】除去杂质，洗净，润透，切薄片，晒干或低温干燥。

【性味归经】辛、苦，温。归肾、膀胱经。

【功能主治】祛风除湿，通痹止痛，解表。治风寒湿痹，腰膝酸痛，手脚挛痛，慢性气管炎，头痛，齿痛。1. 用于风寒湿痹、腰膝疼痛。独活辛散苦燥，善祛风湿，止痛，凡风寒湿邪痹着于肌肉关节者，无问新久，均可应有，尤以下部之痹证为适宜，故腰腿疼痛，两足痿痹不能行走，属于寒湿所致者，本品每持为要药。临床应用，除了与其他祛风湿药同用外，还配伍地黄、杜仲、桑寄生等补肝肾药、以标本同治、如独活寄生汤。

2. 用于风寒表证，兼有湿邪者本品能发散风寒湿邪而解表，但其力较羌活为弱，常与羌活同用。此外，本品亦用于少阴伏风头痛。

阴虚血燥者慎服。

【毒副作用】 由于软毛独活中含有补骨脂素衍化物，可引起日光性皮炎。

【现代研究】 毛当归根含当归醇、当归素、植物甾醇、葡萄糖和少量挥发油。软毛独活根含白芷素、虎耳草素等多种呋喃香豆精类。叶除含上述成分外，还含挥发油 0.26~0.57%，补骨脂素等。药理研究显示①独活煎剂或流浸膏有镇静、催眠、镇痛、抗炎作用②独活粗制剂（品种未鉴定）予麻醉犬或猫静脉注射，有降压作用，但不持久。③独活能使离体蛙腹直肌发生收缩。

【常用单方】

【方一】

独活 30 克

【用法】 取独活 30 克，鸡蛋 6 只，加水适量，一起烧煮，蛋熟后敲碎蛋壳，再煮 15 分钟，使药液渗入，去汤及药渣，吃鸡蛋，每日 1 次，每次 2 只，3 日为 1 疗程。

【功能主治】 祛风除湿止眩。主治美尼尔综合征。

【疗效】 共治疗 12 例，疗效 100%。服药最少 2 个疗程，最多 5 个疗程。

【来源】 王传丽等，时珍国药研究，1996.7（4）：196.

【方二】

独活 9 克

【用法】 取上药，与红糖 15 克加水煎煮至 100 毫升。分 3~4 次服，1 周为 1 个疗程。

【功能主治】 散寒止咳平喘。主治慢性气管炎。

【疗效】 据记载，应用本方治疗 422 例，显效 29 例，有效 282 例，无效 111 例，总有效率为 74%。服药期间可有头昏头痛、舌发麻、恶心呕吐、胃部不适等副作用，一般不必停药。

【来源】《中药大辞典》

威灵仙

【来源】 本品为毛茛科植物威灵仙的干燥根及根茎。

【别名】山蓼、棉花团、山辣椒秧、黑薇。亦名能消，葳灵仙，葳苓仙，铁脚威灵仙，灵仙，黑脚威灵仙，九草阶、风车，鲜须苗，黑骨头、黑木通，铁杆威灵仙，铁搧帚，七寸风，铁脚灵仙、牛闲草、牛杆草，老虎须、辣椒藤、铁灵仙、灵仙藤、黑灵仙，黑须公、芝查藤根。

【处方用名】威灵仙、酒威灵仙。

【用法用量】内服：煎汤，浸酒或入丸、散。5～10克；治骨鲠可用30克。外用捣敷。

【产地采收】主产东北和山东。生于山地林边或草坡上。秋季采挖，除去地上部分及泥土晒干。

【炮制研究】除去杂质，洗净，润透，切段，干燥。（1）酒制：取净威灵仙段，用黄酒拌匀，润透，置锅内用文火微炒干，取出，放凉即得。每威灵仙段100kg，用黄酒12～15kg。（2）蒸制：取原药材洗净，去芦切片，蒸1小时即可。

【性味归经】辛、咸，温。归膀胱经。

【功能主治】祛风湿，通经络，止痹痛，治骨鲠，消痰涎，散癖积。治痛风、顽痹、腰膝冷痛，脚气，疟疾，癥瘕积聚，破伤风，扁桃体炎，诸骨鲠咽。（1）祛风湿止痛：用于风湿痛。其性善行，能通行十二经络，故对全身游走性风湿痛尤为适宜。（2）消鱼骨：用本品30克（加醋）煎汤缓咽，用于诸骨鲠咽。亦可和入米醋、砂糖服。此外本品能消痰水，可用于噎膈、痞积。

本品性走窜，久服易伤正气，气虚血弱，无风寒湿邪者忌服。

【现代研究】威灵仙的根含白头翁素、白头翁内酯、甾醇、糖类、皂甙、内酯、酚类、氨基酸。叶含内酯、酚类、三萜、氨基酸、有机酸。现代药理研究证实，威灵仙能消炎、提高痛阈，增强食道蠕动节律频率加快、降血糖。并有利胆作用，能增加家兔胆汁分泌量，促进胆红素排泄，松弛胆总管末端括约肌。

【常用单方】

【方一】

威灵仙适量

【用法】取上药，研为细末，以米醋拌成糊状。30分钟后贴敷患乳，随干随换。

【功能主治】软坚消痈。主治急性乳腺炎。

【疗效】据周志生报道，应用本方治疗本病多例，疗效较好，一般1～3

天即愈。

【来源】浙江中医杂志，1984.19（1）：39

【方二】

威灵仙 30~60 克

【用法】取上药，加水 500~1000 毫升，煎熬浓缩至 250~500 毫升。外用熏洗前阴，药温要适度，每次熏洗半小时左右，每天 2~3 次，每次需将药液加温后方可应用。

【功能主治】温肾化气。主治小儿尿频。

【疗效】据张若芬等报道，应用本方治疗 56 例，痊愈 47 例，好转 5 例，无效 4 例。

【来源】浙江中医杂志，1991.（7）：326

【方三】

威灵仙 15~25 克

【用法】取上药，加清水 1000 毫升，用文火将水煎去大半，倒出药汁。待药液降温至 37℃左右泡洗患处，每天 2~4 次，每剂药可连用 2 天。

【功能主治】祛风除湿、通络止痛。主治小儿鞘膜积液。

【疗效】据李庆报道，应用本方治疗 10 余例，疗效满意，一般用药 3 剂即愈。

【来源】辽宁中医杂志，1989，（6）：45

蚕沙

【来源】为蚕蛾科昆虫家蚕蛾幼虫的干燥粪便。夏、秋二季采收，除去杂质，晒干。

【别名】原蚕沙，原蚕屎，晚蚕沙，晚蚕矢，二蚕沙。

【处方用名】蚕沙、晚蚕沙、原蚕沙、蚕矢。

【用法用量】内服：煎汤，包煎，10~15 克；或入丸、散。外用：适量炒熨、煎水洗或研末调敷。

【产地采收】6~8 月收集，以二眠到三眠时的粪便为主，收集后晒干，簸净泥土，除去轻粒及桑叶的碎屑。干燥的蚕沙，呈短圆柱形小粒，两端略平坦，呈六棱形。质坚而脆，遇潮湿后易散碎。微有青草气。以干燥、色黑、坚实、均匀、无杂质者为佳。主产浙江、四川、河南、江苏、湖南、云南、广东、安徽、甘肃、湖北、山东、辽宁等地。

【性味归经】甘、辛，温。归肝、脾、胃经。

【功能主治】祛风除湿，活血定痛，和胃化浊。治风湿痹痛，风疹瘙痒，头风头痛，皮肤不仁，关节不遂，急剧吐泻转筋，腰脚冷痛，烂弦风眼。1. 用于风湿痹痛、肢体不遂、湿疹瘙痒。蚕沙能祛风除湿。如宣痹汤，以本品配伍防己、苡仁、滑石等，治疗湿痹痛证；《本草纲目》载，用蚕沙二袋，蒸热更互熨患处，治疗半身不遂；若治皮肤湿疹，可用本品煎汤外洗。2. 用于湿浊内阻而致的吐泻转筋。

瘫缓筋骨不随，由于血虚不能荣养经络，而无风湿外邪侵犯者，不宜服。

【现代研究】蚕沙含大量维生素 A、B、C 及蛋白质、叶绿素等。蚕沙所含游离氨基酸，随着蚕儿长大，粪中亮氨酸与组氨酸含量亦渐增多。蚕沙含多量胡萝卜素、多量维生素 B。含铜，其含率至第五龄达到最高值。

【常用单方】

【方一】

晚蚕沙一两

【用法】煎汤，一日三回分服，临服时和入热黄酒半杯同服。

【功能主治】祛风湿止痹痛。主治风湿痛或麻木不仁。

【来源】《现代实用中药》

【方二】

蚕沙适量

【用法】以麻油浸蚕沙二、三日，涂患处。

【功能主治】祛风除湿。主治烂弦风眼。

【来源】《陈氏经验方》一抹膏

【方三】

蚕沙适量

【用法】蚕沙放入砂锅内炒炭存性，研为极细粉备用。每晚睡前服 6 克，温开水送服，每晚 1 次，连服 5 天。

【功能主治】调经止血。主治功能性子宫出血。

【疗效】郭恒普临床验证，收到良好疗效。

【来源】山东中医杂志，1987，（4）：43

木瓜

【来源】本品为蔷薇科植物贴梗海棠的干燥近成熟果实。

【别名】 木瓜实，铁脚梨，皱皮木瓜、宣木瓜、红木瓜。

【处方用名】 木瓜、陈木瓜、光皮木瓜、宣木瓜、皱皮木瓜、炒木瓜、川木瓜、木瓜实、铁脚梨。

【用法用量】 内服：煎汤，6~12克；或入丸、散。外用：煎水熏洗。

【产地采收】 主产四川、湖北、安徽、浙江。9~10月采收成熟果实，置沸水中煮5~10分钟，捞出，晒至外皮起皱时，纵剖为2或4块，再晒至颜色变红为度。若日晒夜露经霜，则颜色更为鲜艳。以个大、皮皱、紫红色者为佳。

【炮制研究】 清水洗净，稍浸泡，闷润至透，置蒸笼内蒸熟，乘热切片，日晒夜露，以由红转紫黑色为度。炒木瓜：将木瓜片置锅内，用文火炒至微焦为度。

【性味归经】 酸、温。归肝、脾经。

【功能主治】 平肝和胃，去湿舒筋。治吐泻转筋，湿痹，脚气，水肿，痢疾。（1）用于风湿痹痛、筋脉拘挛、脚气肿痛。木瓜为治风湿痹痛所常用，筋脉拘挛者尤为要药，如木瓜煎，治筋急项强，不可转侧，即以本品配乳香、没药、生地。治脚气肿痛，冲心烦闷，常与吴茱萸、槟榔等配伍，如鸡鸣散。（2）用于吐泻转筋。可使吐利过多而致的足腓挛急得以缓解。如蚕矢汤治疗此症，即以本品与苡仁、蚕沙、黄连、吴萸等同用。（3）祛湿和胃：本品尚有消食作用，可用于湿盛之呕吐、腹泻、消化不良，常配草蔻。

下部腰膝无力，由于精血虚，真阴不足者不宜用。伤食脾胃未虚，积滞多者，不宜用。胃酸过多者不宜用。

【现代研究】 木瓜含苹果酸、酒石酸、枸橼酸、皂甙及黄酮类，鲜果含过氧化氢酶，种子含氢氰酸。木瓜中的维生素C远远多于桔子中的维生素C含量，木瓜不仅有助于消化而且还能防止胃溃疡，木瓜尤其有助于消化人体难吸收食物种类，因而能有效的预防肠道癌。对动物实验性关节炎有明显消肿作用，似有缓和胃肠肌痉挛和四肢肌肉痉挛的作用。

【常用单方】

【方一】

木瓜适量

【用法】 煮木瓜令烂，研作浆粥样，用裹痛处，冷即易，一宿三、五度，热裹便差。煮木瓜时，入一半酒同煮之。

【功能主治】 舒筋缓急止痛。主治脚膝筋急痛。

【来源】《食疗本草》

【方二】

木瓜六钱

【用法】水煎，分二次服，每日一剂。

【功能主治】主治荨麻疹。

【来源】内蒙古《中草药新医疗法资料选编》

【方三】

木瓜 100 克

【用法】取上药，加水 4000 毫升，煎去大半。待药温降至约 37 度时泡洗患处，每天洗 2~3 次，每剂药可连续用 2 天。

【功能主治】疏化湿热。主治脚气感染。

【疗效】据李书润等报道，应用本方治疗 20 例，取效满意，一般 2~7 天痊愈。

【来源】浙江中医杂志，1992.（11）：523

番木瓜

木瓜有两种，上述功效是指产于我国东南、西南和华中一带的叫宣木瓜，不能生食，只供中药用。产于广东、广西、台湾的番木瓜，可生食，酸甜可口，未成熟果实可切片炒熟当菜食。

【性味归经】甘、寒、平、无毒。入心、肺、肝。

【功能主治】健脾胃，助消化，清暑解渴，润肺止咳。咳嗽，胃痛，消化不良，湿疹疮毒，妇人乳少。简单附方如下：

（1）鲜木瓜，煮鱼汤服食，治妇人产后乳汁缺少。

（2）鲜熟木瓜一个，去皮后蒸熟，加蜜糖服食，治咳嗽。

（3）成熟木瓜生食或煮熟食，或晒干研粉，每服 5 克，一日两次，治胃病，消化不良。

（4）未熟木瓜，晒干研粉，每次 10 克，早晨空腹服，驱绦虫、蛔虫。

（5）木瓜叶捣烂外敷，治痈疖肿毒。

（6）姜醋煮木瓜：鲜木瓜一个（切片），生姜 30 克，米醋 30 克，同煮熟食用。有补气活血，祛风散瘀，解郁调中，解毒消积作用。适用于病后体虚，产后乳少。

防己

【来源】为防己科植物粉防己、木防己及马兜铃科植物广防己、异叶马兜铃的根。

【别名】解离，载君行，石解。

【处方用名】木防己，汉防己。

【用法用量】内服：煎汤，1.5~3钱；或入丸、散。

【产地采收】秋季采挖，洗净或刮去栓皮，切成长段，粗根纵剖为2~4瓣，晒干。异叶马兜铃根则在春、秋采挖。①粉防己根质重而坚脆，易折断。以去净栓皮，干燥，粗细均匀，质重，粉性大，纤维少者为优。主产浙江、安徽、江西、湖北等地。集散于汉口，故名汉防己。②广防己根切开面缺乏粉质，质坚硬，不易折断。气微香，味微苦而涩。以块大、粗细均匀、质重者为佳。产广东、广西等地。③木防己根屈曲不直，质较坚硬，呈木质性，不易折断。断面无粉质，皮部极薄。产于河南、陕西等地。部分地区仅草药中使用。④汉中防己为异叶马兜铃的根，弯曲，质坚实，不易折断。断面粉性，气微香，味苦。产于陕西、甘肃、四川、贵州。

防己药材较为复杂，主要分粉防己和木防己两类。木防己药材包括广防己和汉中防己，有时也包括防己科的木防己。此外，个别地区尚有以防己科植物青藤、蝙蝠葛和马兜铃科植物淮通马兜铃、大叶马兜铃等的根部作防己使用。

【炮制研究】1. 炒制：取防己片，用文火炒至微焦为度。2. 麸制：取蜜水和麦麸用文火烘干，加入防己片，炒至黄色，筛去麦麸即可。

【性味归经】苦、辛，寒。入膀胱、脾、肾经。

【功能主治】祛风湿，止痛，利水。治水肿臌胀，湿热脚气，手足挛痛，癣疥疮肿。1. 用于风湿痹痛。防己善能祛风湿止痛。因其性寒，以湿热者为宜。寒湿痹痛，须与温经止痛的肉桂、附子等药配伍。2. 用于水肿、腹水、脚气浮肿。常与利水消肿药配伍，如己椒苈黄丸中与葶苈子、椒目、大黄配伍；若属虚证，可配伍益气健脾之品，如防己黄芪汤中配黄芪、白术、甘草等药。一般认为汉防己利水消肿作用强，木防己祛风止痛作用较好。

本品苦寒较甚，不宜大量使用，以免损伤胃气。食欲不振及阴虚无湿热者忌用。

【毒副作用】广防己、汉中防己含有马兜铃酸，能造成肾小管大量破坏，导致肾衰竭。

【现代研究】粉防己根含生物碱约 1.2%，其中有汉防己碱、防己醇灵碱等。尚含黄酮甙、酚类、有机酸、挥发油等，具有镇痛、消炎及抗过敏作用，抑制免疫性溶血、抑制平滑肌及显著的降压作用，并能抗菌、抗原虫、抗肿瘤。木防己根含木防己碱、异木防己碱、木兰花碱、马兜灵酸等，具有退热、降血压等作用。

【常用单方】

【方一】

汉防己一两

【用法】加生姜五钱同炒，随入水煎服，半饥时饮之。

【功能主治】利水消肿。主治水鼓胀。

【来源】《本草汇言》

【方二】

木防己适量

【用法】与 60 度白酒以 1：10 比例混合浸泡 60 天，制成木防己酒。每次 10~20 毫升，每天 2~3 次，口服，10 天为 1 个疗程。

【功能主治】祛风湿，止痹痛。主治关节炎或类风湿关节炎。

【疗效】据张殿浩报道，用本方治疗热痹 120 例，痊愈 51 例，好转 39 例，有效 22 例，无效 8 例，总有效率 93.3%。

【来源】山东中医杂志，1987，（6）：21

【方三】

生木防己全草 150 克

【用法】取上药，洗净，与大米 250 克放入冷开水 1000 毫升中，用双手混合搓转 1000 次，滤液。分 2 次服，重者每天服 4 次，轻者服 2 次，连服 3 天。

【功能主治】解毒。主治毒蕈中毒。

【疗效】据吴季方报道，应用本方治疗 14 例，除 4 例结合输液外，其余均单服本方而愈。

【来源】湖南医药杂志，1981.（6）：21

徐长卿

【来源】本品为萝藦科植物徐长卿的干燥根及根茎。

【别名】寥刁竹、竹叶细辛，亦名鬼督邮、别仙踪。

【处方用名】徐长卿。

【用法用量】内服：煎汤，3~10克；入丸剂或浸酒；散剂1.5~3克。本品芳香入汤剂不宜久煎。外用：捣敷或煎水洗。

【产地采收】主产江苏、浙江、安徽、山东，生于阳坡草丛中。夏、秋季采挖，晾干或晒干。

【性味归经】辛，温。归肝、胃经。

【功能主治】祛风止痛、止痒。用于风湿痹痛，胃痛胀满，牙痛，腰痛，跌扑损伤，荨麻疹、湿疹。(1) 用于风湿痹痛、腰痛、跌打损伤疼痛、脘腹痛、牙痛等各种痛症。徐长卿有较好的祛风止痛作用，广泛地用于风湿、寒凝、气滞、血瘀所致的各种痛症。近年来也用于手术后疼痛及癌肿疼痛，有一定的止痛作用。可单味应用，或随证配伍有关的药物。(2) 用湿疹、风疹块、顽癣等皮肤病。本品有祛风止痒作用，可单用内服或煎汤外洗，亦可配伍苦参、地肤子、白鲜皮等清利湿热的药物。此外，本品还能解蛇毒，治毒蛇咬伤，可与半边莲同用内服或外用。

体弱者慎服。

【现代研究】全草含牡丹酚约1%。根含丹皮酚，另含甙类等。药理研究证实具有显著减少小鼠自发活动、镇痛、降低血压、减慢心律以及抑制痢疾杆菌、金黄色葡萄球菌等作用。

【常用单方】

【方一】

徐长卿二至四钱

【用法】水煎服。

【功能主治】散寒除湿止痛。主治腰痛，胃寒气痛，肝硬化腹水。

【来源】《中草药土方土法战备专辑》

【方二】

徐长卿三钱

【用法】酌加水煎成半碗，温服。

【功能主治】消胀。主治腹胀。

【来源】《吉林中草药》

【方三】

徐长卿根八钱至一两

【用法】猪精肉四两，老酒二两。酌加水煎成半碗，饭前服，日二次。

【功能主治】祛风湿，止痹痛。治风湿痛。

【来源】《福建民间草药》

桑寄生

【来源】为桑寄生科植物槲寄生、桑寄生或毛叶桑寄生等的枝叶。

【别名】广寄生、老式寄生、寄生、桑上寄生、苋寓木。

【处方用名】桑寄生。

【用法用量】内服：煎汤，3~6钱；入散剂、浸酒或捣汁服。

【产地采收】冬季至次春采割，除去粗茎，切段，干燥，或蒸后干燥。①槲寄生常寄生于榆、桦、柳、枫、杨等树上。分布广泛，如黑龙江、吉林、辽宁、内蒙古、河北、河南、山东等地。一般在冬季采收（河南、湖南则在3~8月采），用刀割下，除去粗枝，阴干或晒干，扎成小把或用沸水捞过（使不变色），晒干。②桑寄生及毛叶桑寄生寄生于槐、榆、木棉、朴等树上。一般在夏季砍下枝条，晒干。产于福建、台湾、广东、广西、云南。

【炮制研究】原药用水洗净，润透，切段，晒干。生用或酒炒用。酒制后，祛风湿、通经络之效增强。

【性味归经】苦，甘，平。入肝、肾经。

【功能主治】补肝肾，强筋骨，除风湿，通经络，益血，安胎。治腰膝酸软，筋骨痿弱，偏枯，脚气，风寒湿痹，高血压病，早期流产、产后乳汁不下。（1）风湿痹痛、腰膝酸痛。肝肾不足，腰膝酸痛者尤为适宜。常与独活、牛膝、杜仲、当归等同用，如独活寄生汤。（2）胎漏下血、胎动不安。本品补肝肾，养血而安胎，可治肝肾虚损，冲任不固之胎漏、胎动不安，常与艾叶、阿胶、杜仲、川续断等配伍。

【现代研究】槲寄生茎、叶含齐墩果酸，β-香树脂醇，内消旋肌醇，黄酮类化合物，尚可分离出蛇麻脂醇，β-谷甾醇。桑寄生带叶茎枝含槲皮素及萹蓄甙。药理研究证实，槲寄生具有明确的降压作用，桑寄生则以利尿、抗病毒作用为主。

【常用单方】

【方一】

生桑寄生适量

【用法】捣汁一盏。服之。

【功能主治】降逆气。主治膈气。

【来源】《濒湖集简方》

【方二】

桑寄生适量

【用法】研为末，每服 3 克，开水送服。

【功能主治】补肝肾，强筋骨。主治下血止后，但觉丹田元气虚乏，腰膝沉重少力。

【来源】《杨氏护命方》

【方三】

桑寄生 60g

【用法】加决明子 50g，水煎服，每日一剂。

【功能主治】降血压。主治原发性高血压病。

【疗效】共治疗 65 例，显效 48 例，有效 13 例，无效 4 例，总有效率 93.8%。

【来源】江西中医药，1989，(3)：33

桑枝

【来源】为桑科植物桑的嫩枝。

【别名】桑条。

【处方用名】桑枝、桑条、嫩桑枝、炒桑枝、炙桑枝、酒桑枝、酒炒桑枝、老桑枝等。

【用法用量】内服：煎汤，1~2 两；或熬膏。外用：煎水熏洗。

【产地采收】全国大部分地区均产，主产江苏、浙江、安徽、湖南、河北、四川等地。春末夏初采收，去叶，略晒，趁新鲜时切成长 30~60 厘米的段或斜片，晒干。以枝条肥嫩、干燥、断面黄白色者为佳。

【炮制研究】处方中写桑枝、桑条、嫩桑枝均指生桑枝。为原药材去杂质切片生用入药者。炒桑枝为桑枝片用文火炒至淡黄色晾凉入药者。炙桑枝为净桑枝片拌麦麸用文火炒至深黄色，筛去麸皮，晾凉入药者。(每桑枝段 100 斤，用麸皮 20 斤)。酒桑枝又称酒炒桑枝。为桑枝片用酒淋洒，微闷，待吸干，再用文火炒至微黄，放凉入药者。(每桑枝段 100 斤，用酒 15斤)。生品以祛风行水为主，用于肩臂关节酸痛麻木等证。酒制可减轻寒性，增强祛风除湿，通络止痛的作用。炒桑枝和酒炒桑枝临床应用相同。

【性味归经】苦，平。入肝经。

【功能主治】祛风湿，利关节，行水气。治风寒湿痹，四肢拘挛，脚气浮肿，肌体风痒。

【现代研究】桑枝含鞣质，茎含黄酮成分，木材含桑色素等。药理研究证实，桑枝95%乙醇提取物具有抗炎作用。

【常用单方】

【方一】

桑枝膏

【用法】桑枝48公斤，加冰糖20公斤，制成膏剂25.2公斤，每次1羹匙，开水送服。

【功能主治】祛风燥湿。主治骨节疼痛，筋络牵强。

【疗效】据报道，有良好疗效。

【方二】

桑条二两

【用法】炒香，以水一升，煎二合，每日空心服之。

【功能主治】祛风除湿。主治水气脚气。

【来源】《圣济总录》

雷公藤

【来源】为卫矛科植物雷公藤的根、叶及花。

【别名】黄藤根、黄药、水莽草、断肠草、菜虫药、南蛇根、三棱花，旱禾花，黄藤木、红药、红紫根、黄藤草。

【处方用名】雷公藤。

【用法用量】10~15克。

【产地采收】夏、秋采收。生于背阴多湿稍肥的山坡、山谷、溪边灌木林和次生杂木林中。分布浙江、江西、安徽、湖南、广东、福建、台湾等地。

【性味归经】苦，大毒。归肝、肾经。

【功能主治】杀虫，消炎，解毒。本品有大毒。内服宜慎。雷公藤的药用部分主要是根部，毒性成分主要在芽、叶、茎和根茎韵二层皮中。经过大量的临床实践，临床应用有带皮和去皮两种。带皮用量小，见效快，但副作用大。去皮用量大，见效缓，副作用小，安全性大。

【毒副作用】雷公藤对各种动物毒性不同，它对人、犬、猪及昆虫的毒性很大，可以发生中毒甚至死亡，但是对羊、兔、猫、鼠、鱼却无毒性。

【毒副作用】有二：一为对胃肠道局部的刺激作用；二为吸收后对中枢神经系统（包括视丘、中脑、延髓、小脑及脊髓）的损害，及引起肝、心的出血与坏死。有人认为雷公藤主要毒害动物的心脏，但对其他平滑肌及横纹肌亦有毒性，此为中毒致死的原因。中毒后急救措施为催吐、洗胃、灌肠、导泻等一般方法，利用羊血或兔胃浸出液的生物学解毒方法尚未确定。

【现代研究】根含雷公藤定碱、雷公藤扔碱、雷公藤晋碱、雷公藤春碱和雷公藤增碱等生物碱。此外，雷公藤还含南蛇藤醇、卫矛醇、雷公藤甲素及葡萄糖、鞣质等。药理研究具有杀虫作用。

【常用单方】

【方一】

雷公藤

【用法】雷公藤生药10克，水煎分2次服，每日一剂，短疗程3个月，中疗程6个月，长疗程12个月。

【功能主治】祛风湿，止痹痛。主治类风湿关节炎。

【疗效】治疗32例，除3例重症病人疼痛明显减轻外，其余29例自觉症状均消失，功能恢复正常，类风湿因子连续5次检查为阴性。

【来源】中成药，1990.（4）：23

【方二】

雷公藤适量

【用法】取带皮雷公藤根2/3，去皮雷公藤根1/3，一同加入50度左右的白酒中，浸泡15天，制成15%的雷公藤酊（如雷公藤15克加酒100毫升）。每次10~15毫升，每天3次，饭后口服。如不能饮酒者，每天用去皮雷公藤根生药20克水煎2小时后取汁，分3次饭后服。一般连服3~5个月，待病情控制后可减量维持。

【功能主治】祛风湿、止痹痛、利关节。主治类风湿性关节炎。

【疗效】据严碧玉报道，应用本方治疗165例，临床痊愈18例，显效95例，好转46例，无效6例。

【来源】中西医结合杂志，1985.（5）：280

【方三】

粉背雷公藤茎枝干品25~45克

【用法】取上药，以文火煎 3~4 小时，取汁 200 毫升。早晚饭后服用，7~10 天为 1 个疗程，疗程间隔 1~2 天，一般用药 3~5 个疗程，在症状控制、血沉降至正常后改为隔天或 3 天服药 1 次，连续 6 个月，以巩固疗效。用药期间可加服胃舒平及复合维生素以消除或减轻药物对胃肠道的刺激。原来用激素者，用本药后激素用量递减直至停服。

【功能主治】祛痹止痛。主治强直性脊椎炎。

【疗效】据张存报道，应用本方治疗 40 例，显效 20 例，有效 17 例，无效 3 例。

【来源】广西中医药，1989，12（5）：18

青风藤

【来源】为防己科植物青藤、华防己或清风藤科植物清风藤等的藤茎。

【别名】青藤、寻风藤、清风藤、滇防己、大青木香、青防己、大叶青藤、土木通、土藤、大青木香、岩见愁、排风藤、华防、湘防己、过山龙、穿山藤、秤钩风、青风藤、青藤片、寻风藤。

【处方用名】青风藤。

【用法用量】内服，煎汤，3~5 钱；浸酒或熬膏。外用：煎水洗。

【产地采收】主产于江苏、浙江、湖北。青藤及华防己夏、秋采割藤茎，晒干，或润透切段，晒干。清风藤秋冬采老藤，切段，晒干。青风藤的原植物，《本草》记载简略，殊难确定为何种，据目前药用情况，主要为上述防己科的青藤。此外，四川所用者为防己科植物木防己的茎；福建所用者为茜草科植物鸡矢藤的茎；浙江尚有用五加科植物常春藤的茎。

【炮制研究】除去杂质，洗净，略泡，润透，切厚片，干燥。

【性味归经】苦，平。归肝、肾、膀胱经。

【功能主治】祛风湿，利小便。治风湿痹痛，鹤膝风，水肿，脚气。脾胃虚寒者慎服。

【毒副作用】内服可出现瘙痒，皮疹，头痛头昏，皮肤发红，腹痛，畏寒发热，过敏性紫癜，血小板减少，白细胞减少等副反应，使用时应注意。

【现代研究】青藤的茎和根含青藤碱、双青藤碱、木兰花碱、尖防己碱、四氢表小檗碱、异青藤碱、土杜拉宁、清风藤碱等。又含 β-谷甾醇、豆甾醇。青藤的茎含清风藤碱甲等多种生物碱。青藤碱试验中，均证明具有肯定的抗炎、镇痛、镇静、镇咳作用。对大鼠腹腔注射大剂量时，有一定的降温作用。青藤总碱有肯定的急性降压效果，作用迅速、显著而持久，但连续多次给药，则产生快速耐受性。

【常用单方】

【方一】

大青木香根或茎叶适量

【用法】煎水常洗痛处。

【功能主治】祛风止痛。主治骨节风气痛。

【来源】《贵州民间药物》

【方二】

【用法】青藤二、三月采之，不拘多少，入釜内，微火熬七日夜，成膏，收入瓷瓶内。用时先备梳三五把，量人虚实，以酒服一茶匙毕，将患人身上拍一掌，其后遍身发痒不可当，急以梳梳之。待痒止，即饮冷水一口便解，避风数日。

【功能主治】祛风止痒。主治一切诸风。

【来源】《濒湖集简方》青藤膏

【方三】

青风藤适量

【用法】将青风藤的根茎去皮切碎，每剂94克，或加麻黄6克（后下），文火煎约2小时，共煎2次，混匀，早晚饭后服，或经浓缩后制片服，

【功能主治】祛风湿，止痹痛。主治类风湿关节炎。

【疗效】观察330例，总有效率93.6%。

【来源】陕西中医，1980.（5）：12

第七章　芳香化湿药与土单方

凡功能化除湿浊，醒悦脾胃的药物，称为化湿药。化湿药大多气味芳香，故又称为"芳香化湿药"。使用化湿药后，可以使湿浊化除，从而解除湿困脾胃的症状，所以又称为"化湿醒脾药"或"化湿悦脾药"。

脾胃为后天之本，主运化，喜燥而恶湿，爱暖而悦芳香，易为湿邪所困，湿困脾胃（又称湿阻中焦）则脾胃功能失常，化湿药能宣化湿浊，醒悦脾胃而使脾运复健，故在临床应用上具有重要意义。

化湿药主要适用于湿困脾胃、身体倦怠、脘腹胀闷、胃纳不馨、口甘多涎、大便溏薄、舌苔白腻等症。此外，对湿温、暑温诸症亦有治疗作用。

化湿药性味大都辛温，归入脾胃，而且气味芳香，性属温燥或偏于温燥。

苍术

【来源】菊科植物茅苍术或北苍术的干燥根茎。

【别名】茅术、南苍术、穹窿术。亦名赤术、山精、仙术、马蓟、青术、仙术、枪头菜、山蓟根、大齐齐茅。

【处方用名】制苍术、炒苍术、生苍术、苍术、茅术。

【用法用量】内服：煎汤，3~9克；熬膏或入丸、散。

【产地采收】主产江苏、湖北、河南、安徽。以个大、坚实、无毛须、内有朱砂点，切开后断面起白霜者佳。以产于江苏茅山一带者质量最好，故称茅术或茅山苍术。

【炮制研究】生苍术温燥而辛烈，化湿和胃之力强，而且能走表去风湿。用于风湿痹痛，感冒夹湿，湿温发热，脚膝疼痛。麸炒后缓和燥性，气变芳香，增强了健脾燥湿的作用，用于脾胃不和，痰饮停滞，青盲雀目。炒焦后辛燥之性大减，用于固肠止泻。

【性味归经】辛、苦温。归脾、胃、肝经。

【功能主治】燥湿健脾，祛风，散寒，明目。用于脘腹胀满、泄泻、水肿、风湿痹痛、风寒感冒、雀目夜盲。（1）燥湿健脾：用于湿浊困脾之食欲不振、恶心、呕吐、腹泻、水肿等症，常配陈皮、厚朴、甘草。（2）祛风湿：辛能发汗，苦能燥湿，用于风湿性关节肿痛，常配防己，治下焦湿热，常配黄柏、牛膝。

因性温而燥，易耗伤津液，阴虚有热者不宜用；辛温能发汗，气虚多汗者忌服。

【现代研究】苍术含挥发油、维生素 A 和 D、维生素 B 等，药理研究显示，对夜盲症、软骨病、皮肤角化症等都有治疗作用。有降低血糖的作用，临床上也用于治疗糖尿病。苍术、艾叶烟熏消毒（6 立方米实验室各用 4 两，烟熏 2 小时）对结核杆菌、金黄色葡萄球菌、大肠、枯草及绿脓杆菌有显著的灭菌效果，与福尔马林相似；而优于紫外线及乳酸的消毒。

【常用单方】

【方一】

苍术适量

【用法】水煎，取浓汁熬膏。

【功能主治】化湿止痛。主治湿气身痛。

【来源】《简便单方》

【方二】

大苍术一枚

【用法】，切作两片，于中穴一孔，入盐实之，湿纸裹，烧存性，取出研细，以此揩之，去风涎即愈，以盐汤漱口。

【功能主治】祛风消肿。主治牙床风肿。

【来源】《普济方》苍术散

【方三】

茅苍术 20 克

【用法】泡茶饮服，每日一剂。

【功能主治】芳香醒脾，升清除湿。主治胃下垂属湿阻中焦者，症见食后腹胀加剧，平卧减轻，恶心，嗳气，胃痛，体形瘦长，可伴有眩晕、乏力、心悸等。

【疗效】据朱良春报道，应用本方治疗胃下垂有效，且无伤阴之弊。

【来源】上海中医药杂志，1984.（1）：31

藿香

【来源】 为唇形科植物广藿香或藿香的全草。

【别名】 土藿香、排香草、大叶薄荷、兜娄婆香、猫把虎、山猫把、藿去病、广藿香。

【处方用名】 藿香、广藿香、苏藿香、藿香叶、藿香梗。

【用法用量】 内服：煎汤，5~9克，鲜用加倍；或入丸、散。外用：煎水含漱；或烧存性研末调敷。

【产地采收】 广藿香主产四川、江苏、浙江、湖南，一般认为本种的品质较优。藿香又名土藿香、杜藿香，主产四川、江苏、浙江、湖北、云南、辽宁等地。

【性味归经】 辛、微温、入肺、脾、胃经。

【功能主治】 祛暑解表，化湿和胃，辟秽。（1）芳香化湿而适用于脾湿内阻运化失常所致的胸脘痞闷，食少作呕，神疲体倦等证，多与苍术、厚朴等配伍。（2）芳香能散表邪，又能解暑化湿，故适用于暑湿病或脾胃湿滞且兼表证的发热、胸闷、腹胀、吐泻等证，多与苏叶、白芷、厚朴、陈皮等同用。（3）和胃止呕又能祛湿，适用于湿浊过盛引起的恶心、呕吐，或脾湿引起的食欲不佳、舌苔厚腻、腹泻、口臭等，常配以半夏、生姜或砂仁、木香等。

阴虚火旺，胃弱欲呕及胃热作呕，中焦火盛热极，温病热病，阳明胃家邪实作呕作胀禁用。

【现代研究】 广藿香含挥发油约1.5%，油中主成分为广藿香醇。藿香含挥发油0.28%，主要成分为甲基胡椒酚等。本品含挥发油，辛散解表，扩张毛细血管，其气味芳香，可促进胃液分泌，增强消化能力，并对胃肠神经有镇静作用，抑制胃肠蠕动。本品含有少量鞣酸，有收敛止泻作用。据药理研究，藿香对常见的致病性皮肤真菌有抑制作用，故外用于治疗手、足癣。

【常用单方】

【方一】

藿香适量

【用法】 洗净，煎汤，时时噙漱。

【功能主治】 香口去臭。主治口臭。

【来源】 《摘元方》

【方二】

藿香适量

【用法】入枯矾少许为末，搽牙根上。

【功能主治】化浊消肿。主治小儿牙疳溃烂出脓血，口臭，嘴肿。

【来源】《滇南本草》

【方三】

藿香叶500克

【用法】取上药，碾成细粉，过120目筛。另取新鲜猪胆150克，取汁浓缩成浸膏50克。将藿香叶粉和猪胆汁浸膏混匀，再加蜂蜜适量，制成绿豆大小丸剂，备用。每次10克，每天2~3次，温水送服。可配合1%麻黄素液或20%鱼腥草液滴鼻，每天3~4次，10天为1个疗程。

【功能主治】清热解毒、疏通鼻窍。主治鼻窦炎，包括上颌窦炎、筛窦炎、额窦炎、副鼻窦炎，或伴有鼻息肉、鼻中隔偏曲、结节、上颌窦囊肿等。

【疗效】据周协和报道，应用本方治疗150例，肺经风热型50例中，好转4例，无效46例；胆经郁热型50例中，痊愈15例，好转30例，无效5例；脾肺气虚型50例中，好转14例，无效36例。

【来源】湖南中医学院学报，1984.（2）：38

佩兰

【来源】菊科植物兰草的地上部分。

【别名】大泽兰、小泽兰、鸡骨香、香草。

【处方用名】佩兰、佩兰叶、佩兰梗、鲜佩兰、省头草。

【用法用量】内服：煎汤，5~10克。鲜品加倍，后下。鲜佩兰气味浓厚，作用较强。

【产地采收】主产江苏、浙江、河北、山东等地。西藏地区使用的佩兰，为菊科植物大麻叶泽兰的全草。夏季当茎叶茂盛而花尚未开放时，割取地上部分，除净泥沙，晒干或阴干。以干燥、叶多、色绿、茎少、未开花、香气浓者为佳。

【炮制研究】拣净杂质，用水洗净，捞出，稍润后，除去残根，切段，晒干。

【性味归经】辛，平。入脾、胃经。

【功能主治】芳香化湿，醒脾开胃，发表解暑。用于湿浊中阻、脘痞呕恶、口中甜腻、口臭、多涎、暑湿表证、头胀胸闷、腹泻。（1）芳香化湿而助脾之运化，适用于湿浊内阻中焦，运化失常而致脘腹胀闷、呕吐、口中甜腻、不思饮食、舌苔白腻之证，常配以藿香、厚朴、白豆蔻等。每次10克，分2~3次煎服。如有鲜佩兰更好，量加至25~30克。（2）清暑解表，用于治疗暑湿表证之恶寒发热、头胀胸闷、四肢倦怠等证，常与藿香、荷叶、青蒿等配伍。

辛香易耗气伤阴，阴虚、气虚者忌服。

【现代研究】兰草全草含挥发油1.5~2%，其对流行性感冒病毒有抑制作用。鲜叶或干叶的醇浸出物含有一种有毒成分，具有急性毒性，家兔给药后，能使其麻醉，甚至抑制呼吸，使心搏变慢，体温下降，血糖过高及引起糖尿病等。也能引起牛、羊慢性中毒，侵害肾、肝，发生糖尿病。

【常用单方】

【方一】

【用法】兰草，煎汤服。

【功能主治】化湿和中，主治脾瘅口甘。

【来源】《素问》

【方二】

鲜佩兰500克

【用法】取上药，洗净切碎，放入蒸馏瓶中，加水约2000毫升，加热，收集蒸汽，制成药液≤1000毫升，备用。每天120毫升，分2次温热服，小儿酌减。

【功能主治】化湿浊、止头痛。主治神经性头痛属痰浊上扰型。表现为头痛如炸、头重如裹、舌苔白腻等。

【来源】《中华药海》

【方三】

佩兰适量

【用法】根据患儿年龄大小取上药，1~3岁用30克，3~5岁用45克，5岁以上酌增。水煎2次分服，每天1剂。

【功能主治】祛痰止咳。主治百日咳。

【疗效】据中国人民解放军484部队医院报道，应用本方治疗330例，均获痊愈。

【来源】《全国中草药新医疗法展览会资料选编》（北京）

砂仁

【来源】 本品为姜科植物阳春砂、海南砂或缩砂仁的干燥成熟果实。

【别名】 缩砂仁、缩砂蜜、缩砂密、缩砂。

【处方用名】 春砂仁、缩砂仁、砂全、壳砂（带壳的西砂仁，打碎用）。

【用法用量】 内服：3~6克，入煎剂不宜久煎，宜后下。或入丸、散。

【产地采收】 夏、秋间果实成熟时采收，晒干或文火焙干，即为壳砂（一名沙果）；剥去果皮，将种子团晒干，即为砂仁。以个大、坚实、仁饱满、气味浓厚者为佳。以阳春砂质量为优。

【炮制研究】 生品辛香，长于化湿行气，醒脾和胃，常用于脾胃湿阻气滞，脘腹胀痛，纳呆食少，呕吐泄泻。盐砂仁辛温之性略减，温而不燥，降气安胎作用增强，并能引药下行、温肾缩尿，可用于妊娠恶阻，胎动不安，或治小便频数，遗尿。

【性味归经】 辛，温。归脾、胃、肾经。

【功能主治】 化湿开胃，温脾止泻，理气安胎。用于湿浊中阻，脘痞不饥，脾胃虚寒，呕吐泄泻，妊娠恶阻，胎动不安。（1）行气开胃：用于气滞之胃腹胀痛，可配枳壳、木香；用于呕吐，可配陈皮、半夏。（2）温脾止泻：用于虚寒泄泻，常配干姜。（3）顺气安胎：用于气机不畅所引起的胎动不安，常配白术、桑寄生、续断。阴虚有热者忌服。

【现代研究】 缩砂种子含挥发油1.7~3%，主要成分为d-樟脑，一种萜烯（似柠檬烯，但非柠檬烯），d-龙脑，乙酸龙脑酯，芳樟醇，橙花叔醇。阳春砂，叶的挥发油与种子的挥发油相似，含龙脑、乙酸龙脑酯、樟脑、柠檬烯等成分。另含皂甙0.69%。阳春砂和缩砂仁均有促进胃液分泌、增进胃运动、排除消化道积气的作用。还具有抗溃疡、抑制血小板聚集、镇痛作用。

【常用单方】

【方一】

【用法】 砂仁炒研，袋盛浸酒，煮饮。

【功能主治】 消食和中，下气止心腹痛。主治食滞腹痛。

【来源】 《纲目》缩砂酒

【方二】

【用法】 砂仁捣碎，以萝卜汁浸透，焙干为末。每服一、二钱，食远，沸汤服。

【功能主治】化痰消胀。主治痰气膈胀。

【来源】《简便单方》

【方三】

【用法】缩砂不计多少，慢火炒令热透，去皮用仁，捣罗为末。每服二钱，用热酒调下，须臾觉腹中胎动处极热，而胎已安。

【功能主治】安胎。主治妇人妊娠，偶因所触，或坠高伤打，致胎动不安，腹中痛不可忍者。

【来源】孙用和《传家秘宝方》

厚朴

【来源】为木兰科植物厚朴或凹叶厚朴的树皮或根皮。

【别名】厚皮，重皮，赤朴，烈朴。

【处方用名】厚朴。

【用法用量】内服：煎汤，3~9克；或入丸、散。

【产地采收】主产四川、湖北、浙江、贵州、湖南。以四川、湖北所产质量最佳，称紫油厚朴；浙江所产称温朴，质量亦好。此外，福建、江西、广西、甘肃、陕西等地亦产。

【炮制研究】生品辛辣峻烈，对咽喉有刺激性，故一般内服都不生用。姜制后可消除对咽喉的刺激性，并可增强宽中和胃的功效，多用于湿阻气滞，脘腹胀满或呕吐泻痢，积滞便秘，痰饮咳喘，梅核气。

【性味归经】苦、辛，温。入脾、胃、大肠经。

【功能主治】温中，下气，燥湿，消痰。治胸腹痞满胀痛，反胃，呕吐，宿食不消，痰饮喘咳，寒湿泻痢。

孕妇慎用。

【现代研究】厚朴树皮含厚朴酚、四氢厚朴酚、异厚朴酚、和朴酚、挥发油；另含木兰箭毒碱。凹叶厚朴树皮含挥发油、生物碱、皂甙。实验研究证实具有抗菌作用，对小鼠及豚鼠的离体肠管，小剂量出现兴奋，大剂量则为抑制，对豚鼠支气管平滑肌亦有兴奋作用。此外，它还可能有箭毒样作用。

【常用单方】

【方一】

【用法】厚朴火上炙令干，又蘸姜汁炙，直待焦黑为度，捣筛如面。以陈米饮调下二钱匕，日三服。

【功能主治】行气除胀。主治久患气胀心闷，饮食不得。因食不调，冷热相击，致令心腹胀满。

【来源】《斗门方》

【方二】

厚朴适量

【用法】取上药，研为细末。每次 3 克，每天 2~3 次，口服。

【功能主治】燥湿止痢。主治细菌性痢疾、急性肠炎属湿热内蕴型。表现为腹痛、腹泻，或有里急后重、下痢赤白脓血，可伴有发热等。

【疗效】据哈尔滨医科大学报道，应用本方治疗菌痢与肠炎均有效。

【来源】中西医结合研究论文集，1961．（2）：112

【方三】

厚朴适量

【用法】取上药，研为细粉，每 20 克药粉加凡士林 100 克调匀，即成 25%软膏。涂敷患处，纱布覆盖，胶布固定，每天 1 次。

【功能主治】消肿止痛。主治外科疖肿伴有发热者。

【疗效】据南京药学院记载，应用本方治疗本病有效。

【来源】《中草药学》

白豆蔻

【来源】为姜科植物白豆蔻的果实。

【别名】多骨，壳蔻，白蔻，波蔻。

【处方用名】白豆蔻、白蔻仁。

【用法用量】内服：煎汤（不宜久煎），宜后下，0.5 ~ 2 钱；或入丸、散。

【产地采收】主产越南、泰国等地。10~12 月果实呈黄绿色尚未开裂时采收，除去残留的果柄，晒干。以个大饱满、果皮薄而完整、气味浓厚者为佳。

【炮制研究】拣净杂质，筛去皮屑，打碎，或剥去果壳，取仁打碎用。

【性味归经】辛，温。入肺、脾经。

【功能主治】行气，暖胃，消食，宽中。治气滞，食滞，胸闷，腹胀，噫气，噎膈，吐逆，反胃，疟疾。（1）芳香化湿，适用于湿温病之胸闷不食、舌苔腻浊等，可与薏仁、杏仁等配用。（2）温中止呕，其性味辛温能温散里寒，适用于脾胃寒湿呕吐，常配以砂仁、半夏、生姜等。（3）行气除满，其气味芳香能行气化滞，适用于脾胃气滞所致的胸脘痞满，不思饮食等，多与砂仁，陈皮等同用。

阴虚血燥而无寒湿者忌服。

【现代研究】果实含挥发油。含挥发油右旋龙脑及左旋樟脑，能促进胃液分泌，兴奋肠蠕动，制止肠内异常发酵，驱除胃肠内积气，并有止呕作用。

【常用单方】

【方一】

白豆蔻仁三钱

【用法】为末，酒送下。

【功能主治】温胃止痛。主治胃口寒作吐及作痛。

【来源】《赤水玄珠》白豆蔻散

【方二】

白豆蔻子三枚

【用法】捣，筛，更研细，好酒一盏，微温调之，并饮三、两盏。

【功能主治】温胃止痛。主治胃气冷，吃饭即欲得吐。

【来源】《随身备急方》

【方三】

白豆蔻 10 克

【用法】于术后 6h 即取研细末，加水 150ml 煮沸后即服，每日 2 次，服至患者饮食正常为止。

【功能主治】促肠功能恢复。主治妇产科腹部术后患者出现腹胀、腹痛。

【疗效】在促肠功能恢复方面有一定优势。

【来源】河北中医，2003.（12）：950

第八章　理气药与土单方

凡能调理气分、舒畅气机的药物称为理气药。因其善于行散气滞故又称为行气药，作用较强者称为破气药。

所谓气滞，就是指气机不畅、气行阻滞的症候。多由于冷热失调、精神抑郁、饮食失常以及痰饮湿浊等因所致。气滞病症，主要为胀满疼痛。气滞日久不治，可进而生痰、动火、成瘀。理气药功能疏通气机，既能缓解胀满疼痛，又能防止胀、满、瘀的发生，所以凡属气滞病症及时应用理气药治疗具有重要意义。

理气药适用于脾胃气滞、脘腹胀满疼痛，胸部气滞、胸痹疼痛，肝气瘀滞、胁肋胀痛、乳房胀痛或结块、疝痛、月经不调等；以及胃气上逆、呕吐嗳气、呕逆等症。分别具有理气宽中、行气止痛、宽胸止痛、疏肝解郁降逆和胃等作用。

理气药大都味苦、辛，性多属温，能入脾、胃、肺、肝经。

理气药应用注意事项：

1. 应用理气药时，须根据气滞病症的不同部位及程度，选择相应的药物。

2. 气滞之证，病因各异，兼夹之邪亦不相同，故临床应用理气药时宜作适当的配伍。如肺气壅滞，因外邪袭肺者，当配合宣肺化痰止咳之品；如痰热郁肺，咳嗽气喘者，当配合清热化痰药。脾胃气滞而兼有湿热之证者，宜配清利湿热之药；兼有寒湿困脾者，需并用温中燥湿药；食积不化者酌加消食导滞药；兼脾胃虚弱者，又当与益气健脾药合用等等。

3. 本类药物大多辛温香燥，易耗气伤阴，故气弱阴虚者慎用。

4. 本类药物中行气力强之品，易伤胎气，孕妇慎用。

5. 本类药物大多含有挥发油成分，不宜久煎，以免影响药效。

香附

【来源】为莎草科多年生草本植物莎草的根茎。

· 130 ·

【别名】莎草，香附子，香头草。

【处方用名】制香附、生香附。

【用法用量】常用量6~9克，水煎服。

【产地采收】我国分布极广，产量甚大。主产于广东、河南、四川、浙江、山东等省。秋季采挖，燎去毛根，置沸水中略煮或蒸透后晒干，或燎后直接晒干。以粒大肥厚、色紫光润、质坚实、香气浓者佳。生用或醋炒用。

【炮制研究】香附生品上行胸膈，外达肌肤，故多入解表剂中，以理气解郁为主。醋炙后，能专入肝经，增强疏肝止痛作用，并能消积化滞。酒炙后，能通经脉，散结滞，多用于治寒疝腹痛。四制香附，以行气解郁，调经散结为主，多用治胁痛、痛经、月经不调等证。香附炭性味苦涩，多用治妇女崩漏不止等证。

【性味与归经】辛、微苦、甘，平。归肝、三焦经。

【功能主治】疏肝理气，活血调经。（1）用于胁肋疼痛，胸腹胀痛，乳房胀痛，疝气腹痛等症。香附辛散苦降，甘缓性平，长于疏肝理气，并有止痛作用，对于肝气瘀滞所引起的胸胁胀闷疼痛等症，常与柴胡、枳壳、陈皮、木香等同用；治疝气腹痛，可与小茴香、乌药同用；若乳房胀痛，可与柴胡、瓜蒌、青橘叶同用。（2）用于月经不调，经行腹痛。香附既能疏肝理气，又能活血调经，故为妇科疾病常用药品，适用于月经不调、经行腹痛以及经前乳房胀痛等症，可与柴胡、当归、陈皮、青皮、白芍等同用。

注意事项：气虚无滞，阴虚血热者慎用。

【现代研究】现代研究表明，香附含有葡萄糖、果糖、淀粉、挥发油，挥发油中含樟烯、桉叶素、柠檬烯等。其挥发油有轻度的雌激素作用；香附醇提取物可镇静、镇痛、解热；实验还表明香附具有抗炎、抗病原微生物、利胆等作用。

【常用单方】

【方一】

香附30克

【用法】取香附30克，加水300毫升，煎至200毫升，1剂煎2次，两煎对匀，1次顿服。

【功能主治】行气利水。主治急性膀胱炎。

【疗效】治疗98例，92例在3天内痊愈，6例无效。

【来源】严强，香附治疗急性膀胱炎，浙江中医，1992.27（2）：82.

【方二】

生香附（鲜品）80~100克，干品酌减

【用法】水煎至适量，每日不拘时内服。并嘱患者尽量做到每次排尿入盂，筛洗结石有否排出。服药1个月为1疗程，治疗3个疗程统计疗效。

【功能主治】行气排石。主治尿路结石。

【疗效】共治疗32例，效果良好。

【来源】邵全满，生香附治疗尿路结石32例，浙江中医学院学报，1996；20（4）：23.

荔枝核

【来源】为无患子科植物荔枝的种子。

【别名】荔仁、枝核、大荔核。

【处方用名】荔核、力核、荔仁。

【用法用量】常用量6~12克，水煎服。

【产地采收】分布于福建、广东、广西及云南东南部，在四川和台湾有栽培；夏季采摘成熟果实，除净皮肉，取种子，洗净晒干以干燥，粒大，饱满者为佳。

【炮制研究】生用行气散结，祛寒止痛。盐制能破坏其分解甙的酶，使有效成分充分保留下来，发挥药效，能引药下行，增强疗效，常用于疝气疼痛。用时捣碎，可增强作用。

【性味归经】辛、温，微苦。归肝、肾经。

【功能主治】行气散结，祛寒止痛。用于寒疝腹痛、睾丸肿痛。主治寒疝腹痛、睾丸肿痛，胃脘痛、痛经及产后腹痛。

注意事项：无寒湿滞气者勿服。

【现代研究】本品含有皂甙、鞣质和a-亚甲基环丙甘氨酸，并含有少量挥发油。具有降血糖、抗氧化、抑制乙肝病毒和护肝等作用。

【常用单方】

【方一】

荔枝核10克

【用法】取荔枝核烘干后研为细末，每次10克，1天3次，饭前30分钟温水送服。

【功能主治】降血糖。主治老年非胰岛素依赖性糖尿病。

【疗效】治疗 7 例，均获痊愈。

【来源】李育才等，一味荔枝核散治愈糖尿病，辽宁中医杂志，1986；10（8）：31.

【方二】

干荔枝核一枚

【用法】选用干荔枝核 1 枚，酒醋 50 毫升。将荔枝核在盛有 50 毫升酒醋的瓷碗中磨成糊状，用棉签将药糊涂搽患处，每日 2～3 次。一般 1 周，最长不超过半月可治愈。如复发可用同法治疗。

【功能主治】行气散结止痛。主治痔疮（外痔）。

【疗效】共治疗患者 48 例，经 5～15 天全部治愈，

【来源】邓增惠，荔枝核酒醋液治疗外痔有特效，农村新技术，2006.（6）：46.

【方三】

荔枝核 8 克，田七 3 克

【用法】荔枝核 8 克，捣碎成细粒状；田七 3 克，切片或捣碎，用 80℃水泡，代茶饮。症状重者每日 2 次，早晚服；症状轻者每日 1 次，晚服，连续饮用 1～2 个月。

【功能主治】疏肝行气，活血化瘀。主治前列腺痛。本方对兼有滑精及偏寒者效果较好，热象明显者不宜应用。

【疗效】127 例中经治疗有 37 例疼痛完全消失，43 例疼痛明显缓解，21 例稍缓解，26 例无改善或加重。总有效率为 79%。

【来源】邱云桥，荔枝核田七泡服治疗前列腺痛，中国民间疗法，2003（9）：60.

佛手

【来源】芸香科植物佛手的干燥果实。

【别名】佛柑花，手瓜、洋丝瓜。

【处方用名】佛手，佛手片，陈佛手，川佛手。

【用法用量】常用量 3～10 克，水煎服。

【产地采收】主产于中国广东、福建、云南、四川等地。气香，味微甜后苦。以片大而薄、黄皮白肉、气味香甜者为佳。秋季果实尚未变黄或刚

变黄时采收，切成薄片晒干或低温干燥，生用。

【性味归经】辛、苦、酸，温。归肝、脾、肺经。

【功能主治】舒肝理气，和胃止痛。用于肝胃气滞，胸胁胀痛，胃脘痞满，食少呕吐。主要应用于：肝郁胸胁胀痛，肝胃气痛，佛手辛行苦泄，善疏肝解郁，行气止痛，可与柴胡、香附、郁金等同用。用于脾胃气滞症，佛手有行气导滞、调和脾胃之功，治脾胃气滞之脘腹胀痛、呕恶食少，多与木香、香附、砂仁等同用。用于久咳痰多、胸闷胁痛，佛手既可燥湿化痰，又能舒肝理气，每与丝瓜络、瓜蒌皮、陈皮等同用。

注意事项：阴虚有火或无气滞者慎用。

【现代研究】佛手含柠檬油素及微量香叶木甙和橙皮甙。佛手多糖浓度在 4 克/1.2 克/1 时可提高巨噬细胞外低下的 11-6 水平，对巨噬细胞内 11-6 无影响。佛手多糖可协同脂多糖增加巨噬细胞分泌 11-6。佛手醇提取物对肠道平滑肌有明显的抑制作用，对乙酰胆碱引起的十二指肠痉挛有显著的解痉作用，有扩张冠状血管、增加冠脉血流量的作用，高浓度时抑制心肌收缩力、减缓心律、降低血压。

【常用单方】
【方一】
鲜佛手 12~15 克
【用法】用开水冲泡，代茶饮
【功能主治】疏肝和胃，理气止痛。主治肝胃气痛。
【来源】《全国中草药汇编》

【方二】
佛手 120 克
【用法】取上药，加水 600ml，煎至 300ml，每次服 20ml，每天 4 次。
【功能主治】疏肝理气，化痰散结。主治痰气交阻之梅核气。症见咽部如有物阻，吞之不下，吐之不出，情绪波动时加重，舌苔薄白或微腻。
【疗效】治疗 120 例，治愈率 98.3%，疗程 5~21 天。
【来源】蔡百根，时珍国药研究，1994.（1）：18

【方三】
佛手适量
【用法】取上药，焙干至黄色，研为细末，每次 9 克，以白酒送服，每天 2 次。

【功能主治】理气和胃止痛。主治胃气痛。

【来源】《滇南本草》

川楝子

【来源】为楝科植物川楝的果实。

【别名】金铃子、苦楝子、楝实。

【处方用名】川楝子，金铃子，川楝，生川楝子，炒川楝子，炒金铃子，醋川楝子等。

【用法用量】常用量：5~10克，水煎服。

【产地采收】主产于四川、湖北、贵州、河南等地，秋、冬果实成熟时采收，晒干。

【炮制研究】川楝子有生用、炒用、酒炒和盐川楝子。生川楝子长于杀虫、疗癣，兼能止痛；炒川楝子可降其苦寒之性，降低毒性，以疏肝理气止痛力胜；醋川楝子又名醋炒川楝子，可增强止痛作用；盐川楝子能引药下行，作用专于下焦，长于疗疝止痛。

【性味归经】苦、寒、小毒。归肝、胃、小肠经。

【功能主治】除湿热、清肝火、止痛、驱虫。用于胸胁痛，乳腺炎，痛经，大小便不通，脘腹胀痛，虫积腹痛，头癣（外用）等。主要应用于：脾胃气滞、脘腹胀痛，常与延胡索等配伍同用。治疝气痛，常配合小茴香、青皮等同用。用治虫积腹痛，常配合槟榔、使君子等同用。但其功效较苦楝根皮为弱。外用又可治头癣；焙黄研末，用猪油或麻油调成油膏，涂于患处（在涂药前先须将患处洗净）。

注意事项：脾胃虚寒者忌服。

【毒副作用】内服用量不宜过大，且不可久服，以免出现恶心呕吐等毒副作用。

【现代研究】本品含有川楝素为驱除蛔虫的有效成分。对白色念珠菌、新生隐球菌有较强的抑制作用；并松弛奥狄括约肌、收缩胆囊，促进胆汁分泌；抑制真菌及金黄色葡萄球菌等。

【常用单方】

【方一】

川楝子30克

【用法】水煎服，每天一剂，分3次口服。

【功能主治】理气止痛，清化湿热。主治尿路感染。证见尿频、尿急、尿痛、尿黄，小腹拘急坠胀，舌苔厚腻，脉滑数。

【疗效】治疗 1 例，痊愈。

【来源】吴树忠，重用川楝子治疗淋证，中医杂志，1999，40（1）：6

【方二】

川楝子 20 克

【用法】川楝子 20 克，加水 500 毫升浸泡半小时，水煎 15 分钟，去渣取汁，加入红糖 50 克溶化，分 3 次服，日一剂。

【功能主治】疏肝郁、清肝火、止疼痛。主治乳腺炎。

【疗效】治疗 30 例，共治愈 27 例，好转 2 例，无效 1 例。

【来源】颜道隆，川楝子新用举隅，中医杂志，1999，40（1）：8

【方三】

川楝子适量

【用法】川楝子洗净加水煮沸半小时，捣烂，去皮核，过筛，以稠厚为宜。将川楝子果肉 100 克，猪油 80 克，蜂蜡 20 克，香料适量，调匀即可。

【功能主治】生肌止痛。主治手足皲裂

【疗效】治疗 20 余例，均有效。

【来源】韩光，川楝子外用治疗手足皲裂，中医外治杂志，1996；（5）：16

陈皮

【来源】陈皮为芸香科植物橘及其栽培变种的成熟果实的果皮。

【别名】橘皮、新皮、广陈皮、贵老、黄橘皮、红皮、红橘、大红袍、川橘。

【处方用名】橘皮、陈皮、广陈皮、新会皮、陈皮丝、陈皮炭、炒陈皮。

【用法用量】常用量：3~10 克，水煎服。

【产地采收】产于中国广东、福建、安徽、湖北、四川等地。橘子在中国南方称柑，广东有名产，如潮州柑、新会柑。秋、冬季采收。以果皮片大、均匀、干燥、色鲜艳、油性大、香气浓者为佳。新会柑皮制成的广陈皮最为有名，是广东三宝之一，比他处所产贵重得多，存放日久为佳，故称陈皮。以制陈皮而论，外省用桔皮，广东专用柑皮，而且以新会柑皮为地道。秋末冬初果实成熟时采收果皮，晒干或低温干燥。

【性味归经】苦、辛，温。归脾、肺经。

【功能主治】理气健脾，燥湿化痰。用于胸腹胀满，不思饮食，呕吐哕逆，咳嗽痰多，亦解鱼、蟹毒。主要应用于：脾胃气滞症。陈皮辛行温通，有行气止痛、健脾和中之功。又因味苦燥湿，故寒湿中阻的脾胃气滞、脘腹胀痛、恶心呕吐、泄泻者，用之尤为适宜，常与苍术、厚朴等同用，如平胃散。治脾胃气滞、腹痛喜按、不思饮食、食后腹胀、便溏舌淡者，可与党参、白术、茯苓等同用，如异功散。若脾胃气滞较甚，脘腹胀痛较剧者，每与木香、枳实等同用，以增强行气止痛之功。用于湿痰、寒痰咳嗽，陈皮既能燥湿化痰，又能温化寒痰，苦辛行泄而能宣肺止咳，为治痰之要药。治湿痰咳嗽，多与半夏、茯苓等同用，如二陈汤。治寒痰咳嗽，多与干姜、细辛、五味子同用。

注意事项：本品辛香温燥，易伤阴液，故阴虚燥咳、吐血、咳血及内有实热者慎服，对气虚患者也应慎用。

【现代研究】本品主要含有挥发油，主要成分为柠檬烯，还含有黄酮类成分，包括橙皮甙、新橙皮甙、柑橘素等。小量煎剂可增强心脏收缩力，使心输出量增加；大剂时可抑制心脏。鲜橘皮煎剂有扩张气管的作用。所含橘皮甙可降低毛细管的通透性，防止微细血管出血，能拮抗组织胺、溶血卵磷脂引起的血管通透性增加；能增强纤维蛋白溶解、抗血栓形成，有利胆作用。橘皮挥发油对消化道有缓和刺激作用，有利于胃肠积气的排出；能促进胃液分泌，有助于消化。

【常用单方】

【方一】

西洋参15克，陈皮15克

【用法】水煎服。

【功能主治】补气行气。主治胃手术后排空延迟症。

【疗效】用于多例，均治愈，平均治愈时间3.5天。

【来源】陈伟刚，西洋参陈皮汤治疗胃术后排空延迟症临床观察，新中医，1998；30（1）：16.

【方二】

鲜橘皮1~2个

【用法】取上药，放入带盖杯中，倒入开水，待5~10分钟后即可饮用。鲜橘皮每天更换一次。如有发热咳浓痰者，可配合使用抗生素。

【功能主治】行气化痰。主治慢性支气管炎（痰湿蕴肺型）。症见咳嗽、咳痰，咳声重浊，痰出咳平，舌苔白腻。

【疗效】 共治疗 20 例，其中 12 例单用本品，8 例配合抗生素，轻者当天见效，3 例无效。

【来源】 杨风琴，黑龙江中医药，1990.（6）：37

【方三】

陈皮 70 克

【用法】 取上药，水煎 2 次。早晚分服，每天 1 剂，15 天一个疗程。

【功能主治】 行气散结消肿。主治急性乳腺炎。

【疗效】 共治疗 45 例，痊愈 38 例，显效 6 例，无效 1 例，总有效率 98%。

第九章　活血祛瘀药与土单方

凡功能通利血脉、促进血行、消散瘀血的药物，称为活血祛瘀药。其中活血祛瘀作用较强者，又称破血药或逐瘀药。

血液为人体重要物质之一，但必须通行流畅以濡养周身，如有阻滞则往往发生疼痛、肿块等病症，活血祛瘀药功能行血散瘀，解除由于瘀血阻滞所引起的各种病症，故临床应用甚为重要。

活血祛瘀药主要适用于瘀血阻滞引起的胸胁疼痛、风湿痹痛、疮疡肿痛、跌扑伤痛，以及月经不调、经闭、痛经、产后瘀滞腹痛等病症。

活血祛瘀药味多辛、苦、咸，性寒、温、平不一，主要归肝、心二经。

活血祛瘀药应用注意事项：

1. 活血祛瘀药适用于各种瘀血阻滞病症，但药性各有偏胜，需根据具体病情适当选用。

2. 瘀血阻滞每兼气行不畅，为加强活血祛瘀作用，故常配合理气药同用。如瘀滞疮疡，可配清热药同用。

3. 活血祛瘀药每有伤血之虞，故应用时必须注意用量，并宜适当佐以养血药同用。

4. 瘀血阻滞而气虚不足者，可配补气药同用。

5. 月经过多、孕妇对于活血祛瘀药应忌用或慎用。

川芎

【来源】本品为伞形科植物川芎的干燥根茎。

【别名】芎劳、大川芎、大芎、抚芎、京芎。

【处方用名】川芎、炒川芎、酒川芎。

【用法用量】常用量3~9克，水煎服。

【产地采收】川芎为四川特产药材。主产于四川的灌县、崇庆、温江，此外云南、湖南、湖北、贵州、甘肃、陕西等省亦有出产，系人工栽培。五月下旬采挖，去茎叶，烘干，除去须根。以根茎肥大、丰满沉重、外黄褐色、内有黄白菊花心、香味浓者为佳。

【炮制研究】 川芎有生用或酒炙用，酒炙后活血力增强。

【性味归经】 辛，温。归肝、胆、心包经。

【功能主治】 活血行气，祛风止痛。用于月经不调，经闭，痛经，胸胁刺痛，跌扑肿痛，头痛，风湿痹痛。1. 本品功能活血行气，为血中之气药，可下行血海。常用于血瘀气滞所致的月经不调、痛经、闭经、产后瘀阻腹痛等病症，常与当归、白芍、香附、益母草等同用；用治难产、胞衣不下，可与牛膝、龟板等配合使用。2. 本品能上行头目，为头痛要药，治风寒头痛，常与细辛、防风、白芷等同用；风热头痛，常和蔓荆子、菊花、生石膏等配伍；治风湿头痛，每和藁本、白芷、羌活、苍术等同用；血虚头痛，每和当归、白芍、首乌、天麻等配伍；治头风头痛，常与白僵蚕、全蝎、防风等配伍；治血瘀头痛，常和赤芍、丹参、牛膝等同用。3. 用于风湿痹痛，常与牛膝、细辛、秦艽、独活等配用。4. 近代用治心血瘀阻之冠心病，常与丹参、赤芍、红花等同用；治疗脑血栓形成，脑动脉硬化症，脑血管痉挛，单用或用川芎嗪静脉滴注，或与葛根、丹参等药同用。

使用注意：本品辛温升散，凡阴虚火旺、舌红口干者不宜应用；对妇女月经过多及出血性疾病，亦不宜应用。

【现代研究】 川芎含有川芎嗪、胆碱等到生物碱，还含有挥发油、酚性物质、有机酸等。具有扩张心肝冠状动脉、增加冠脉血流量、降低心肌耗氧量、抗心肌缺血等作用。能抑制血小板聚集，改善红细胞的变形性，降低全血黏度，抗血栓形成。还可改善脑循环，对脑缺血有保护作用，对中枢神经系统有镇静作用。此外，还有降血压、抗射线损伤和抗维生素 E 不足的作用。

【常用单方】

【方一】

川芎适量

【用法】 取上药，研为细末，备用。用时取本品 6~9 克，加山西老陈醋调成糊状，然后用少许药与凡士林调匀。随即将配好的药膏抹在骨质增生处，盖一层塑料纸，再贴上纱布，用宽胶布将纱布四周封固，第 2 天换药 1 次，10 天为 1 个疗程。

【功能主治】 祛风活血、通络止痛。主治骨质增生症。症见关节肿痛，屈伸不利，遇寒冷则痛甚，或固定不移，或游走不定，或沉重不舒，舌淡苔白。

【疗效】应用本方治疗 20 例，取得较满意效果。

【来源】范有斌，新中医，1980.（增刊二）：37

【方二】

川芎适量

【用法】取上药，焙干，研成细粉（过 80~100 目筛）。另用棉布 1 块（据患部大小而定）做成药袋，热敷患处，每天 3 次。

【功能主治】活血化瘀、祛风止痛。主治骨质增生等无菌性炎症。本病多见于老年人，主要表现为骨关节疼痛、转侧屈伸不利、麻木等。

【疗效】应用本方治疗 37 例（其中跟骨刺 15 例，手指关节、颈、腰椎骨质增生共 15 例，肩周炎 3 例，膝关节痛、痛风、脉管炎、类风湿关节炎各 1 例）。治愈 11 例，显效 13 例，好转 13 例，总有效率 100%。

【来源】新医学，1982.（3）：164

【方三】

川芎 45 克

【用法】取上药，研为细末，分装在用薄布缝成的布袋内，每袋装药 15 克左右。将药袋放在鞋内直接与痛处接触，每次用药 1 袋，每天换药 1 次，3 个药袋交替使用，换下的药袋晒干后仍可再使用。

【功能主治】活血散瘀、祛风止痛。主治跟骨骨刺。症见足跟疼痛，步履艰难，遇寒冷及劳累时疼痛加重。

【疗效】应用本方治疗 75 例，全部有效。一般用药 7 天后疼痛减轻，20 天后疼痛消失。

【来源】齐彦文等，四川中医，1989，7（3）：40

乳香

【来源】为橄榄科小乔木植物卡氏乳香树及其同属植物皮部渗出的树脂。

【别名】熏陆香、滴乳香。

【处方用名】乳香、明乳香、制乳香。

【用法用量】常用量 3~9 克，水煎服，外用适量。

【产地采收】乳香产于非洲的索马里、埃塞俄比亚及阿拉伯半岛南部、土耳其、利比亚、苏丹、埃及亦产。春、夏季将树干的皮部由下而上用刀顺序切伤，使树脂由伤口渗出，数天后凝成硬块，收集即得。

【炮制研究】乳香有醋制和炒制。醋制可加强止痛之功。

【性味归经】辛、苦、温。归心、肝、脾经。

【功能主治】活血止痛，消肿生肌。1. 本品既可活血化瘀，又可行气散滞。临床内、外、妇、伤诸科见有瘀滞疼痛之症，皆可应用。用治胃痛，可配高良姜、木香；治疗胁痛，可配川楝子、延胡索；治疗痹痛，常配羌活、秦艽，治疗损伤瘀痛，可配没药、红花、麝香；治疗痈疽肿毒之坚硬疼痛，常配没药、雄黄、麝香。2. 用于疮疡溃破久不收口，本品与没药共研细末，外敷患处。

使用注意：本品味苦，入煎剂汤液混浊，胃弱者多服易致呕吐，故用量不宜过多，对胃弱者尤应慎用。无瘀滞者及孕妇不宜用。

【现代研究】现代研究表明，乳香含挥发油和树脂。具有抗胃、十二指肠溃疡和抗炎、镇痛的作用，其镇痛范围广。此外，还可降低肝脏胆固醇合成而发挥降脂作用，并可用来防腐及消除口臭。

【常用单方】

【方一】

乳香和没药各 10 克

【用法】对冻疮疮面已溃烂者，可将上药碾碎制成粉剂后敷于患处，每个疗程 5d，每日外敷 4 次~5 次。对冻疮未溃烂者，可将上药加入适量消毒凡士林搅拌，制成膏剂，涂于患处，每个疗程 5d，每日外涂 4 次~6 次。

【功能主治】活血止痛、消肿生肌。主治冻疮。为冬季常见病，症见手足局部红肿或溃烂。

【疗效】应用本方治疗 38 例，治疗 1~3 个疗程，总有效率达 97，4%，且在治疗过程中无任何毒副反应。

【来源】杨柏如，山西护理杂志，1998（6）.

【方二】

生乳香适量

【用法】取上药，配生没药适量（两药同等量），各研为细末，用陈醋与 75% 的酒精各半，调上药为药泥。先确定压痛点及范围，将药泥敷贴于患处。如腹壁脂肪较厚，或诊断为后位阑尾炎者，可在背部的相应区加贴敷，敷压痛点处，范围应略大于病灶，约 3 厘米厚，用油纸纱布固定，每天换药 1 次，药干后随时调湿，至腹痛消失，体温正常，麦氏征（脐与骨盆右侧前突出点连线的中外三分之一交界处）阴性为止。

【功能主治】活血化瘀、消肿止痛。主治急性阑尾炎。主要表现为右下腹疼痛，疼痛开始在上腹或脐周逐转移至右下腹部，厌食、呕吐、便秘或腹泻。

【疗效】 应用本方治疗 30 例，治愈 22 例，好转 6 例，总有效率为 93.3%。一般外敷 1~3 次后即可收效或治愈。

【来源】 鄢声浩，湖南中医杂志，1998，（6）：15

【方三】

乳香和没药各 20 克，丹参 15 克

【用法】 取上药，共研细末，用甘油调为糊状，摊于单层纱布上，厚度如硬币，四周向内折叠，包好，置于硬结上，每次 30 分钟，每日 1~2 次。

【功能主治】 活血祛瘀、消肿止痛。主治肌注硬结。

【疗效】 应用本方治疗一般 3~4 次症状明显减轻，5 天即愈。无不良反应。

【来源】 于丽瑛等，中医外治杂志，2005.14（2）：55

没药

【来源】 本品为橄榄科小乔木没药树和爱伦堡没药树皮部渗出的油胶树脂。

【别名】 末药。

【处方用名】 没药、制没药。

【用法用量】 常用量 3~9 克，水煎服。外用适量。

【产地采收】 主产于非洲索马里、埃塞俄比亚以及印度等地。采集由树皮裂缝处渗出的白色油胶树脂，于空气中变成红棕色而坚硬的圆块。以块大、棕红色、香气浓而杂质少者为佳。

【炮制研究】 1. 醋制：取净没药，加醋拌匀，焖透，置锅内炒至表面光亮时，取出，放凉。2. 炒制：取净没药置锅内，用文火炒至表面光亮时，取出，放凉。

【性味归经】 苦，平。归心、肝、脾经。

【功能主治】 活血止痛，消肿生肌。用于经闭、痛经、胃腹疼痛、跌打伤痛、痈疽肿痛及肠痈等证。本品功用与乳香相似，故对上述瘀痛之证，常与乳香相须为用，可增强活血止痛之功。

注意事项：与乳香同。如与乳香同用，两药用量皆须相应减少。

【现代研究】 没药含有挥发油 2.5%~6.5%、树脂 25%~35%、树胶 57%~65% 等。具有降低血脂，预防动脉壁斑块形成的作用。也有抗炎、镇痛与退热作用。没药酊剂对黏膜有收敛作用，口腔、咽部溃疡时可作口腔洗剂用。没药水浸剂对多种致病真菌有不同程度的抑制作用。本品用于胃肠无力时可以兴奋肠蠕动。

【常用单方】

【方一】

生没药适量

【用法】取上药，加99%酒精回流，加热提取，制成浸膏状，然后将浸膏真空干燥，研末，装入胶囊，备用。每粒胶囊含没药浸膏0.1克。口服，每天3次，每次2~3粒，每天总量为0.6~0.9克（相当于原生药2~3克），连服2个月。

【功能主治】降低血脂。主治高脂血症。

【疗效】应用本方治疗52例，降胆固醇有效率为65.7%，降甘油三酯有效率为47.8%。本方对一部分合并冠心病患者还有减轻心绞痛及胸闷的疗效。

【来源】洪允祥等，中医杂志，1988，（6）：45

【方二】

印度穆库尔没药适量

【用法】取上药打碎成蚕豆大小，按用量炒至内外皆成黑色（没有炭化），去除部分挥发油（其树脂含量较高，药效较好）。打碎成粉，装空心胶囊（以防药粉粘附于食道壁上）。口服，每天4次，每天总量为8克，连服3个月。

【功能主治】活血、通脉、降脂。主治冠心病。表现为心前区疼痛，劳累时呼吸困难，有心绞痛和心肌梗死史，血脂升高，心电图有ST段降低，T波倒置等。

【疗效】应用本方治疗68例冠心病患者，结果心前区不适及疼痛消失或减轻67例，活动后呼吸困难消失42例，有明显的临床效果。

【来源】连秀娜，山西中医，2002.18（4）：10

延胡索

【来源】为罂粟科植物延胡索的块茎。

【别名】延胡，玄胡索，元胡索。

【处方用名】延胡索，玄胡索，元胡索，酒元胡。

【用法用量】常用量 5 ~ 10 克；研末服，每次 1.5 ~ 3 克，用温开水送服。

【产地采收】人工栽培，主产于浙江。亦有野生的。在立夏后采挖，除去苗叶和须根，洗净，分开大小，入沸水中烫煮约三分钟，见内外变黄时捞起晒干贮存。以个大、饱满、质坚、色黄、内色黄亮者为佳。

【炮制研究】延胡索有切制和醋制。醋制可加强止痛之功。

【性味归经】辛，苦，温。归心、肝、胃经。

【功能主治】活血，行气，止痛。治心腹腰膝诸痛，月经不调，崩中，产后血晕，恶露不尽，跌打损伤。

【现代研究】本品含有多种生物碱，有延胡索甲素、乙素、丙素、去氢延胡索甲素、左旋掌叶防已碱等。本品的多种制剂均有明显镇痛作用，尤以醇提浸膏、醋制流浸膏及散剂作用最为明显。还有镇静催眠作用及抗溃疡作用。此外，延胡索可增加心脏冠脉流量，对心肌坏死有一定的保护作用，有抗心律失常、降低血压、降血脂作用。

【常用单方】

【方一】

延胡索适量

【用法】取上药，研为细粉。每次 5 ~ 10 克，每天 3 次，用开水冲服。房颤患者在复律期间可服用 12 克，每天 3 次，疗程 4~8 周。

【功能主治】抗心律失常。主治心律失常。症见胸闷不适、心悸心慌、脉律不齐。

【疗效】应用本方治疗多种心律失常 48 例（包括房性早搏、阵发性房颤和阵发性室上性心动过速），显效 15 例，明显好转 7 例，好转 4 例，无效 22 例，总有效率为 84%。其中持续性房颤 17 例有 6 例转为窦性心律。一般起效时间为 1 ~ 10 天。

【来源】马胜兴等，北京医学，1984.6（3）：176

郁金

【来源】本品为姜科植物温郁金、姜黄、广西莪术或蓬莪术的干燥块根。

【别名】玉金。

【处方用名】广郁金，川郁金。

【用法用量】常用量 3 ~ 12 克，水煎服。

【产地采收】以产于浙江温州地区的温郁金（黑郁金）最为有名。以个大、外皮少皱缩、断面灰黑色为佳。另有主产于四川的黄郁金，以个大、肥满，外皮皱纹细、断面橙黄色为佳。秋冬两季植株枯萎时采挖，摘取块根，除去须根，洗净泥土，入沸水中煮透，取出，晒干，阴凉干燥处贮存。

【炮制研究】洗净，润透，切薄片，干燥；或洗净，干燥，打碎。

【性味归经】辛、苦，寒。归肝、心、肺经。

【功能主治】行气化瘀，清心解郁，利胆退黄。用于经闭痛经，胸腹胀痛、刺痛，热病神昏，癫痫发狂，黄疸尿赤。

注意事项：阴虚失血及无气滞血瘀者忌服。孕妇慎服。《十九畏歌诀》："丁香莫与郁金见"，可供使用时参考。

【现代研究】本品主含挥发油。具有免疫抑制和中枢抑制作用。郁金油能有效地防止自由基对心肌的损伤。还能防治中毒性肝损伤。温郁金水煎剂和煎剂酒精沉淀物水溶液，对早期妊娠均有显著的终止作用。此外，郁金水浸剂对多种致病真菌有抑制作用。

【常用单方】

【方一】

郁金适量

【用法】取上药，研为细粉。每次5克，每天3次，口服，连服1个月以上。

【功能主治】行气止痛、护肝退黄。主治病毒性肝炎。症见胁肋疼痛、食欲不振、身目发黄、小便黄赤、肝脾肿大、转氨酶升高等。

【疗效】应用本方治疗33例，自觉症状消失21例，减轻11例，占99.9%；有明显体征的26例，14例完全消失，9例减轻，占88.5%。所有病例在治疗后转氨酶都有明显好转。

【来源】罗振麟，江西中医药，1960.（12）：21

【方二】

郁金适量

【用法】每次取上药9克，红枣3枚，冰片3克。先煎红枣去核，与郁金、冰片共捣成泥状。左侧乳痈塞右鼻孔，右侧乳痈则塞左鼻孔，每天1次，每次用1/4量，一般用药2次即愈。

【功能主治】行气活血、清热消肿。主治急性乳腺炎。

【疗效】应用本方治疗70例，有效率为96%。

【来源】江苏中医杂志，1982.（3）：15

【方三】

川郁金适量

【用法】 取上药，研为细粉，或制成片剂。口服，开始服 5～10 克，每天 3 次。如无不适反应，可加大到 10～15 克，每天 3 次。3 个月为 1 个疗程。

【功能主治】 宁心安神。主治早搏。症见心悸心慌、胸闷烦懊、脉律不齐等。

【疗效】 应用本方治疗 56 例，其中室性早搏 52 例，有效 34 例；交界性早搏 2 例，有效 1 例；房性早搏 2 例，均无效。

【来源】 马胜兴等，北京中医，1984.（3）：18

丹参

【来源】 为唇形科多年生草本植物丹参的根。

【别名】 紫丹参、赤丹参、血丹参。

【处方用名】 丹参、酒炒丹参、炒丹参、丹参炭。

【用法用量】 常用量 5～30 克，水煎服。

【产地采收】 全国大部分地区均有生产。主产于河北、安徽、江苏、四川等地。秋季采挖，除去茎叶，洗净泥土，润透后切片，晒干。以条粗、内紫黑色、有菊花状白点者为佳。

【炮制研究】 丹参有生用或酒炒用。酒炒可增强活血之功。

【性味归经】 苦，微寒。归心、心包、肝经。

【功能主治】 活血祛瘀，凉血消痈，养血安神。用于妇女月经不调、血滞经闭、产后瘀滞腹痛、心腹疼痛、癥瘕积聚以及肢体疼痛等证，还可治疗疮疡痈肿、热病烦躁昏迷、杂病心悸失眠等。

注意事项：本品不宜与藜芦同用。

【现代研究】 丹参含有丹参酮、隐丹参酮、丹参醌等。具有减慢心律、降低血压、增加心脏冠脉血流量、降低血脂、抗凝血、抗炎、抗自由基等作用。此外，丹参煎剂对肝损伤有保护作用。丹参注射液有镇痛及中枢抑制作用，还能促进组织愈合。

【常用单方】

【方一】

丹参适量

【用法】 取上药，晒干后切片，加水煎煮取汁 2 次，过滤，滤液合并煎成 30%～50% 的煎剂，临用时酌加糖浆。每次服 30～50 毫升，每天 2～3 次，连服 2～3 个月。

【功能主治】活血化瘀、软坚散结。主治晚期血吸虫病所致肝脾肿大。

【疗效】应用本方治疗 43 例，肝肿缩小者占 44.4%，变软者为 55.5%；脾肿大缩小者占 48.8%，变软者为 53.6%，且对肝功能也有改善。

【来源】吴益生等，中华医学杂志，1958，44（6）：342

【方二】

丹参 1000 克

【用法】取上药 30 克，水煎。每天 1 剂，早晚分 2 次口服，30 天为 1 个疗程。

【功能主治】补心安神。主治神经衰弱。症见失眠多梦、健忘怔忡、惊悸心慌等。

【疗效】应用本方治疗 100 例，治愈 25 例，显效 50 例，有效 25 例，总有效率为 100%。

【来源】顾华青，山西医药杂志，1988，17（6）：367

【方三】

白花丹参适量

【用法】取上药，晒干，碎为细末，加入 55 度白酒浸泡 15 天，配制成 5%～10% 的白花丹参酒。每次饮服 20～30 毫升，每天 3 次。如病情严重、疼痛剧烈者，而且又会饮酒者，每次可服 50 毫升，每天 2～3 次，或顿服药酒至醉为度。

【功能主治】活血通脉。主治血栓闭塞性脉管炎。症见下肢肢端疼痛，足趾持续变冷，皮肤苍白或青紫，天寒时尤其明显，足背动脉搏动减弱甚或消失，有间歇性跛行史等。

【疗效】应用本方治疗 34 例，临床治愈 15 例，显效 9 例，好转 3 例，无效 7 例，总有效率为 90.2%。

【来源】《中药大辞典》

益母草

【来源】本品为唇形科一年生或二年生草本植物益母草的全草。

【别名】坤草、茺蔚、野麻、九塔花、山麻、红花艾、益母蒿。

【处方用名】益母草、坤草。

【用法用量】常用量 10~30 克。外用适量，取鲜品洗净，捣烂外敷。

【产地采收】全国大部分地区均有出产，通常在 5~6 月间花期采收，割取全草，晒干。以茎细、质嫩、色绿、无杂质者为佳。

【炮制研究】切段晒干或熬膏用。

【性味归经】辛、苦、微寒。归肝、心、膀胱经。

【功能主治】活血祛瘀，利尿消肿。用于妇女血脉阻滞之月经不调、经行不畅、小腹胀痛、经闭、产后瘀阻腹痛、恶露不尽，以及跌打损伤、瘀血作痛等证，还可用于小便不利、水肿。本品又能清热解毒，适用于疮痈肿毒、皮肤痒疹，可同时内服外用。

注意事项：如血气虚寒者及孕妇慎用。

【毒副作用】益母草大剂量水煎服会造成不同程度的肾脏形态学改变。

【现代研究】本品含有益母草碱，还含有水苏碱、亚麻酸、油酸、月桂酸、苯甲酸、芸香酸及延胡索酸等。具有兴奋子宫、抗着床、抗早孕的作用。能强心，增加冠脉血流量和心肌营养血流量的作用，还能减慢心律。并能扩张血管，显示一定的降血压作用。对血小板聚集、血栓形成、纤维蛋白血栓形成以及红细胞的聚集性均有抑制作用。此外，能改善肾功能，有一定的利尿作用。

【常用单方】

【方一】

益母草 15~20 克

【用法】取上药，水煎。每天 1 剂，连服 1 周。

【功能主治】活血调经、祛瘀生新。主治月经不调，产后子宫出血、子宫复旧不全、月经过多等。

【疗效】应用本方治疗产后子宫复旧不全有较好的疗效。

【来源】傅兴生，中华妇产科杂志，1956.（2）：202

【方二】

益母草干品 90~120 克（鲜品加倍）

【用法】取上药，加水 700 毫升，文火煎至 300 毫升，去渣。每天分 2~3 次温服。

【功能主治】利水消肿。主治急性肾炎。

【疗效】应用本方治疗 80 例，除 9 例兼用抗生素外，皆单用本方治愈。

【来源】姚秩尘，中医杂志，1966.（4）：26

【方三】

益母草干品 15 克（鲜品 30 克）

【用法】 取上药，准备下蛋的黄雌鸡 1 只，重约 1 千克。宰杀后去其内脏洗净，将切好的益母草加少许盐、姜和米酒调味，放入鸡腹内，然后把整只鸡置于有盖的大碗内，加少量清水盖好，再放入大锅内隔水用文火炖至熟烂。晚上连鸡肉、药、汤一起吃，吃不完次日晚上再吃。一般服 1~2 只即可怀孕。

【功能主治】 调经嗣育。主治妇女不孕症。

【疗效】 应用本方治疗 4 例，全部获效。

【来源】 贾艳英，广西中医药，1993.16（6）：33

鸡血藤

【来源】 本品为豆科植物密花豆的干燥藤茎。

【别名】 血风藤。

【处方用名】 鸡血藤。

【用法用量】 常用量 9~15 克，水煎服。

【产地采收】 鸡血藤产于广西、广东、江西、云南等地。秋季割取藤茎晒干。产于两广地区的鸡血藤以条匀、断面有赤褐色层圈、有渗出物者为佳；产于云南、江西等地的鸡血藤以外皮灰褐色、内肉淡棕黄色、无层圈者为佳。

【炮制研究】 鸡血藤有润透切片生用和熬膏用。鸡血藤膏功用与鸡血藤相同，而补血的作用较佳。

【性味归经】 苦、甘，温。归肝、肾经。

【功能主治】 补血，活血，通络。用于月经不调，血虚萎黄，麻木瘫痪，风湿痹痛。

【现代研究】 本品主要含有异黄酮类、三萜及自体等类型的化合物。具有增加动脉血流量、降低血管阻力、抑制血小板聚集和升高白细胞的作用。并能降脂和对抗动脉粥样硬化。此外，尚有一定的镇静催眠作用。

【常用单方】

【方一】

鸡血藤浆

【用法】 取上药 10 毫升，每天 3 次，口服，儿童酌减。

【功能主治】 补血升白。主治放射线引起的白细胞减少症。

【疗效】应用本方治疗 30 例，疗效满意。一般用药第 3 天起白细胞即有明显上升，中性细胞、红细胞、血色素也略有增高。

【来源】陈禾芬，上海中医药杂志，1965.（9）：16

【方二】

鸡血藤 60~90 克

【用法】取上药，加水煎煮 2 次，每次 30 分钟。分 2 次口服，早晚各 1 次。

【功能主治】活血消肿。主治急性乳腺炎早期。

【疗效】应用本方治疗 24 例，治愈 21 例，好转 2 例，无效 1 例。

【来源】杨中学，中医杂志，1984.（8）：27

【方三】

鸡血藤 50 克

【用法】取上药水煎服，每日 1 次。

【功能主治】养心血，安心神。主治血虚失眠。

【疗效】应用本方治疗，半月后睡眠改善。

【来源】王冠民，新中医，2002.34（10）：60

桃仁

【来源】本品为蔷薇科植物桃或山桃的干燥成熟种子。

【别名】毛桃仁、扁桃仁、大桃仁。

【处方用名】桃仁、炒桃仁。

【用法用量】常用量 6~9 克，水煎服，或入丸散剂。外用适量，捣敷或制膏用。

【产地采收】全国各地均有栽培。果实成熟后收集果核，除去果肉及核壳，取出种子，晒干。以颗粒饱满、整齐、不破碎为佳。

【炮制研究】桃仁有生用、炒用。用时捣碎。

【性味归经】苦、甘，平。归心、肝、大肠经。

【功能主治】活血祛瘀，润肠通便。本品祛瘀之力较强，用于瘀血阻滞所致的多种病症。用治血瘀经闭、痛经等，常与红花、川芎、当归等配伍；治疗跌打损伤之瘀血作痛，可与红花、酒大黄、川芎等同用；治疗肠痈、肺痈初起属热郁瘀滞者，常配大黄、丹皮或苇茎，冬瓜仁等同用。用于肠燥便秘，常配伍火麻仁、瓜蒌仁等同用。

注意事项：孕妇慎用，如大量服用能引起中毒。

【毒副作用】桃仁中含苦杏仁苷，在胃中苦杏仁苷酶的作用下水解，释放出毒性极大的氢氰酸（HCN），大量 HCN 对中枢先兴奋后抑制，引起惊厥，然后麻痹，并抑制细胞呼吸酯系统，抑制细胞氧化反应，出现组织窒息，最终因呼吸麻痹而死亡。

【现代研究】桃仁含有苦杏仁苷、苦杏仁酶、挥发油、脂肪油等。具有改善血液流变性、增加脑血流量、降低血管阻力、抗凝血等作用，对改善肝脏表面局部微循环也有一定作用。所含脂肪油能润滑肠道，利于通便。还有一定的镇咳祛痰作用。此外，尚有抗炎、抗菌、镇痛、抗过敏等作用。

【常用单方】

【方一】

桃仁 20 克

【用法】取上药研细末；在锅内炼猪大油，取汁 20ml，趁热纳桃仁细末，搅匀，放冷成膏，用时涂患处，每日 3 次。

【功能主治】活血润肤。主治唇风。主治好发于春、秋季，儿科多见，临床表现为唇部红肿、痒痛、干燥、日久干裂流水等。

【疗效】应用本法治疗 20 例，治愈 17 例，平均用药 3 天即愈。

【来源】宋春霞等，中医外治杂志 2001.10（3）：41

【方二】

生桃仁 30 粒

【用法】取上药捣成泥状，香油拌匀，外敷患处，每日换药一次，连用 7 天。

【功能主治】活血消肿解毒。主治身体表面无名肿毒。

【疗效】本法疗效好，此外，桃仁配马齿苋共捣成泥状，外敷患处，可治带状疱疹。

【来源】王冠民，新中医，2002.34（10）：60

【方三】

去皮尖桃仁 40~50 枚，盐酸黄连素片 7~10 片。

【用法】取上药共研细末，另取熬化的猪油 20ml，香油 10ml，将上药拌匀成糊状，贮瓶内备用，每日外涂 2 次，一般 3~5 天即愈。

【功能主治】活血润燥。主治火毒蕴结所致口疮，口角炎，口腔溃疡，唇痒干裂。

【疗效】此法为作者家父成九轩经验所得，疗效满意。

【来源】成文尧，中医杂志，2003.44（3）：172

红花

【来源】本品为菊科二年生草本植物红花的筒状花冠。

【别名】红蓝花、杜红花、散红花、草红花、本红花。

【处方用名】红花。

【用法用量】常用量3~9克，水煎服。

【产地采收】红花产于河南、湖北、四川、云南、浙江等地，均为栽培。夏季开花，当花色有黄转为鲜红时采摘，阴干。以花片长、色鲜红、质柔软者为佳。

【炮制研究】生用。

【性味归经】辛，温。归心、肝经。

【功能主治】活血通经，通经止痛。本品活血祛瘀之功甚佳，古代多用于妇科、外科血瘀病症，近年广泛用于临床各科多种瘀血阻滞或血行不畅之证，常与桃仁相须配伍使用。用治血瘀经闭、痛经、产后瘀阻腹痛、癥瘕积聚、跌打损伤瘀痛等证，常与桃仁、当归、川芎、赤芍、地黄同用，即桃红四物汤；治疗热郁血滞之斑疹，可与当归、紫草、大青叶等配伍，如当归红花饮；治疗胸痹心痛，可与丹参、川芎等同用；治疗脱疽证属气滞血瘀者，常与桃仁、当归、乳香、没药同用。

注意事项：月经过多、有出血倾向者不宜用，孕妇忌用。

【毒副作用】动物实验观察到大剂量红花煎剂可导致早孕大鼠流产率显著升高。

【现代研究】红花含有红花黄色素和红花甙。具有兴奋子宫、降血压、兴奋心脏、增加冠脉血流量和心肌营养性血流量的作用。此外，有一定的抗心律失常作用，能抑制血小板聚集和增强纤维蛋白溶解，还有免疫抑制作用和镇痛、镇静和抗惊厥作用。

【常用单方】

【方一】

红花500克

【用法】取上药，加水7000毫升，煎2个小时后，红花颜色呈白色，滤过取液，再用小火熬3~4小时，使成胶状为止，冷却后即可使用。用时涂于纱布上敷患处，覆以消毒纱布固定，隔天换药1次。

【功能主治】活血消疮。主治褥疮。

【疗效】应用本方治疗本病有效。

【来源】中华外科杂志，1961.8（9）：566

【方二】

红花60克

【用法】取上药，加大枣12枚以及水300毫升，煎至150毫升，过滤取液加蜂蜜60克调匀。空腹温取，吃枣，每天1次，连服20剂。

【功能主治】活血生肌愈疡。主治十二指肠球部溃疡。

【疗效】应用本方治疗12例，均获近期治愈。

【来源】纪同华，山东中医杂志，1985.（4）：20

【方三】

藏红花2克

【用法】取上药，加入猪瘦肉50~100克中，再加白糖适量蒸熟。口服，隔天1次。

【功能主治】活血消斑。主治离心型环形红斑。症见双膝关节处、胸前部及双前臂有如银圆及钱币大小不等的淡红色斑疹。

【疗效】应用本方治疗22例，分别于用药75天和86天后治愈。

【来源】龙海山，湖南中医杂志，1985.1（4）：14

五灵脂

【来源】本品为鼯鼠科复齿鼯鼠或其近缘动物的粪便。

【别名】灵脂、糖灵脂、灵脂米。

【处方用名】五灵脂、酒灵脂、醋灵脂、炒五灵脂。

【用法用量】常用量3~9克。布包煎，或入丸散，外用适量。

【产地采收】主产于河北、山西、甘肃等地。春、秋二季于其穴居处掏取，拣尽杂质，晒干。如许多粪粒凝结成块状的称"灵脂块"，又称"糖灵脂"，质佳；如粪粒松散成米粒状的，称"灵脂米"，质量较次。

【炮制研究】多酒炒或醋炒用。

【性味归经】苦，甘，温。归肝经。

【功能主治】活血止痛、化瘀止血。用于瘀血阻滞所致的痛经、经闭、产后瘀阻腹痛，以及胸痛、脘腹疼痛等证。五灵脂擅治血滞诸痛，常与蒲黄配伍，即失笑散。用于出血而内有瘀滞的病症，如妇女崩漏经多。尚可解蛇虫毒，可内服、外敷。

注意事项：不宜与人参同用，孕妇慎用。

【现代研究】五灵脂含有三萜酸和二萜酸成分，有马斯里酸、熊果酸、委陵菜酸、坡模醇酸等，还含有邻苯二酚、尿囊素、原儿茶酸等。具有抑制血小板聚集、增加冠脉流量、抑菌、抗炎作用。此外，还能缓解平滑肌痉挛、增强机体免疫功能、改善微循环等。

【常用单方】

【方一】

五灵脂适量

【用法】取上药，置锅内加热，随炒随加米醋拌匀，待嗅到药味后，取出研细末。每次 6 克，每天 3 次，用黄酒送服。

【功能主治】散瘀止痛。主治产后子宫复旧不全。

【疗效】应用本方治疗 24 例，通常服用 1 天后痛减，2 天后痊愈。

【来源】邹焕然等，广东医学（祖国医学版），1966.（2）：21

【方二】

五灵脂适量

【用法】取上药，研细面炼蜜为丸，每丸 9 克，每次 2 丸，每日 3 次，连续治疗 8 周。

【功能主治】抑制皮肤结缔组织增生、并促使其纤维束融合皱缩。主治瘢痕疙瘩。

【疗效】应用五灵脂丸治疗瘢痕疙瘩并与皮质类固醇激素局部封闭的治疗方法进行对比，取得满意临床疗效，无 1 例出现副作用。

【来源】武水斗，北京中医药大学学报（中医临床版）2006.13（4）：23～24

牛膝

【来源】本品为苋科多年生草本植物牛膝和川牛膝的干燥根。前者习称怀牛膝，后者称川牛膝。

【别名】牛茎、百倍、山苋菜、对节菜。

【处方用名】川牛膝、怀牛膝、淮牛膝。

【用法用量】常用量 6~15 克，水煎服。

【产地采收】怀牛膝主产于河南，河北、山西、山东、辽宁等地也有引种；川牛膝主产于四川、云南、贵州。冬季苗枯时挖根，干燥或经硫黄熏后保存。以根粗长、皮细坚实、色淡黄者为佳。

【炮制研究】切片生用或酒炒用或盐制。酒炒用于活血，盐制可入肝肾。

【性味归经】苦、酸、平。归肝、肾经。

【功能主治】活血化瘀、补肝肾、强筋骨、利尿通淋、引血下行。适用于月经不调、经行不畅、痛经、闭经、产后腹痛、难产、跌打伤痛，或肝肾不足引起的腰膝酸痛、筋骨痹痛、痿弱无力，或湿热下注之小便不利，以及吐血、衄血及头痛眩晕等证。怀牛膝功偏补益肝肾、强壮筋骨；而川牛膝则功偏活血化瘀、利尿通淋、引血下行。

注意事项：孕妇及月经过多者忌服。

【现代研究】牛膝含有昆虫变态激素，有促脱皮甾酮、牛膝甾酮、紫茎牛膝甾酮，三萜皂甙经水解后为齐墩果酸，尚有多糖类成分。具有较强的促进蛋白质合成的作用。能兴奋子宫，有明显的抗生育、抗着床、抗早孕作用。还有降低全血黏度、红细胞压积、红细胞聚集指数、延长凝血时间和短暂的降血压作用。此外，尚有抗炎、镇痛、消肿等作用。

【常用单方】

【方一】

怀牛膝 100 克

【用法】取上药 50 克，水煎服，早晚各一次；另 50 克水煎后稍冷片刻，用毛巾浸湿外敷患处，每次热敷 30 分钟，每晚一次。

【功能主治】活血祛瘀，补肝肾，强筋骨。主治膝关节炎。主治膝关节疼痛，活动不利，或肿胀，不红，站立或行走后加重。

【疗效】治疗一例 45 岁女患者，治疗 7 天症状明显减轻，又予 10 剂而愈，随访未复发。

【来源】吴敏田等，河南中医药学刊，1995.10（4）：60

【方二】

牛膝 30 克

【用法】取上药，水煎服，日一剂，分 3 次口服。

【功能主治】活血祛瘀，补肝肾，强筋骨。主治足跟痛，站立或行走后加重，休息后稍轻。

【疗效】治疗一例 49 岁男患者，治疗 15 天症状明显减轻，又予 15 剂而愈，随访半年未复发。

【来源】贾长文，中医杂志，2004.45（5）：333

【方三】

牛膝 30 克

【用法】取上药，水煎服，日 2 次。

【功能主治】引血下行，回乳。主治乳汁过多者。

【疗效】对乳汁过多者单用牛膝即可使乳汁回到适当的量，此法简便有效，一般当天即可明显减少。但尚不能完全断乳。

【来源】姜寅光，中医杂志，2004.45（5）：333

穿山甲

【来源】本品为鲮鲤科动物穿山甲的鳞甲。

【别名】鲮鲤、龙鲤、石鲮鱼。

【处方用名】穿山甲、炙山甲、炙甲片、炮甲珠。

【用法用量】常用量 3~10 克，亦可研末冲服，每次 1~1.5 克。

【产地采收】产于广西、贵州、广东、云南、湖南、福建、台湾等地。全年均可捕捉，杀死后置沸水中略烫，取下鳞甲，洗净，晒干。以片匀、色青黑、无腥气、不带皮肉为佳。

【炮制研究】穿山甲有生用、烫制和醋制。一般炮炙后用，用时捣碎。

【性味归经】咸，微寒。归肝、胃经。

【功能主治】活血通经，下乳，消肿排脓。穿山甲其性善于走窜，活血散瘀之力较强，能通行经络而直达病所，主治血滞经闭、癥瘕痞块，以及风湿痹痛、疮痈肿毒、乳汁不通等多种病症。

注意事项：孕妇慎用。

【现代研究】本品含有硬脂酸、胆甾醇等，又含有锌、钠、钛等 18 种微量元素，水溶液中含有多种氨基酸。具有扩张血管、增加血流量、延长凝血时间、降低血液黏度、升高白细胞、抗炎、提高缺氧耐受力等作用。

【常用单方】

【方一】

5 分硬币样大的穿山甲 1 片

【用法】取上药，利用它的天然边缘，刮白斑之处，若在阳面从下向上，若在阴面从上而下，即顺着经络的循行方向，由轻到重连刮 60 次，以发红为度，不能出血。每天 2 次，刮 1 周后白斑可逐渐消失。

【功能主治】活血祛斑。主治白癜风。

【疗效】应用本方治疗本病有效。

【来源】阚金铭，四川中医，1991.（1）：37

【方二】

穿山甲适量

【用法】取上药，研成细末。冲服，每次1.5~3克，每天3次。

【功能主治】散瘀通脉。主治结节性动脉周围炎。症见局部肿胀疼痛，有散在性大小不等的结节，呈潮红色，坚硬刺痛，舌质淡，脉沉迟有力。

【疗效】应用本方治疗本病有效。

【来源】李怀生，新中医，1991.（10）：18

【方三】

穿山甲适量

【用法】取上药焙焦研细末，每次空腹用黄酒冲服1.5克~2克，每日2次，15天为1个疗程。

【功能主治】活血通络。主治肩周炎。

【疗效】治疗28例，疗效显著，7天以上症状明显减轻，1个月左右痊愈。

【来源】骆楚钢，中医杂志，2002.43（3）：171

第十章　止血药与土单方

凡功能制止体内外出血的药物，称为止血药。

血液为人体重要的物质，凡出血之证，如不及时有效的制止，致使血液耗损，则造成机体衰弱，甚至危及生命，故止血药的应用具有重要的意义。止血药主要适用于各部位出血病症，如咯血、衄血、吐血、尿血、便血、崩漏、紫癜及创伤出血等。

止血药的药性各有不同，如药性寒凉，功能凉血止血，适用于血热之出血；药性温热，能温经止血，适用于虚寒出血；兼有化瘀作用，功能化瘀止血，适用于出血而兼有瘀血者；药性收敛，功能收敛止血，可用于出血日久不止等。

止血药应用注意事项：

1. 止血药以其药性区分有凉血止血、温经止血、化瘀止血、收敛止血之不同，临床应用须根据药性选择相适应的药物进行治疗。

2. 止血药是治标之品，临床应用需配合相应的药物如清热药、温热药、活血化瘀药以及补益药，以标本兼治之。

3. 凉血止血药一般忌用于虚寒之症，温经止血药忌用于热盛之症，收敛止血药主要适用于出血日久不止而无邪瘀之症，以免留瘀留邪之弊。

4. 大量出血每有气随血脱、亡阳、亡阴之症，首应考虑大补元气、急救回阳，以免贻误病机。

5. 止血药用量与用法各自不同，有需炒炭者（艾叶），有不需炒者（三七），有主要用于汤剂者（蒲黄），有直接研粉吞服者（白芨），有需用量较大者（仙鹤草），当各随药性用之。

大蓟

【来源】大蓟为菊科多年生草本植物大蓟的全草或根。

【别名】马蓟、虎蓟、刺蓟。

【处方用名】大蓟草、大蓟。

【用法用量】 常用量：10~15克，鲜草可用30克~60克。

【产地采收】 全国大部分地区均产，多为野生品。地上部分以色灰绿，无杂质者为佳；根以粗壮无须根芦头者为佳。贮藏宜放箱内或其他容器内，置通风干燥处，防霉蛀。夏、秋季花期时割取全草，秋末挖取根部，晒干。

【炮制研究】 洗净，晒干，切碎用。

【性味归经】 味甘，性凉。主归肝、脾经。

【功能主治】 有凉血止血、散瘀消痈的作用。主治血热妄行之吐血、咯血、衄血、便血、尿血、血淋、崩漏，以及痈肿疮疡、肠痈、肺痈等。水煎服，常用量为5~10克，鲜品30~60克，止血多炒炭用。外用适量，捣敷，或绞汁涂搽。

因其性寒凉，凡脾胃虚寒、胃弱食少便溏者或无瘀滞者慎用。

【现代研究】 现代研究表明，大蓟主含蓟素、芸香甙、菊糖、豆甾醇、β-谷甾醇、木犀草素-7-葡萄糖甙等。其水煎液能使凝血时间明显缩短而具有止血作用。此外，还有降压、抑菌、抗病毒等作用。

【常用单方】

【方一】

干大蓟根100克

【用法】 取上药，水煎。每天1剂，分2次口服，连服3个月为1个疗程。如每剂中加瘦猪肉30~60克，或猪肺30克同煎更好。有效而未愈者可继续连服2个疗程。

【功能主治】 杀虫治痨。主治肺结核。

【疗效】 据萧天仁报道，应用本方治疗26例，痊愈4例，好转17例，无效5例，总有效率为80.8%。

【来源】 浙江中医杂志，1987，22（11）：487。

【方二】

大蓟干根适量

【用法】 取上药，加水浸泡约半小时，煎煮3次，每次煮沸半小时，滤液合并浓缩成每100毫升相当于生药15克的煎剂。每天早晚各服1次，每次100毫升。或用大蓟干燥根1000克，按常法煎煮3次，待煎煮液浓缩至浸膏状，加入20%~30%干淀粉，干燥后，磨粉过100目筛，制颗粒压片，每片重0.65克。口服，每天3次，每次4片。

【功能主治】 降血压、止血。主治高血压和各种出血症。

【疗效】 据原南京药学院屠钧德等报道，应用本方治疗72例，显效17

例，有效 45 例，无效 10 例，总有效率为 86.1%。

【来源】中成药研究，1982.（8）：36

【方三】

大蓟根 30 克

【用法】水煎服，每天 2 次。

【功能主治】利湿化浊。主治乳糜尿。

【来源】《浙江民间常用草药》

小蓟

【来源】小蓟为菊科多年生草本植物刺儿菜的地上部分。

【别名】猫蓟。

【处方用名】小蓟、小蓟炭。

【用法用量】水煎服，常用量为 5～10 克，鲜品用 30～60 克。外用适量，捣敷。

【产地采收】夏季花期采割地上部分，洗净，晒干。

【炮制研究】生用凉血止血、解毒消痈效果好，炒炭用止血力强。

【性味归经】甘凉，入心、肝经。

【功能主治】凉血止血，消散痈肿，利尿。用于尿血、崩漏、咯血，鼻衄、血淋、疮痈、湿热黄疸、肾炎、高血压。脾胃虚寒者慎用。

【现代研究】现代研究表明，小蓟含有芸香甙、原儿茶酸、咖啡酸、绿原酸、胆碱、蒲公英甾醇等。其 10% 的浸剂可使出血时间明显缩短。水煎剂对溶血性链球菌、肺炎球菌、白喉杆菌及人型结核菌有一定抑制作用。此外，其煎剂对肠平滑肌有抑制作用，对中毒性肝炎有预防及治疗作用。

【常用单方】

【方一】

小蓟干根 30 克（或鲜根 60 克）

【用法】取上药水煎 0.5～1 小时，过滤，加糖。睡前顿服。小儿 1～3 岁、4～6 岁及 7～12 岁分别服成人的 1/4.1/3 及 1/2 量，乳儿不用。20～30 天为 1 个疗程。部分病程较短的病例以 7～10 天为 1 个疗程。

【功能主治】清热解毒。主治病毒性肝炎无严重肝功能不良及恶性肝炎之征象者。症见头晕、倦怠、失眠、肝区疼痛、肝脏肿大、肝功能异常等。

【疗效】据中国医学科学院陕西分院报道，应用本方治疗 221 例，急性肝炎的有效率为 77.9%，慢性迁延型肝炎的有效率为 42.8%~60%。

【来源】医学科学参考资料，1962.（1）：27.

【方二】

小蓟全草适量

【用法】取上药，洗净晒干。每次用 50 克，加水煎煮 2 次，合并药液，浓缩成 100 毫升。成人每次服 50 毫升，小儿酌减，隔天 1 剂，共服 3 剂。

【功能主治】预防菌痢。主治细菌性痢疾。

【疗效】据北京大兴区卫生防疫站报道，从与菌痢病人接触之日起 2~3 天内服用本方，通过观察 99 人，均无发病，其疗效优于服用痢特灵者。

【来源】新医学，1974.（7）：333.

【方三】

鲜小蓟 120 克

【用法】取上药，与精猪肉 120 克共煮，待肉烂，去渣。吃肉喝汤，3~5 天吃 1 次，连用 3~5 次。

【功能主治】清热平喘。主治哮喘。症见哮喘时发、发时声如曳锯、头上汗出、口干作渴等属热哮者。

【疗效】据孙秉华报道，应用本方治疗本病确有疗效。

【来源】江苏中医，1982.（6）：30.

地榆

【来源】地榆为蔷薇科多年生草本植物地榆的根。

【别名】山红枣根、枣儿红、赤地榆。

【处方用名】地榆炭（炒至外黑内呈老黄色为度，用以止血）、生地榆（研末，外用可治烫伤）。

【用法用量】3~10 克，煎服。外用适量。

【产地采收】我国大部分地区均产。以浙江、江苏、山东、安徽、河北等地最多。以条粗、质坚、断面粉红色者为佳。贮藏宜放木箱内或其他容器内，置通风干燥处，防霉。

【炮制研究】生用凉血清热，炒炭用止血力强。

【性味归经】苦、酸，微寒。入大肠经。

【功能主治】有凉血止血、清热解毒、收涩敛疮的功效。主治便血、血痢、痔疮出血、崩漏、吐血、衄血、咯血、热毒疮痈、水火烫伤、湿疹、阴痒等。

1. 用于便血、血痢、痔疮出血、尿血、崩漏等症。

地榆凉血止血，善于治下部出血的病症，尤其对痔血、便血等症为常用之品，往往与槐花等药配合应用。

2. 用于烫伤、皮肤溃烂、流脂水、疼痛等症。

地榆泻火毒并有收敛作用，烫伤后，取生地榆研极细末，麻油调敷，可使脂水减少，疼痛减轻，愈合加速，为治烫伤要药。

本品酸涩性凉，虚寒性出血及出血挟瘀者均应慎用。禁用于大面积烧烫伤患者，以免引起药物性肝炎。

【现代研究】现代研究表明，地榆含有鞣质约17%、三萜皂甙2.5%~4%。生地榆、地榆水提物、地榆炭、地榆制剂都可止血。地榆对大肠杆菌、痢疾杆菌、伤寒杆菌等多种细菌均有抑制作用。地榆水提取剂有抗炎和促进伤口早期愈合的作用。此外，地榆还有镇吐、治烫伤和抗癌作用。

【常用单方】

【方一】

地榆75克

【用法】取上药水煎浓缩至200毫升。每次服10毫升，每天3次。

【功能主治】凉血止血。主治胃、十二指肠溃疡出血。

【疗效】据孙绍武报道，应用本方治疗20例，其中胃溃疡出血者11例，十二指肠出血者6例，胃及十二指肠出血者2例，胃溃疡疑似癌变出血者1例，服药最短3天，最长29天，全部病人均见效，大便由柏油色逐渐变褐，直至黄色。大便潜血试验阴转天数为3~29天，一般5~15天。

【来源】中华内科杂志，1960.（3）：249.

【方二】

地榆干品3000克

【用法】取上药，加水煎煮2次，过滤，浓缩至12000毫升。成人每次服30毫升（相当于生药7，5克），每天4次，小儿酌减。

【功能主治】凉血止血。浸润型肺结核、播散型肺结核、空洞型肺结核、其他型肺结核、支气管扩张、肺脓疡所致的咯血。

【疗效】据禹纯噗等报道，应用本方治疗74例，有效72例，无效2例，有效率为97.3%。服药时不能同服牛奶、鸡蛋等蛋白质类饮食，以免影响有效成分的吸收。同时对原发病灶做相应的治疗。

【来源】中医杂志，1984.（8）：33.

【方三】

地榆适量

【用法】 取上药,用火炙焦黄,研为细末,过 80 目筛。取凡士林适量,熔化,待冷却至将凝时加入药粉,调匀,配成 30% 的药膏,外敷患部。敷药膏前根据皮损情况,先用油类擦洗或用 1 : 8000 高锰酸钾溶液湿敷。

【功能主治】 清热燥湿、止痒收敛。主治各型湿疹(包括儿童湿疹)及湿疹样皮炎。

【疗效】 据汪心怡等报道,应用本方治疗湿疹、皮炎、足癣、瘙痒症等各种皮肤病 109 例,治愈 47 例,显效及有效 50 例,无效 12 例,总有效率为 89%。

【来源】 中华皮肤科杂志,1963.9(5):324.

苎麻根

【来源】 苎麻根为荨麻科多年生草本植物苎麻的根和根茎。

【别名】 苎麻头。

【处方用名】 苎麻根。

【用法用量】 6~10 克,煎服。外用适量,鲜品捣烂敷患处。

【产地采收】 主产山东、江苏等省。冬、春季采挖,洗净泥土,除去芦头及须根,晒干。

【炮制研究】 生用凉血解毒,炒用止血安胎。

【性味归经】 味甘,性寒。归肝、心、脾经。

【功能主治】 凉血止血、安胎、清热解毒、利尿。主治血热妄行所致的崩漏、胎漏下血、吐血、尿血、血淋、便血,以及胎动不安、湿热淋证、癃闭、热毒痈肿疮疡、丹毒、蛇虫咬伤等。

脾胃虚寒及血分无热者慎服。

【现代研究】 现代研究表明,本品含有酚类、三萜类、黄酮类、有机酸类、生物碱类等成分。野苎麻的提取物可使创面出血量减少、出血时间缩短。对革兰氏阳性菌和阴性菌均有抑制作用。

【常用单方】

【方一】

苎麻适量

【用法】 取上药,加水适量,煎煮 2 次,合并滤液,浓缩成 200%~300% 的苎麻根液。每天 60~90 毫升,分 3 次口服,至大便潜血试验阴转后

1天停药。亦可每天用30~60毫升在胃镜直视下喷射到出血病灶处，或同时用口服法和喷射法治疗。

【功能主治】凉血止血。主治胃、十二指肠溃疡出血。

【疗效】据李良胜等报道，应用本方治疗55例，治愈52例，无效3例，治愈率为94.5%。其中以口服法加喷射法疗效最好，口服法次之，喷射法最差。

【来源】中西医结合杂志，1986.6（8）：463.

【方二】

新鲜苎麻根适量

【用法】取上药，洗净，捣烂取汁。不时地搽抹患部，肿到什么部位搽到什么部位。如果伤势严重，肿痛特别厉害者，擦完后再将捣烂的苎麻叶包扎在伤口处，至肿痛消失为止。

【功能主治】解毒消肿。主治蜈蚣咬伤。

【疗效】据报道，应用本方治疗10多例，一般用药后2~3小时内肿痛消失。

【来源】上海中医药杂志，1982.（4）：33

【方三】

苎麻根30克

【用法】取上药，研成细粉，加醋调成糊状，涂患处，每天3~4次。

【功能主治】清热解毒。主治流行性腮腺炎，症见发热，双侧耳前下方及下颌肿痛。

【疗效】据黄天宝报道，应用本方治疗本病有较好的疗效。

【来源】福建中医药，1991.22（3）：21

紫珠

【来源】紫珠为马鞭草科小灌木植物杜虹花或紫珠的叶。

【别名】紫珠、紫珠草。

【处方用名】紫珠、紫珠草。

【用法用量】常用量：10~15克；研粉服，每次2~3克。外用适量，外洗或敷涂。

【产地采收】杜虹花主产浙江、福建、江西、广东、广西；大叶紫珠主产广东、广西、贵州、云南；裸花紫珠主产长江流域以南各省区。全年可采，以夏秋采收为好，晒干。

【性味归经】苦、涩、凉。入肝、脾经。

【功能主治】收敛止血，解毒疗疮。用于肺胃出血及多种外出血、烧伤烫伤、疮痈肿毒等。

虚寒出血者慎用。

【现代研究】现代研究表明，本品含有紫珠萜品烯酮、熊果酸、木犀草素、甲基山楂酸盐、β-谷甾醇等。能增加血小板，缩短出血时间、血块收缩时间及凝血时间，对纤溶系统具有显著的抑制作用，能呈现良好的止血作用。对多种致病菌有抑制作用，紫珠叶的抑菌作用较其花、根、茎、皮强。

【常用单方】

【方一】

紫珠草叶适量

【用法】取上药，研成细粉，经高温烘干后，密封备用。使用时先清洗创面，剪去水泡，撒上紫珠粉，包扎纱布，每天或隔天换药1次，换药时不必将药痂揭去，撒上药粉即可。如创面感染，应将药痂洗去，再撒上新紫珠粉。

【功能主治】清热泻火、解毒敛疮。主治烧伤。

【疗效】据王立刚报道，应用本方治疗20例，浅Ⅱ度者经2~3次换药，2天后痊愈；深度者经3~7次换药，2~5天痊愈。

【来源】赤脚医生杂志，1975.（2）：57.

【方二】

裸花紫珠干叶1000克

【用法】取上药，加水煮沸1小时后，滤出药液，再煎2次，将3次药液合并浓缩至1000毫升，冷却过滤，加防腐剂，经100℃灭菌30分钟，备用。治大面积烧伤、特殊部位、小儿烧伤，或用纱布贴敷容易脱落的创面，可用喷雾法：将紫珠液（家庭可装入带有喷头的洁净瓶中）直接喷布于创面上，每天2~3次。雾点愈细愈匀，效果愈好。治中小面积烧伤、深Ⅱ度及大水泡破溃创面，或受压部位、四肢关节屈侧、皮肤皱褶处创面及感染化脓的创面，用小纱布贴敷法：取多块3厘米见方（小儿1厘米见方）的灭菌小纱布，在100%紫珠液中充分浸泡后，紧密贴敷于创面上，每天在纱布上滴药液2~3次，以保持纱布湿润。待创面干燥，纱布下无积脓，并紧贴创面即可停止用药。如有积脓，及时清除更换纱布，待创面愈合后，纱布自行脱落，切忌人为撕去。治中小面积烧伤或Ⅲ度创面，用涂布法：将药液直接涂布在创面上，每天 2~3 次。

【功能主治】清热泻火、解毒敛疮。主治烧伤。

【疗效】据中国人民解放军第 162 医院报道，应用本方治疗 75 例，其中轻度 37 例，中度 18 例，重度 9 例，特重度 11 例，痊愈 71 例，无效 4例，总治愈率为 94.7%。

【来源】中草药通讯，1972.（3）：41.

【方三】

裸花紫珠干叶 3000 克

【用法】取上药，加水煮沸 1 小时后取汁，再煎 2 次，将 3 次药液合并浓缩至 1000 毫升，用纱布过滤得 3：1 水煎液，备用。用时先用生理盐水冲洗创面，将脓性分泌物及坏死组织清除干净，然后取单层纱布，剪成与创面等大为宜，浸湿药液覆盖创面，用胶布固定，每天换药 1 次。

【功能主治】解毒敛疮。主治化脓性皮肤溃疡。

【疗效】据中国人民解放军第 162 医院报道，应用本方治疗 232 例，治愈 228 例，好转 4 例，总有效率为 100%。

【来源】中草药通讯，1972.（2）：42.

白茅根

【来源】白茅根为禾本科多年生草本植物白茅的根茎。

【别名】兰根、地筋。

【处方用名】白茅根、茅根、鲜茅根、茅根炭。

【用法用量】常用量为 10~15 克，鲜品 30~60 克，大剂量可用至 250~500 克，水煎服也可捣汁服。

【产地采收】我国多数省区有产，主产华北地区。春季苗未出土或秋后苗枯时采挖，除去地上部分及须根，洗净，晒干。

【炮制研究】鲜茅根清热生津、凉血止血功力较干品为佳。炒炭后，可增强其止血作用。

【性味归经】甘寒，入肺、胃、膀胱经。

【功能主治】凉血止血、清热利尿、生津止渴。主治血热妄行之咯血、衄血、吐血、尿血、血淋，以及水肿、小便不利、热病呕哕、肺热咳喘、湿热黄疸等。

脾胃虚寒，尿多不渴者忌用。

【现代研究】 现代研究表明，白茅根含有芦竹素、白茅素、草酸、苹果酸、柠檬酸、葡萄糖、蔗糖等。白茅根粉能显著缩短血浆复钙时间而具有止血作用。白茅根水浸液和煎剂有利尿作用，服药 5~10 天时利尿作用最为明显。其煎剂对痢疾杆菌有明显抑制作用。此外，白茅根水浸液有降低血管通透性的作用。

【常用单方】

【方一】

白茅根 60 克

【用法】 水煎 2 次，分 2 次服，每天 1 剂。

【功能主治】 清热利湿退黄。主治病毒性肝炎。

【疗效】 据记载，应用本方治疗 28 例，临床治愈 21 例，好转 7 例。

【来源】 《中药大辞典》

【方二】

白茅根干品 250 克

【用法】 取上药，加水 500~1000 毫升，水煎至 200~400 毫升。分早晚 2 次口服。

【功能主治】 利尿降压。主治肾小球肾炎。

【疗效】 据梁毅报道，应用本方治疗 36 例，水肿全消 28 例，显著消退 6 例，减轻 2 例，一般在服药 1~4 周间出现利尿作用。其中 18 例急性肾炎血压全部恢复正常，9 例慢性肾炎有 2 例血压恢复正常，7 例改善。本方对急性肾炎疗效最好。又据刘加宽报道，取鲜白茅根 800 克（干品 500 克）捣烂，水煎至 1000 毫升，加白糖 20 克，10 岁以下服 150 毫升，10~15 岁服 200 毫升，15 岁以上服 250 毫升，每天 4 次，20 天为 1 个疗程。治疗急性肾炎 40 例，总有效率达 97.5%。

【来源】 云南医药杂志，1965.7（1）：18；安徽中医学院学报，1994.13（3）：27.

【方三】

白茅根 100 克

【用法】 水煎 2 次。分早晚空腹服用，15 天为 1 个疗程。

【功能主治】 凉血止血。主治血尿。

【疗效】 据田桂丽等报道，应用本方治疗顽固性血尿 100 例，其中肾小球性血尿 50 例，均获良效而血止；非肾小球性血尿 50 例，仅 4 例无效。

【来源】中华肾病杂志，1992.（4）：252.

槐花

【来源】槐花为豆科植物槐的花及花蕾。

【别名】槐蕊、槐米。

【处方用名】槐蕊、槐米。

【用法用量】常用量：5~10 克水煎服或入丸、散，每次 3~5 克。外用适量，煎汤熏洗、涂搽、研末敷。

【产地采收】主产于河北、山东、河南、江苏、广东、广西、辽宁等地。以色黄白、整齐、无枝梗者为佳。贮藏宜放箱内或缸瓮内，置干燥处，防霉蛀。

【炮制研究】止血宜炒炭用，泄热宜生用。

【性味归经】味苦，性微寒。主归肝、大肠经。

【功能主治】凉血止血、清肝泄热。主治血热妄行之肠风便血、血痢、痔血、吐血、咯血、尿血、衄血、崩漏，肝火上炎之头痛、目赤肿痛等。

脾胃虚寒、里无实火者禁用。

【现代研究】现代研究表明，槐花含有多量芸香甙，还含蛋白质、氨基酸等。能明显缩短凝血和出血时间，有显著的止血作用。对多种皮肤真菌有不同程度的抑制作用。还有抗炎、降血压、降血脂等作用。

【常用单方】

【方一】

槐花适量

【用法】取上药 2 份，另取糯米 1 份，炒黄研末。每天早晨空腹服 10 克，服药期间禁止服糖。

【功能主治】清热解毒散结。主治颈淋巴结核。

【疗效】据记载，应用本方治疗 30 余例，均获痊愈。

【来源】《中药大辞典》

【方二】

槐花适量

【用法】取上药，炒黄，研为细末。每次 3 克，每天 2 次，饭后用温开水送服。亦可制成蜜丸，用量用法同。

【功能主治】清热凉血。主治银屑病。

【疗效】据四川省皮肤病防治研究所报道，应用本方治疗 53 例，痊愈 6 例。显著进步 22 例，进步 19 例，无效 6 例，总有效率为 88.7%。本药对胃肠道有一定副作用，宜从小剂量开始服用，2~3 天后加至全量。

【来源】皮肤病防治研究通讯，1972.（3）：207.

槐角

【来源】槐角为豆科植物槐的果实。

【别名】槐实、槐豆、槐角豆。

【处方用名】槐实、槐豆、槐角豆。

【用法用量】常用量为 6~10 克，水煎服；亦可研末入丸、散，每次服 2~5 克。

【产地采收】主产于河北、山东、河南、江苏、广东、广西、辽宁等地。以肥大、角长、饱满、黄绿色、无杂质者为佳。贮藏宜放木箱内或其他容器内，置干燥处，防霉蛀。

【性味归经】槐角味苦，性寒。归肝、大肠经。

【功能主治】凉血止血、清肝明目、润肠通便。主治痔疮肿痛出血、肠风下血、血痢、目赤肿痛、头痛头晕、肠燥便秘等。本品功效与槐花相似，但止血作用较槐花为逊，而清降泄热之功则较强，且能润肠，善止痔疮出血、便血，故常用于治疗痔疮肿痛出血。

孕妇及脾胃虚寒、食少便溏者禁用。

【现代研究】现代研究表明，槐角含有黄酮类成分，有染料术素、山柰酚、芸香酚、芸香甙、槐属双甙、槐属甙等。对心脏具有正性肌力作用，能使心肌收缩力增强。并有降血压、升高血糖、降低血清胆固醇和抑制红细胞自氧化等作用。此外，芸香甙具有维持血管抵抗力，降低其通透性的作用。

【常用单方】

【方一】

槐角适量

【用法】取成熟槐角去净杂质，每 500 克槐角加水 1500~2000 毫升，煮 2~3 沸，凉后将槐角用手捏碎，皮与仁剥离后煮 1~2 沸，捞出槐角，将药液熬至有粘性后倒入碗或其他瓷器中，放在强烈阳光下蒸发其水分即浓缩成膏。用时取药膏 12 克溶于温水中服，儿童酌情减量，每天 2~3 次，一般连用 2~5 天。

【功能主治】清热通淋。主治急性尿路感染。

【疗效】据赵保深报道，应用本方治疗 28 例，痊愈 20 例，好转 5 例，无效 3 例，总有效率为 89.3%。

【来源】山东中医杂志，1988，7（5）：46.

【方二】

槐角适量

【用法】在秋后槐角成熟时收下，切成小段并晒干，贮于阴凉通风处。冬天下雪后，将槐角放入瓦缸内，加入适量雪块，将缸口封密。明年入夏捞出晒干，再浸入原液中，反复晒浸直至原液浸干为止。晒干置锅内，加细砂炒至老黄色酥脆，去砂，将槐角收置通风处备用。每天 6~10 克，沸水冲泡，代茶频饮。

【功能主治】清热泻火、凉血止血。痔疮出血（内痔、外痔、混合痔大便秘结时反复出血及肛裂所致出血）。

【疗效】据李登美报道，应用本方治疗 500 例，效果颇佳。一般 3 天左右出血即止，大便逐渐转软。

【来源】浙江中医杂志，1993.（11）：521.

侧柏叶

【来源】侧柏叶为柏科常绿乔木植物侧柏的嫩枝叶。

【别名】丛柏叶、柏叶。

【处方用名】侧柏叶、生侧柏叶、嫩柏叶、侧柏炭。

【用法用量】水煎服，常用量为 6~12 克，鲜品捣汁服，或入丸、散。外用适量，煎水洗或捣敷或研末调敷，或作配剂外搽。

【产地采收】全国各省区有栽培。主产河北、山东。全年可采，剪下小枝，除去粗梗，阴干，切断。

【炮制研究】制炭后可增强其止血作用。

【性味归经】苦涩微寒，入肺、肝，大肠经。

【功能主治】凉血止血、止咳化痰、祛风湿、消肿去毒。主治吐血、咯血、衄血、便血、血痢、尿血、崩漏、肺热咳嗽痰多、风湿热痹、丹毒、痄腮、水火烫伤等。

本品多食或久服易引起胃脘不适及食欲减退。

【现代研究】现代研究表明，侧柏叶含有扁柏双黄酮、穗花杉双黄酮、槲皮甙、小茴香酮、侧柏酮、侧柏烯等。侧柏叶煎剂可明显缩短出血时间及凝血时间，还有镇咳、祛痰、平喘作用。对金黄色葡萄球菌、卡他球菌、乙型链球菌、痢疾杆菌、伤寒杆菌、白喉杆菌、炭疽杆菌等均有抑制作用。此外，尚有镇静、降血压和扩张血管的作用。

【常用单方】

【方一】

侧柏叶适量

【用法】取上药，晒干或焙干后研成粗末，置于18%的酒精中（以浸没药粉为度），浸泡4昼夜后滤取浸液。每次服50毫升（儿童酌减），日服3次，7~10天为1个疗程。

【功能主治】杀菌止痢。主治急、慢性细菌性痢疾。

【疗效】据解放军171医院报道，应用本方治疗114例，治愈100例，无效14例，治愈率为87,7%。本浸剂如经高压消毒、煮沸，或加防腐剂，均会影响其杀菌、抑菌效果。

【来源】新医药资料，1971.（6）：11.

【方二】

侧柏叶15克

【用法】取上药，加水300毫升，煎成150毫升为1次量，每天服3次。或以侧柏叶焙制研末，每天9克，分3次服。

【功能主治】凉血止血。主治胃、十二指肠溃疡出血。

【疗效】据倪达人等报道，应用本方治疗50例，大便潜血平均3.5天转阴。除个别病人有恶心外，一般无不良反应。

【来源】中华内科杂志，1960.8（3）：249

【方三】

鲜侧柏叶300~500克。

【用法】取上药（视烧伤面积大小而定），洗净，放入臼内捣烂如泥，加75%酒精少许调成糊状备用。使用前先用生理盐水或1：1000新洁尔灭清洗创面，有水泡者用注射器抽取泡内渗出液。如汽油烧伤可用软肥皂清理创面。而后将新鲜侧柏叶膏敷于烧伤部位，外面覆盖无菌纱布，胶布固定。每天换药3次。如无感染不需使用其他药物，一般5天左右即可痊愈。

【功能主治】凉血泻火解毒。主治烧伤。

【疗效】据荣金玉等报道，应用本方治疗 61 例，其中度烧伤 6 例，浅Ⅱ度烧伤 52 例，深Ⅱ度烧伤 3 例，结果除 3 例深Ⅱ度者转其他治疗外，其余均治愈。治疗过程中无不良反应。

【来源】中西医结合杂志，1989，9（10）：630

仙鹤草

【来源】仙鹤草为蔷薇科多年生草本植物龙芽草的全草。

【别名】龙芽草、脱力草、狼牙草、路边黄。

【处方用名】仙鹤草、龙芽草。

【用法用量】常用量为 10～15 克，大剂量可用至 30～60 克，水煎服，亦可捣汁服，或入散剂。外用适量，捣敷。止血亦可炒炭用。

【产地采收】我国南北各省区均产，夏秋两季，茎叶生长茂盛时采割全草，晒干。

【炮制研究】制炭后可增强止血的作用。

【性味归经】味苦、涩，性平。主归肺、脾、肝经。

【功能主治】具有收敛止血、补虚、消积、止痢、杀虫的功效。主治咯血、吐血、便血、衄血、崩漏、血虚气弱、脱力劳伤、久泻久痢、小儿疳积、滴虫性阴道炎、痈肿疮疖等。

【现代研究】现代研究表明，仙鹤草含有仙鹤草素、仙鹤草酚及获酸等。有促进血液凝固、抑制多种致病细菌、抑制宫颈癌的作用。仙鹤草嫩茎叶煎剂局部应用对阴道滴虫有良好杀灭作用。仙鹤草酚对猪肉绦虫和莫氏绦虫均有驱杀作用，对血吸虫也有杀灭作用。此外，仙鹤草素能兴奋骨骼肌，使已疲劳的骨骼肌恢复兴奋。

【常用单方】

【方一】

仙鹤草根 30～60 克

【用法】水煎服，每天 3 剂。

【功能主治】抗菌止痢。主治急、慢性细菌性痢疾。症见腹痛，下痢粘冻或赤白脓血，伴有里急后重。

【疗效】据周文民报道，应用本方治疗慢性痢疾 267 例，治愈 263 例，好转 4 例。又据许秀平报道，应用仙鹤草 30 克，水煎服，每天 1 剂，治疗急性痢疾获得较好疗效。

【来源】新中医，1976．（6）：25；上海中医药杂志，1985．（2）：31

【方二】

仙鹤草 100 克

【用法】 取上药，焙干，研为细末。每次于病发前 2 小时用酒送服 10 克，隔天 1 次，连用 3 次。

【功能主治】 截疟。主治疟疾（间日疟）。症见怕冷寒战、发热汗出、间日发作。

【疗效】 据庞国明报道，应用本方治疗本病有效。

【来源】 中医药信息，1991.8（5）：23

【方三】

仙鹤草 30~60 克

【用法】 水煎服，每天 1 剂。

【功能主治】 健脾补肾、降糖止渴。主治糖尿病。症见多食易饥、多饮多尿、身体消瘦、神疲乏力。

【疗效】 据王英等报道，应用本方治疗数十例，均获显效。又据董俊峰报道，应用本方治疗 30 余例，同样获得显效。

【来源】 浙江中医杂志，1992.（6）：262

【方四】

仙鹤草 30 克

【用法】 取上药，加水煎成 100 毫升。每天 1 次口服，小儿酌减。服药后呕吐者，少量分次服，补足其剂量。输液以纠正脱水，有休克或惊厥者用阿托品抢救。

【功能主治】 解毒、止泻。嗜盐菌感染性食物中毒。

【疗效】 据绍兴县第二人民医院报道，应用本方配合对症处理治疗 108 例，均在 2 天内治愈。一般中毒症状多在 2~3 小时内减退，腹痛在 12 小时内消失，腹泻在 24~48 小时内控制。

【来源】 新医药学杂志，1973.（3）：26

白及

【来源】 白及为兰科多年生草本植物白及的块茎。

【别名】 白芨、白根。

【处方用名】 白芨、白根。

【用法用量】 常用量为 3~10 克，水煎服；或研末凉开水调服，2~5 克。

外用适量，研末撒患处或调涂。

【产地采收】主产于贵州、四川、湖南、湖北、河南、浙江、陕西等地。以根茎肥厚、色白明亮、个大坚实、无须根者为佳。贮藏宜放缸瓮内或箱内，防霉。白及粉同时要防潮结块。

【性味归经】苦、甘、涩，性微寒。归肺、胃经。

【功能主治】具有收敛止血、消散痈肿、生肌敛疮的功效。主治咳血、吐血、便血、衄血、崩漏、外伤出血、痈疽肿毒、疮疡溃烂、瘰疬溃破、肛瘘、肛裂、水火烫伤、手足皲裂等。

外感咳血及肺胃实火亢盛者忌服。

【毒副作用】大剂量应用可致肝脏轻度间质性肝炎、肾盂肾炎，部分肾小球管腔内有蛋白管型。

【现代研究】现代研究表明，白及含有白及胶、白及甘露聚糖、黏液质、葡萄糖、淀粉等。白及块根浸出液制成膜用于创面出血，可使出血立即停止，有促凝血作用。还能保护胃黏膜，有抗肿瘤作用，其抗癌的有效成分为块茎中含量较多的黏液质。白及能抑制革兰氏阳性菌、人型结核杆菌和部分真菌。此外，还有预防腹腔粘连的作用。

【常用单方】

【方一】

白及适量

【用法】研成细末。每次 3 克，每天 3 次，温开水送下。

【功能主治】收敛止血。主治上消化道出血。

【疗效】据孔照遐等报道，应用本方治疗 42 例，肉眼黑便消失时间平均 4.9 天，大便潜血阴转时间平均 8 天。

【来源】安徽医科大学学报，1987，22（4）：39

【方二】

白及适量

【用法】每天取上药 50~100 克，加水煎成胶冻状溶液 500~1000 毫升。频服或分 3 次服，至大便潜血转阴后停服。

【功能主治】收敛止血。主治流行性出血热消化道出血。

【疗效】据熊楚蘅报道，应用本方治疗 70 例，除 1 例无效外，有 69 例均在 1~3 天内停止呕吐，3~5 天内大便潜血转阴。

【来源】临床内科杂志，1988，（1）：39

【方三】

白及适量

【用法】研为细粉。每天吞服 6 克，连续用药 3 个月。

【功能主治】收敛止血。主治肺结核。

【疗效】据锦州市结核病防治院报道，应用本方治疗抗痨药无效或疗效缓慢的各型肺结核 60 例，临床治愈 42 例，显著进步 13 例，无效 5 例。总有效率为 91.7%。

【来源】中国防痨，1960.（2）：75

血余炭

【来源】血余炭为人发煅制成的炭化物。

【别名】乱发。

【处方用名】血余炭、血余、人发炭。

【用法用量】常用量为 3~10 克，水煎服；研末服 1.5~3 克，每天 1~3 次；或入丸、散。外用适量，研末撒敷或调敷。

【产地采收】各地均产。以色黑、发亮、质轻者为佳。贮藏宜放箱内，防灰尘。

【性味归经】味苦、涩，性微温。归肝、胃、膀胱经。

【功能主治】具有止血、消瘀、利尿、生肌等作用。主治吐血、衄血、咳血、尿血、血淋、血痢、便血、崩漏、疮疡溃烂等。

由于本品气浊，多食令人恶心，故胃虚气弱者慎用。

【现代研究】现代研究表明，血余炭含有脂肪 3.5%~5.8%、氮 17.4%、硫 5%、灰分 0.3%，并含黑色素等。能显著缩短凝血时间、出血时间和减少出血量，明显增强 ADP 诱导的血小板聚集。血余炭煎剂对金黄色葡萄球菌、伤寒杆菌、甲型副伤寒杆菌及福氏痢疾杆菌有较强抑制作用。此外，还有明显的抗炎作用。

【常用单方】

【方一】

人发 10 克

【用法】取上药，洗净晒干，用新砂锅炒炭存性，候凉研为细末。用白开水 1 次冲服。

【功能主治】化瘀利水。主治产后尿潴留。

【疗效】据张学文等报道，应用本方治疗 15 例，服药 1 次治愈者 14 例，

2 次治愈者 1 例，治愈率为 100%。

【来源】中西医结合杂志，1989，9（8）：497

【方二】

粗黑头发 10 克

【用法】取上药，点燃使充分燃烧，令通赤，研为细末，贮有色瓶中密封。用时取麻油调为糊状，外涂患处，无须包扎，每天 1 次。

【功能主治】消炎止痛。主治带状疱疹。

【疗效】据张祖跃等报道，应用本方治疗本病，一般 1 次痛止，2 次痊愈。

【来源】浙江中医杂志，1991.（6）：255

【方三】

血余炭 15 克

【用法】取上药水煎服，或研末服，每次 1.5 克，每天 3 次。

【功能主治】收敛止血。主治声带黏膜下出血。

【疗效】据任关根报道，应用本方治疗本病效果理想。

【来源】上海中医药杂志，1982.（5）：31

三七

【来源】三七为五加科植物人参三七的根。

【别名】参三七、山漆、金不换、田漆等。

【处方用名】三七、田七、山漆、参三七、三七粉、熟三七粉。

【用法用量】本品多研末服，常用量为 1~3 克；亦可入煎剂，常用量为 3~12 克。外用适量，研末外掺或调敷。

【产地采收】主产于云南、广西等地。以个大坚实、体重皮细、断面棕黑色、无裂痕者为佳。贮藏时原药用纸包好，放缸瓮内；粉末用瓶装好盖紧，放干燥处，防霉蛀。

【性味归经】味甘、微苦，性温。归肝、胃、心经。

【功能主治】化瘀止血、消肿定痛。主治吐血、咯血、衄血、便血、尿血、崩漏、创伤出血、跌打瘀肿疼痛、妇人产后恶露不尽、痈疽肿痛等。
孕妇慎用。

【现代研究】现代研究表明，三七含有多种化学成分，其中三七皂甙为主要有效成分之一，还含有绞股蓝皂甙、人参甙、三七素、黄酮、氨基酸等。三七有较强的止血作用，能抑制血小板聚集，抑制凝血酶诱导的从纤维蛋白酶致纤维蛋白的转化，并能激活作用于血纤维蛋白原的尿激酶活性。熟三七对失血性贫血有治疗作用，能提高外周血红细胞、白细胞数量。能增加冠脉血流量，提高心肌血氧供应，减慢心律，降低心肌耗氧量，改善心肌微循环，从而对冠心病、心绞痛有明显疗效。此外，三七能扩张血管，降低血压和抗心律失常，增强中枢抑制药的镇静、催眠、安定和抗惊厥，还有一定的抗休克、抗肝损伤、抗炎、调节免疫及抗肿瘤作用。

【常用单方】

【方一】

三七适量

【用法】取上药，研为细粉。每次6克，每天2次，用温开水冲服。

【功能主治】散瘀止痛。主治冠心病心绞痛。

【疗效】据孙建军等报道，应用本方治疗11例，这些病例都是用其他中药及西药常规治疗1个月以上不能满意控制者，经改用本方治疗后，除1例无效外，10例1周后均获满意控制。

【来源】中医杂志，1994.（1）：5

【方二】

生三七适量

【用法】取上药，研为细末。每次口服0.6克，每天3次，饭前服用，连服1~2个月。

【功能主治】化瘀降脂。主治高脂蛋白血症。

【疗效】据张煜报道，应用本方治疗冠状动脉粥样硬化性心脏病、高血压病、脑动脉硬化伴高脂血者10例，5例总血脂平均从30.659毫摩尔/升降至18，678毫摩尔/升，10例胆固醇由平均7，088毫摩尔/升降至4.81毫摩尔/升。又据天津南开区西营门外卫生院报道，每天口服生三七粉0.9克，连服10周以上，不用西药。治疗冠心病合并血胆固醇高者74例，取得明显的降脂效果。

【来源】新医药学杂志，1973.（10）：13；天津医药，1975.（7）：347

第十一章　消食药与土单方

凡功能消化食积的药物，称为消食药。又称消导药或助消化药。

脾胃为生化之源，后天之本，主纳谷运化。如果饮食不节，损伤脾胃，每致饮食停滞，出现各种消化功能障碍的病症。消食药功能消食化积，有的药物还有健脾开胃作用，可以达到消除宿食积滞及其所引起的各种症候的目的，促使脾胃功能恢复，故临床运用具有重要意义。

消食药，主要适用于食积停滞所致的脘腹胀满，嗳气泛酸，恶心呕吐，不思饮食，泄泻或便秘等症。

本类药物的使用，常根据不同病情而配伍其他药物同用。如脾胃虚弱者，可配健胃补脾药；脾胃有寒者，可配温中暖胃药；湿浊内阻者，可配芳香化湿药；气滞者，可配理气药；便秘者，可配通便药；若积滞化热，则当又配合苦寒清热药同用。

消食药大都性味甘平或甘温，归脾胃经。

消食药应用注意事项：

1. 食积停滞有上、中、下之分，病在上脘恶心欲吐，可用涌吐药以吐之；停积在下大便秘结，可用泻下药以导之；唯在中焦，脘腹胀闷，嗳气吞酸，不思饮食者则以消导药治之。

2. 消食药均能消食化积，然性能又有不同，应根据不同症状和原因，选择恰当药物治疗。一般食积停滞，常用山楂、六曲；症情较重者宜用鸡内金，轻者多用麦芽、谷芽等。又如油腻肉积宜用山楂；米面食积宜用麦芽。至于食积腹泻，又当用焦山楂；兼见气滞，当用莱菔子等。

3. 食积停滞，如兼脾胃虚弱，纳呆泄泻，可配健脾药同用；气滞胀闷，可配理气药同用；恶心呕吐，可配和胃降逆药同用；便秘，可配泻下药同用。

4. 凡授乳妇女应用消食药须忌用麦芽、六曲；服人参时忌用莱菔子。

山楂

【来源】蔷薇科乔木或大灌木山里红、山楂或野山楂的成熟果实。

【别名】映山红果，山里，红鼠查子、山里红果、山里果子、映山红果、海红。

【处方用名】焦山楂、山楂炭、焦楂肉、生山楂、生楂肉、蜜炙山楂炭。

【用法用量】常用量：10~15克，大剂量30克。

【产地采收】全国各地均产；秋季果实成熟时采收，以个大、皮红、肉厚、核少者为佳，切片，干燥。

【炮制研究】山楂有生用、炒用和炒炭用。生山楂长于活血化瘀，炒山楂长于消食化积，焦山楂长于消食止泻，山楂炭性收涩，有止血止泻功效。

【性味归经】酸、甘、微温。归脾、胃、肝经。

【功能主治】消食化积，活血化瘀。用于食积停滞，产后瘀阻腹痛、痛经、经闭等。主要应用于：山楂味酸而甘，消食力佳，为消化食积停滞常用要药，尤能消化油腻肉积，常与麦芽、六曲等配伍应用；用治产后瘀滞腹痛、恶露不尽，常与当归、川芎、益母草等配伍。

注意事项：脾胃虚弱者慎服，生者不宜多食。

【现代研究】北山楂含酒石酸、柠檬酸、山楂酸、黄酮酸、内酯、糖及甙类等。野山楂含柠檬酸、山楂酸、鞣质、皂角、果酸、维生素C等。山楂能增加胃中消化酶的分泌，促进消化。所含脂肪酶可促进脂肪分解。所含多种有机酸能提高蛋白酶的活性，使肉食易被消化。山楂又有收缩子宫、强心、抗心律失常、增加冠脉血流量、扩张血管、降低血压、降血脂等作用，对痢疾杆菌及大肠杆菌有较强的抑制作用。山楂中含有的黄酮类、三帖类及丰富的维生素C、钾等物质，可软化并扩张动脉血管，增加血流量，增强血管弹性，增加心脏收缩力，能改善心脏活力，降低血压、血脂，利尿镇静，对老年性心脏病，高血压，冠心病，高脂血等，都有明显疗效。一些研究还证明，山楂中大量含有的维生素C能阻断癌性N-亚硝基的产生，并减少自由基的形成，有抑制癌细胞的作用，对于宫颈癌的抑制率达到70%，还可用于食道癌、胃癌、肠癌、膀胱癌的辅助治疗。山楂含有的牡荆素，也是一种有抗癌作用的物质。

【常用单方】

【方一】

生山楂 15 克

【用法】先水煎 1 次饮服，药渣泡茶饮用，每天 1 剂。

【功能主治】消痰化浊，活血化瘀。主治高脂血症。

【来源】张赛璐，山楂治疗高脂血症，浙江中医杂志，1993.28（9）：402

【方二】

生山楂 60 克，茶叶 5 克

【用法】水煎服，日 1 剂。

【功能主治】消积导滞。主治痢疾。

【来源】杜俊宝，山楂临床应用一得，浙江中医杂志，1992.27（5）：234

【方三】

鲜山楂数枚（视疮面面积而定）

【用法】隔陶瓦片置煤炉上烘烤至熟。去皮、核，取山楂肉敷于疮面，用纱布包扎。每天一次，七天为一个疗程。一般 1~2 个疗程可愈。

【功能主治】活血化瘀愈疮。主治冻疮。

【来源】杨秀华，鲜山楂外敷治疗冻疮，湖北中医杂志，2000.22（4）：15

神曲

【来源】本品为采用杏仁泥、赤小豆、辣蓼草、青蒿、面粉、苍耳草等药末混合后经发酵而成的加工品，或为面粉和其他药物混合后经发酵而成的加工品。本品原主产于福建，现各地均能生产，而制法规格稍有出入；大致以大量麦粉、麸皮与杏仁泥、赤小豆粉，以及鲜青蒿、鲜苍耳、鲜辣蓼自然汁，混合拌匀，使不干不湿，做成小块。为辣蓼、青蒿、杏仁等药加入面粉或麸皮混合后，经发酵而成的曲剂。

【别名】六神曲。

【处方用名】焦六曲、六曲（炒至外黑内呈老黄者应用）、生六曲（未经炒者）。

【用法用量】常用量：10~15 克，水煎服。

【产地采收】本品原主产于福建，现各地均能生产，为不规则的碎块，表面焦褐色，具有香气。

【炮制研究】神曲有生用或炒焦用。炒焦后能增强其消食化积、健脾和胃的作用；生用尚有发散走表的作用，可用于感冒食滞。

【性味归经】味甘、辛，性温。入脾、胃经。

【功能主治】和胃消食。用于食积不化，脘闷腹胀，消化不良及泄泻等症。主要应用于：饮食积滞、消化不良等症，常与山楂、麦芽等配伍应用；此外，丸剂中有矿石药品难以消化吸收者，可用六曲糊丸以助消化。

注意事项：胃火盛者慎服。

【现代研究】本品含酵母菌、酶类、维生素B复合体、麦角固醇、挥发油、甙类等。本品有促进消化、增进食欲的作用。

【常用单方】

【方一】

利巴韦林、神曲

【用法】所有病例均按婴幼儿秋冬季腹泻病的治疗原则治疗，并根据病情、脱水程度、有否发热或酸中毒等给予对症处理。治疗组在上述治疗的基础上再给予利巴韦林10~15mg/kg/d，分1~2次静脉点滴或肌肉注射，神曲0.5~1块/天，经过研末锅炒（和盐少许）后，分次煎服至愈。

【功能主治】消食化积，抗病毒。主治婴幼儿秋冬季腹泻。

【疗效】共治疗95例，治疗组显效30例，有效60例，无效5例，总有效率95%。

【来源】陈民理，利巴韦林加制神曲治疗婴幼儿秋冬季腹泻100例疗效分析，福建医药杂志，1999；21（3）：81

【方二】

葛根30克、神曲10克、防风10克

【用法】水煎内服，每日1剂，每剂分3次，趁热服下后盖被取微汗为佳。病情严重者，每日可服2~3剂。

【功能主治】解肌发表、疏散风邪。主治本方适于四时感冒初起，病情较轻，且以有身痛、项强、头胀、头重者为宜。如属重感冒者，则非此方的适应证。

【疗效】对四时感冒初起疗效显著，一般服一到二剂均获良效。

【来源】黄景贤，葛神汤，广西中医药，2004.27（2）：40.

麦芽

【来源】本品为禾本科植物大麦的成熟颖果，经发芽后，低温干燥而得。

【别名】大麦毛、大麦芽、大麦蘖、麦蘖、大麦毛、大麦芽。

【处方用名】炒麦芽、焦麦芽、生麦芽。

【用法用量】常用量：10~15 克，大剂量可用 30~120 克，水煎服。

【产地采收】全国各地均产。以色黄粒大、饱满、芽完整者为佳。

【炮制研究】麦芽有生用、炒用和炒焦用。生用兼可疏肝；炒用偏于消食，并能回乳；炒焦用偏于止泻。

【性味归经】甘，平。入脾、胃经。

【功能主治】消食，和中，回乳。用于食积不化，脘闷腹胀及脾胃虚弱，食欲不振；乳汁郁积，乳房胀痛等症。麦芽可促进食物的消化，尤能消米面食积；主要应用于：食积不化、脘闷腹胀，可与山楂、六曲等配伍；如遇脾胃虚弱、食欲不振，宜与白术、党参等补气健脾药同用；至于消化不良症情较轻者，可单用本品煎服；或炒焦，研细末，用开水调服。对断乳及乳汁郁积引起的乳房胀痛等症，麦芽有回乳之功，凡妇人在婴儿断奶时，可用生麦芽二两，加水煎服；如因乳汁郁积引起乳房胀痛，则用量必须加倍，可收退乳消胀之效。

注意事项：妇女在哺乳期内不宜服用，以免引起乳汁减少。

【现代研究】麦芽的主要成分有：淀粉酶、转化糖酶、维生素 B 族、维生素 C、脂肪、软磷脂、糊精、葡萄糖及大麦芽碱等。麦芽油是许多营养品的重要组成成分，有提高人体耐力、体力、精力的功效。麦芽油中含有一种叫二十八（烷）醇的物质，研究表明，二十八（烷）醇能将食物储存的能量转化为生物能，从而加强肌肉的力量、耐力和活力。二十八（烷）醇还能提高服用者的生育力和精子产量。麦芽油还富含不饱和脂肪酸，有抗氧化活性，所以被誉为天然维生素 E。

【常用单方】

【方一】

生麦芽 30 克，酒蒸大黄 40 克（儿童用量酌减）

【用法】水煎服，日 1 剂。

【功能主治】清化湿热，利胆退黄。主治急性黄疸性肝炎。

【疗效】治疗 11 例，有效率 80%，服药期间有一定的便溏反应。

【来源】黎镜，大黄麦芽汤治肝炎，浙江中医杂志，1985.（5）：224

【方二】

生麦芽 30 克，生猪胰 150 克

【用法】加水 1000～1200 毫升，煎成 600～800 毫升，当茶温服，每次 200 毫升，渴时即服。

【功能主治】滋阴液，助运化。主治糖尿病。

【疗效】治疗 2 例，皆有良效。

【来源】王建中，糖尿病治验 2 例，吉林中医药杂志，1985（3）：27

谷芽

【来源】本品为禾本科植物稻的成熟颖果，经发芽后，低温干燥而得。

【别名】蘖米、谷蘖、稻蘖。

【处方用名】生谷芽、炒谷芽、谷芽、长须谷芽、香谷芽、炙谷芽、焦谷芽、稻芽、香稻芽。

【用法用量】常用量：10～15 克，大剂可用至 30 克，水煎服。

【产地采收】我国各地均产，但以南方早稻谷加工者为好，随时可以制备，生用或炒用。炒至深黄色称炒谷芽，炒至焦黄色称焦谷芽。

【炮制研究】谷芽有生用和炒用。生用养胃作用好，用于胃中气阴不足；炒用消食力强，用于食积、泄泻。

【性味归经】甘，平。入脾、胃经。

【功能主治】消食和中，健脾开胃。用于消化不良、脘闷腹胀及脾胃虚弱、食欲减退等症。谷芽具消食和胃之功，其作用较麦芽、山楂、六曲等较为缓和，故能促进消化而不伤胃气。在脾胃虚弱、纳谷不香的情况下，每与补气健脾之品如党参、白术、山药等配伍同用。

【现代研究】本品含淀粉酶、维生素 B 族、蛋白质、脂肪等，有助消化作用。但其淀粉酶含量较麦芽低，故消化淀粉类食物作用弱于麦芽。煎煮或炒谷芽能降低其消食效力。

【常用单方】

【方一】

谷芽 50 克

【用法】取上药，蒸露，代茶饮用。

【功能主治】健脾开胃。主治病后脾虚，症见食少便溏，周身乏力。

【来源】《中华药海》

莱菔子

【来源】为十字花科植物莱菔的成熟种子。

【别名】萝卜子、萝白子、菜头子。

【处方用名】莱菔子、萝卜子、炒莱菔子。

【用法用量】常用量：10~15克，水煎服。

【产地采收】我国各地均产。以身干、粒大饱满、不泛油、无杂质者为佳。夏季果实成熟时采割植株，晒干，搓出种子，除去杂质，再晒干。生用或炒用，用时捣碎。

【炮制研究】莱菔子有生用和炒用。生用长于祛痰；炒后药性缓和，有香气，可避免生品服后恶心的副作用，长于消食除胀。

【性味归经】辛、甘、平。归脾、胃、肺经。

【功能主治】消食导滞，降气祛痰。用于食积气滞、嗳气吞酸、脘腹胀满、咳喘痰多。主要应用于：食积所致的胃脘胀满、嗳气吞酸、腹痛等症状，多与六曲、山楂同用，如保和丸。本品炒用有降气祛痰的作用，适用于久咳痰喘实证，常与白芥子、苏子同用，如三子养亲汤。

注意事项：莱菔子可降气行滞消食，能耗气伤正。凡正气虚损、气虚下陷、大便溏泄者不宜服用。

【毒副作用】生用对心脏有轻微毒性，并可引起恶心。

【现代研究】分析，莱菔子含挥发油和脂肪油，挥发油中含 α-、β-己烯醛和 β-、γ-己烯醇等，脂肪油中含多量芥酸、亚油酸、亚麻酸及芥子酸甘油酯等，尚含莱菔素、莱菔甙。因此，莱菔子具有抗细菌及抗真菌作用，它对链球菌、葡萄球菌、肺炎球菌、大肠杆菌等均有抑制作用，可用于治疗百日咳、黄疸、细菌性痢疾以及真菌引起的皮肤疾患。

【常用单方】

【方一】

莱菔子15克，决明子15克

【用法】泡水代茶饮。

【功能主治】平肝降气。主治高血压。

【疗效】治疗原发性高血压60余例，收到良好效果。

【来源】张明，莱菔子降压、止呃功效著，中医杂志，1998，39（8）：455

【方二】

莱菔子150克

【用法】莱菔子洗净泥土晾干，研为细末，过筛装瓶备用。3岁以下者，每天2.5克，8小时冲服一次；4~7岁，每天4~6克，12小时冲服一次；8

岁以上者，每天 6~10 克，12 小时冲服一次。佐白糖适量调服。

【功能主治】降气润肠通便。主治便秘（实秘）。

【来源】蓝莉，单味莱菔子治疗便秘效好，新中医，1996（7）：50

【方三】
莱菔子 10 克

【用法】炒熟后一次服下。

【功能主治】行气利水。主治排尿功能障碍。

【来源】郭奕文，莱菔子临床应用一得，湖南中医药导报，1997，3
（2）：109

鸡内金

【来源】本品为脊椎动物雉科家鸡的砂囊角质内膜，俗称鸡肫皮。

【别名】鸡肫皮，鸡肫内黄皮、鸡肫皮、鸡黄皮、鸡食皮、鸡合子、鸡中金、化石胆、化骨胆。

【处方用名】鸡内金、炙内金。

【用法用量】常用量：3~10 克，研粉吞服每次 1.5~3 克；或入丸、散。

【产地采收】全国各地均产，杀鸡后，取出鸡肫，立即剥下内壁，洗净，干燥。以干燥、完整、个大、色黄者为佳。

【炮制研究】鸡内金有生用、炒用与醋炙用。生用长于攻积，通淋化石；炒用健脾消积的作用增强，用于消化不良，食积不化及小儿疳积等证。醋用有疏肝健脾作用，多用于脾胃虚弱、脘腹胀满等证。

【性味归经】甘，平。入脾、胃、肾、膀胱经。

【功能主治】消食健脾，涩精止遗，化结石。用于食积不化，脘腹胀满及小儿疳积、遗精、遗尿、胆结石等。主要应用于：消食积，与山楂、六曲、麦芽等品配伍。如遇脾胃虚弱、脾胃不振者，宜与补气健脾药如白术、党参、山药、扁豆等同用。用于遗精、遗尿等症。

注意事项：脾虚无积滞者慎服。

【现代研究】现代药理研究认为，鸡内金主要含有胃激素，角蛋白，氨基酸等成分。有增加胃液分泌量和胃肠消化能力，加快胃的排空速率等作用。

【常用单方】

【方一】
按疣的大小剪下一块

【用法】先以温水浸泡疣部 5~15 分钟，使疣部角质层软化，然后常规消毒。取鲜鸡内金洗净，按疣的大小剪下一块，以内层紧贴疣部，用胶布固定 4~12 小时取下。

【功能主治】软坚散结。主治寻常疣。

【来源】涂子龙，鲜鸡内金外敷治疗寻常疣，湖南科技报，1983 年 9 月 6 日

【方二】

鸡内金适量

【用法】鸡内金烘干后研成细末，用玻璃瓶装好备用。使用时，将 15 克鸡内金粉倒入杯中，冲 300 毫升开水，15 分钟后即可服用。早晨空腹 1 次服完，然后慢跑步，以助结石排出。

【功能主治】软坚排石。主治多发性肾结石。

【疗效】治疗一例，服药 5 天后排出砂石 5 枚，继服 10 天后，又排出若干小砂粒，用药 15 天后，经 X 线摄片复查，右肾肾盂未见结石。随访 5 年，未见复发。

【来源】蒋改苏，鸡内金治疗多发性肾结石，湖南中医杂志，1986.（3）：25

【方三】

鸡内金适量

【用法】取鸡内金，焙干，研细末备用。每次 10 克，饭前 1 小时用温开水冲服，每天 3 次。

【功能主治】消积化石。主治胃石症（因食黑枣所致）。

【疗效】治疗 31 例，均愈

【来源】张晓文，中国中医药科技，1995.2（6）：9

【方四】

鸡内金

【用法】鸡内金烧灰存性，涂于溃疡面，每日 3 次。

【功能主治】清热泻火、敛疮生肌、解毒。主治口疮。

【疗效】全部病例涂药 2~4 次痛即止，3~10 日溃疡面消失。

【来源】孙爱芹，鸡内金灰外敷治口疮，中国民间疗法，2002.10（5）：25.

鸡矢藤

【来源】为茜草科植物鸡矢藤的全草及根。

【别名】斑鸠饭、女青、主屎藤、却节、臭藤根、牛皮冻、臭藤、毛葫芦、甜藤、五香藤、臭狗藤、香藤、母狗藤、鸡矢藤。

【处方用名】鸡矢藤。

【用法用量】常用量：9~15克，大剂量可用至30~60克，水煎服。

【产地采收】分布山东、安徽、江苏、浙江、江西、福建、台湾、广东、广西、湖北、湖南等地。以身干、色黄绿、叶满、无杂质、臭气浓者为佳。

【性味归经】甘、酸，平。入肝、脾、肾经

【功能主治】祛风活血，止痛解毒，消食导滞，除湿消肿。治风湿疼痛，腹泻痢疾，脘腹疼痛，气虚浮肿，头昏食少，肝脾肿大，瘰疬，肠痈，无名肿毒，跌打损伤。

注意事项：脾胃虚寒者慎用。

【现代研究】本品主含鸡矢藤甙、鸡矢藤次甙、车叶草甙等，此外还含有生物碱、挥发油等。本品叶或根的蒸馏液具有良好的镇痛作用，还能镇静、抗惊厥、解痉和降压。

【常用单方】

【方一】

鸡矢藤叶或嫩芽适量

【用法】用上药擦患处，每次5分钟，每天2~3次。

【功能主治】祛风活血止痒。主治神经性皮炎、湿疹、皮肤瘙痒症。

【疗效】治疗神经性皮炎11例，治愈8例，好转3例；治疗湿疹5例，皮肤瘙痒10例，均获治愈。

【来源】新医药通讯，1972.（1）：37

【方二】

鲜鸡矢藤全草750克

【用法】采鲜鸡矢藤全草750克洗净，加清水1200ml（或取干鸡矢藤500克，加清水1300ml浸泡20 min）煎30 min，取汁擦洗患处，严重~中度者早晚1次，轻度者每日1次，每次洗10~15分钟，5天1疗程，用药前先用温水肥皂清洗全身。

【功能主治】清热解毒杀虫。主治疥疮。

【疗效】共治疗 82 例，全部治愈。

【来源】丘惠连，鸡矢藤治疗疥疮 82 例，右江民族医学院学报，2000；22（6）：960.

【方三】

鲜鸡矢藤 100 克

【用法】鸡矢藤洗净，加水 300ml，加盖，煮沸，然后文火煮 10 分钟，加入豆腐 200 克，再文火煮 10 分钟，去药渣，即可食用。食用方法吃豆腐喝汤，分早、晚各 1 剂，饭后半小时食用。儿童药量酌减。

【功能主治】祛风清热、补脾益气、泻火解毒。主治麦粒肿。

【疗效】25 例病人均痊愈。

【来源】郑苍贫，鸡矢藤煮豆腐治疗麦粒肿，中国乡村医药，1997；4（9）：17.

第十二章　驱虫药与土单方

凡能驱除或杀灭肠寄生虫的药物，称为驱虫药。

肠寄生虫，主要有蛔虫、钩虫、线虫、蛲虫等，除钩虫由皮肤接触感染外，其他多由病员吃了污染虫卵的食物而进入人体。患肠寄生虫病的病员，大都在粪便中可检查出虫卵，有的可能没有明显症状，有的可以出现绕脐腹痛，时作时止，形体消瘦，不思饮食，或多食易饥，或嗜食异物等症；钩虫病还可能有面色萎黄、全身浮肿等；蛲虫病主要出现肛门瘙痒。

由于肠寄生虫能影响人体健康，因此必须及时进行治疗。同时要重视预防工作，应向患者或其家长宣传卫生常识，以防重复感染。临床使用驱虫药时，应注意以下各点：

1. 患虫病日久而腹有积滞者，可配合消导药同用；如脾胃虚弱者，可配健脾药同用；体质虚弱者，可配补虚药同用。

2. 驱虫药最好在空腹时服，使药力直接作用于虫体，以提高疗效。如排便不畅者，在必要时可适当配合泻下药，以增强排虫作用。

3. 在使用驱虫药时，必须注意剂量，对某些具有毒性的驱虫药，不能过量，以免中毒。

使君子

【来源】为使君子科植物使君子的成熟果实。

【别名】留球子、史君子、五棱子、冬均子、病柑子。

【处方用名】使君子、君子、使君子仁、使君子肉、使君肉、使君仁、君子肉、炒使君子仁、使君子肉。

【用法用量】常用量：6~10 克。小儿每岁 1 粒半，一日总量不超过 20 粒。空腹连服 2~3 天。

【产地采收】分布于福建、台湾、广西、江西、湖南、四川、贵州、云南及广东、海南岛等地。9~10 月间种子成熟，果皮变紫黑色时采摘，晒干或用微火烘干。以个大、颗粒饱满、种仁色黄、味香甜而带油性者为佳。

【炮制研究】使君子有生用和炒用。生用杀虫力强，炒用长于健脾消积，亦可杀虫。

【性味归经】甘，温。有小毒，入脾、胃经。

【功能主治】驱虫消积，健脾消疳。用于蛔虫腹痛，小儿疳积，乳食停滞、腹胀，泻痢。

注意事项：服药时忌饮热茶。大量服用能引起呃逆、眩晕、呕吐等反应。

【现代研究】本品含有使君子酸、使君子酸钾、脂肪油。药理研究证实，使君子有明显的驱蛔效果，使君子提取物对细粒棘球绦虫蚴有杀灭作用，使君子粉有一定的驱蛲虫作用。

【常用单方】

【方一】

使君子仁适量

【用法】取上药，炒香，嚼食，小儿每天 3~15 粒，成人 15~30 粒，分 3 次口服，15 天为 1 个疗程。1 个疗程后间隔 1 个月再继续服第二个疗程。服时须将使君子仁嚼碎吞服。用药中可有轻度恶心、头晕，偶有呃逆，不需处理可自行消失。

【功能主治】杀虫。主治蛲虫病。

【疗效】应用本方治疗，一般 1~2 个疗程即可治愈。

【来源】江苏中医，1960.（2）：34

【方二】

使君子仁适量

【用法】取上药，炒香。早饭后 1~2 小时一次性嚼服。12 岁以下儿童服 10 克，13 岁以上儿童服 20 克。

【功能主治】驱蛔杀虫。主治蛔虫病。

【疗效】共治疗 116 例，有 80 例排出蛔虫，36 例无效，总有效率 68.9%。

【来源】王永祥，中华医学杂志，1955.（5）：456.

苦楝皮

【来源】本品为楝科乔木植物楝或川楝的根皮及树皮。

【别名】楝皮、楝根木皮、双白皮楝皮，楝根木皮，双白皮。

【处方用名】苦楝皮、川楝皮、楝皮、楝白皮、苦楝根皮、楝树根皮。

【用法用量】常用量：6~15 克，鲜品 15~30 克。

【产地采收】苦楝北至河北，南至云南、广西，西至四川，都有分布。四时可采，但以春、秋两季为宜。剥取根皮或干皮，刮去栓皮，洗净。鲜用或切片生用。药材根皮以干燥、皮厚、条大者为佳，干皮以外表光滑、不易剥脱，可见多皮孔的幼嫩树皮为较优。

【性味归经】苦，寒，有毒。归肝、脾、胃经

【功能主治】杀虫、疗癣。主治蛔虫病、钩虫病、蛲虫病、阴道滴虫病、头癣、疥疮及湿疹等。

注意事项：孕妇及脾胃虚寒者忌服，肝肾功能障碍者及体弱者慎用，不宜持续及过量服用。

【毒副作用】川楝素有抑制呼吸中枢作用，并能阻断神经肌肉的传递。

【现代研究】川楝含有川楝素、苦楝酮等，还含有香豆素化合物七叶内酯、东莨菪内酯等化合物，对蛔虫、蛲虫有抑制麻痹作用，对绦虫原头蚴有一定杀灭作用，对曼氏血吸虫病有一定疗效。对多种致病性真菌有抑制作用。

【常用单方】

【方一】

苦楝皮 60 克，使君子 30 克，茵陈 20 克

【用法】单纯型胆道蛔虫病，取上药加水 500ml，煎煮至 250ml，2 剂/日，每剂煎 2 次，分服。感染型胆道蛔虫病，可于上药中加入大黄、芒硝各 15 克，用法同上。

【功能主治】杀虫、消炎利胆。主治胆道蛔虫病。

【疗效】共治疗 86 例，全部治愈。

【来源】钟广，复方苦楝皮煎剂治疗胆道蛔虫病 86 例，湖南中医杂志，1997：13（2）增刊：43.

【方二】

新鲜苦楝根皮 150 克

【用法】取上药，加鲜葱白 100 克，共捣烂，加醋适量调匀，用细面粉少量制成药饼。外敷脐周，待药干燥后换药，直到腹痛缓解，肛门排气并排出蛔虫为止。

【功能主治】驱蛔止痛。主治蛔虫性肠梗阻。

【疗效】共治疗 30 例，均在 24~48 小时症状缓解并排出蛔虫。

【来源】湖南中医杂志，1986.（2）：50

【方三】

新鲜苦楝皮 200 克

【用法】取上药，放入 1000~1500ml 的水中煮沸 20 分钟，过滤得到棕色苦味药液。经窥阴器每次注入阴道 5ml，再放入浸有药液的棉球或纱布球，次日晨起取出，5~10 次为一个疗程。

【功能主治】杀虫。主治阴道滴虫病。

【疗效】共治疗 27 例，1 个疗程全部治愈。一般用药 3~5 次后自觉症状好转。

【来源】严家祥，中华妇产科杂志，1959，（3）：193

苦楝子

【来源】本品为楝科乔木植物楝的果实。

【别名】川楝子、金铃子。

【处方用名】川楝子、金铃子。

【用法用量】常用量：3~10 克，外用适量，研末外涂。

【产地采收】主产于山西、甘肃、山东、江苏等地，秋冬两季果实成熟呈黄色时采收，或收集落下的果实，晒干、阴干或烘干。

【性味归经】苦、寒，有小毒。归肝、胃经

【功能主治】行气止痛，杀虫。主治脘腹胁肋疼痛、疝气疼痛、虫积腹痛、头癣、冻疮等。

注意事项：本品性寒有毒，故孕妇及脾胃虚寒者禁用，体弱、肝肾功能障碍者慎用。不宜长期及过量服用。

【毒副作用】楝子树全株有毒，以苦楝子毒性最强，根皮次之，叶最弱。有毒成分为苦楝素等，对消化道有刺激作用，并引起肝脏损害及心血管障碍。食入果实 6~8 个即可引起苦楝中毒。

【现代研究】苦楝子的酒精浸液、水浸液及煎液均有抗真菌作用，其中酒精浸液的作用最强，尤其对白色念珠菌、新生隐球菌呈现较强的抑菌作用，而煎液及水浸液则抑菌作用较差。

【常用单方】

【方一】

苦楝子适量

【用法】去皮，加水泡软，捣成糊状后，浸泡患指（趾），每日 1 次，连用 3~5 次。

【功能主治】疗癣止痒。主治手脚癣。

【来源】钟文春，癣验方，中医函授通讯，1990；（6）：42

【方二】

成熟川楝子 1 个

【用法】洗净，温开水泡软，去皮后塞入肛门，每晚睡前用药 1 次，连用 5 天。塞后卧床休息，第二天早晨排出川楝子，同床者需同时治疗。治疗期间，每日用开水浸洗内裤，以杜绝传染源。

【功能主治】杀虫止痒。主治蛲虫病。

【来源】李存敬，川楝子塞肛可治蛲虫病，新中医，1987；（9）：12

槟榔

【来源】本品为棕榈科植物槟榔的干燥成熟种子。

【别名】白槟榔、橄榄子、槟榔仁、大腹子、大腹槟榔、槟榔子、槟榔玉、青仔。

【处方用名】槟榔、生槟榔、槟榔片、大白、花大白、大白片、炒槟榔、炒大白、焦槟榔、焦大白。

【用法用量】常用量：6~15 克，单用驱绦虫、姜片虫时，可用 60~120 克。

【产地采收】主产于海南岛、福建、云南，春末至秋初采收成熟果实。用水煮后，干燥，除去果皮，取出种子，干燥。以果大、坚实、不破裂者为佳。

【炮制研究】槟榔有生用和炒焦用。生品力峻，以杀虫、行气、利水消肿力胜；炒焦后，则增强消积治血痢功能。

【性味归经】苦、辛，温。归胃、大肠经

【功能主治】驱虫消积，行气利水，截疟。用于绦虫、蛔虫、姜片虫病，虫积腹痛，积滞泻痢，里急后重，水肿脚气，疟疾。

注意事项：气虚下陷及脾虚便溏者禁服。

【毒副作用】医学专家认为，常嚼食槟榔会造成口腔黏膜下纤维化，这是导致口腔癌变的主因。日本和美国也曾对动物做过实验，已经证实槟榔会致癌。

【现代研究】本品含有生物碱，其组成有槟榔碱、槟榔次碱、高槟榔碱、去甲基槟榔碱等，还含有缩合鞣制、脂肪成分等。对蛔虫、蛲虫、绦虫有麻痹和杀灭作用。适当嚼食槟榔可增加食欲，它还对皮肤真菌、流感病毒均有一定程度的抑制作用。

【常用单方】

【方一】

槟榔粉 3 克

【用法】槟榔粉研末过细筛，取其粉剂，每次 3 克，温开水调匀，每日 3 次口服。腹泻患者忌服，心功能不全者慎用。

【功能主治】下气消积降逆。主治呃逆。

【疗效】本组 160 例中，服药 1 次治愈 30 例，2 次治愈 36 例，3 次治愈 24 例，4 次治愈 16 例，5 次治愈 29 例。无效 20 例。总有效率 87.5%。

【来源】臧胜民，槟榔粉治疗呃逆 160 例临床观察，河北中医，2004；26（2）：87.

【方二】

槟榔、南瓜子、芒硝

【用法】先将生南瓜子 80g 研为细末，早晨空腹用凉开水调服，2h 后服槟榔汤剂（槟榔 100 克煎汤），过 30min 后冲服芒硝 15 克。

【功能主治】杀虫、行气、通便。主治绦虫病。

【疗效】共治疗 8 例，其中 5 例猪肉绦虫，3 例牛肉绦虫，均 1 次治愈。

【来源】黄瑛，槟榔煎治绦虫病，江西中医药，1995；30（5）：58，

【方三】

槟榔 150 克

【用法】槟榔 150 克，分 2 次煎服，分次为 50 克，100 克，每日 1 剂，用 300ml 水浸泡槟榔约 0.5h，用文火煎熬 0.5h，服完后复查 B 超。

【功能主治】行气杀虫。主治胆道蛔虫症。

【疗效】共治疗 10 例，效果良好。

南瓜子

【来源】南瓜子为葫芦科一年生蔓生藤本植物南瓜的种子。

【别名】南瓜仁、白瓜子、金瓜米。

【处方用名】南瓜子、南瓜仁、生南瓜子。

【用法用量】常用量：30~60克。

【产地采收】主产于浙江、江苏、河北、山东、山西、四川等地。夏、秋果实成熟时采收，取子晒干，研粉生用，以干燥、颗粒饱满、外壳呈黄白色为佳。

【性味归经】甘，平。归胃、大肠经。

【功能主治】杀虫。用于绦虫、蛔虫、血吸虫等寄生虫病，对痔疮、产后缺乳、产妇手足浮肿、百日咳也有疗效。南瓜子用于治绦虫病，每次与槟榔同用，可增强疗效。

注意事项：少数患者初服时有头晕、恶心、呕吐、腹胀、食欲不振、腹泻等反应，继续服用常可消失。肝功能不良及黄疸者禁用。

【现代研究】南瓜子含南瓜子氨酸、脂肪油、蛋白质、维生素 A、维生素 B_1、维生素 B_2、维生素 C、胡萝卜素等。其有效成分南瓜子氨酸对绦虫的中段及后段有麻痹作用，并与槟榔有协同作用。对血吸虫幼虫有抑制和杀灭作用；使成虫虫体萎缩，生殖器退化，子宫内虫卵减少等，但不能杀灭。

【常用单方】

【方一】

南瓜子适量

【用法】新鲜南瓜子晒干，每天嚼服 30 克（剥壳），同时坚持每天用拇指按压关元穴 100 次，使局部有酸胀感。按压之后，以掌心顺、逆时针各轻揉关元穴及周围 100 次。以上治疗每天 1 次，连用 30 天为 1 个疗程。

【功能主治】补肾杀虫消炎。主治慢性前列腺炎。

【疗效】本法效果优于诺氟沙星对照组。

【来源】李琼，口服南瓜子配合按摩关元穴治疗慢性前列腺炎 45 例临床观察，四川中医，2001；19（8）：26

【方二】

南瓜子 150~250 克槟榔适量

【用法】南瓜子 150~250 克，带壳用微火焙干乘热酥磨研粉状，用温水调服下。槟榔按年龄体质差异拟定，以片状或捣碎为好。加水 250~400ml 浸泡 2 小时，用火煎 30 分钟，过滤出的药液 150~250ml。早服南瓜子 3 小时后再服槟榔剂，槟榔药渣再加水 150ml 煎 10 分钟，滤渣加芒硝 6 克备用。虫便完整腹已排空不再加服芒硝汤，若肠尚存瘀滞物可再服下。

【功能主治】杀虫。主治绦虫病。

【疗效】共治疗 168 例，均为半天时间一次驱虫成功，效果快捷确切易行。

【来源】刘崇和，南瓜子槟榔间隔服驱绦虫 168 例，光明中医，2000；89（4）：48.

鹤草芽

【来源】为蔷薇科多年生草本植物龙芽草（即仙鹤草）的冬芽。

【别名】金顶龙牙、龙牙草、老鹳嘴、毛脚茵。

【处方用名】鹤草芽、仙鹤草芽、龙牙草芽、狼牙草。

【用法用量】常用量：成人 30~50 克，小儿 0.7~0.8 克/千克，晨起空腹一次顿服。

【产地采收】分布于全国各地，冬、春季新株萌发前挖取根茎，去老根及棕褐色绒毛，留取幼芽，晒干，研粉用。

【性味归经】苦、涩、微凉。入肝、大肠、小肠经。

【功能主治】杀虫。主治绦虫病、阴道滴虫病。

注意事项：内服偶有恶心、呕吐、头晕等反应。

【现代研究】本品主要含有鹤草酚、鞣制等。对绦虫、血吸虫成虫有驱杀作用。此外，尚有抗疟和杀灭滴虫作用。

【常用单方】

【方一】

鹤草芽适量

【用法】本品晒干后，粉碎，过筛（40 目），所得鹤草芽粉，分装于聚乙烯塑料口袋中，密封保存。每袋重 10 克。使用方法：将本品 1 袋（10 克）置搪瓷容器中，加水 150ml，用文火煎煮 5 分钟，放凉后，含漱，少量吞咽，每日 3 次，7 日为 1 疗程。

【功能主治】杀虫。主治艾滋病人口腔白色念珠菌感染。

【疗效】治疗 12 例，有效率 83.3%。

【来源】黄尧洲，鹤草芽粉含漱治疗艾滋病口腔白色念珠菌感染 12 例临床观察，中国中医药信息杂志，1998；5（11）：33

【方二】

鹤草芽栓，阴道清洁剂

【用法】于月经干净 3 天后开始用药，每晚用阴道清洁液冲洗阴道后，放入一枚鹤草芽栓剂，持续 10 天为一疗程。

【功能主治】杀虫。主治慢性宫颈炎。

【疗效】治疗 120 例，有效率 100%。

【来源】袁慧琴，鹤草芽栓治疗慢性宫颈炎 120 例分析，河南医药信息，1997，5（11）：38

雷丸

【来源】为菌类植物药多孔菌科植物雷丸菌的菌核。

【别名】雷实、竹林子、木连子、雷矢、雷实、竹苓。

【处方用名】雷丸、雷丸粉。宜入丸散。

【用法用量】常用量为 15~20 克，生用，内服研末，分 2~3 次，饭前冷开水调服。不宜煎服。

【产地采收】分布于长江流域以南各省及甘肃、陕西、湖北、河南等地。春、秋、冬皆可采收，但以秋季为多，选枝叶枯黄的病竹，挖其根部菌核。采收后洗净，晒干。以个大、饱满、质坚、外紫褐色、内白色，无泥沙者为佳。

【性味归经】苦、寒，有小毒。入胃、大肠经。

【功能主治】杀虫，消积。治绦虫病、钩虫病、蛔虫病、小儿疳积。临床可以单独应用，也可配合槟榔、使君子肉、乌梅等同用。

注意事项：因雷丸有毒，最好在医生指导下应用。

【现代研究】主要成分是一种蛋白酶称雷丸素，含量约 3%，为驱绦虫有效成分，加热失效。此酶在 pH8 溶液中作用最强，酸性溶液中无效，0.06 微克在 10 毫升弱碱性（pH8）溶液中即有分解蛋白质作用。能破坏绦虫头节，对牛肉绦虫、猪肉绦虫、犬绦虫均有作用。

【常用单方】

【方一】

雷丸 0.5 克

【用法】将 00 号空心胶囊浸于 10% 甲醛溶液中 5 秒后取出，洗涤后在石灰干燥中干燥即可。取雷丸在室温下凉干并粉碎过 100 目筛。装于 00 号空心胶囊中，每粒重 0.5 克。在密闭、阴凉干燥处贮存，保持一定水分，以免胶囊中的水分过少而变脆裂开。患儿蛔虫病确诊后给予雷丸 0.5 克，每日 3 次，连服 3 天，一周后复查。

【功能主治】杀虫。主治小儿蛔虫病。

【疗效】共治疗 67 例，有效率 95%，治愈率 80.7%。

【来源】申云华，雷丸肠溶胶囊在治疗小儿蛔虫病中的应用，医学文选，2001.（2）：205

【方二】

雷丸 500 克

【用法】上药研碎，过筛成细粉末，装入褐色瓶内备用。成人每次 30 克，极量为 50 克，可根据体质强弱、病程长短、年龄大小酌情增减。空腹一次用凉开水调服，不要直接吞服粉剂。

【功能主治】杀虫。主治绦虫病。

【疗效】共治疗 64 例，均服药 1 次排出绦虫。

【来源】金基和，内蒙古中医药，1990.（1）：7.

鹤虱

【来源】为菊科多年生草本植物天名精或伞形科二年生草本植物野胡萝卜的干燥成熟果实。

【别名】鹄虱、鬼虱、北鹤虱。

【处方用名】鹤虱、炒鹤虱、活虱。

【用法用量】常用量 3~10 克。

【产地采收】主产于中国华北各地，秋季果实成熟时采收，晒干，生用或炒用。以粒匀、充实、尝之有黏性者为佳。

【性味归经】苦、辛，平，有小毒。归脾、胃、大肠经。

【功能主治】杀虫、消积。用于蛔虫、蛲虫及绦虫等引发之虫积腹痛等。可与槟榔、使君子等同用，以增强杀虫之效。

注意事项：服用本品数小时或第二天可有轻微恶心、呕吐、食欲不振、腹痛、头晕、头痛、耳鸣等反应，一般可自行消失，孕妇慎用。

【现代研究】本品中含缬草酸、正己酸、油酸、右旋亚麻酸、卅一烷、豆甾醇和天名精内酯、天名精酮等内脂化合物。对绦虫、蛲虫和钩虫有很强的杀灭作用。对多种革兰阴性菌如大肠杆菌、葡萄球菌、变形杆菌等也有杀灭作用。此外鹤虱内酯有抑制中枢、抗惊厥、解热、降血压作用。

【常用单方】

【方一】

鹤虱 1 枚

【用法】用痛齿咬住。

【功能主治】 止齿痛。主治齿痛。

【来源】《本草纲目》

【方二】

鹤虱 30 克

【用法】 上药捣碎过筛，制成蜜丸如梧桐子大，晨起以蜜汤空腹一次吞 40 丸，不效可增至 50 丸。服药期间慎用酒肉。

【功能主治】 杀虫。主治蛔虫病。

【来源】《古今录验方》

榧子

【来源】 为红豆杉科常绿乔木植物榧的成熟种子。

【别名】 榧实、玉山果、赤果、榧实、黑子、玉山果、赤果、玉榧、香榧、木榧。

【处方用名】 榧子、榧子仁、榧子肉、炒榧子。

【用法用量】 常用量 15~30 克。

【产地采收】 分布于安徽、江苏、浙江、福建、江西、湖南、湖北等地。10~11 月间种子成熟时采摘，除去肉质外皮，取出种子，晒干。以个大、壳薄、种仁黄白色、不泛油、不破碎为佳。

【炮制研究】 榧子有生用、炒用和烫制三种炮制方法，作用基本相同。

【性味归经】 甘、涩，平。归胃、肺、大肠经。

【功能主治】 杀虫、消积、润肺、通便。主治蛔虫、钩虫、绦虫等多种肠道寄生虫病，以及小儿疳积，燥咳，便秘，痔疮等。

注意事项：本品多食易滑肠，脾虚便溏者慎服。

【现代研究】 本品含有脂肪油及挥发油等，对钩虫、绦虫有抑杀作用。对治疗蛔虫、蛲虫、姜片虫等有广泛的疗效，而且安全。

【常用单方】

榧子适量

【用法】 榧子炒至微黄色，成人每次服 30~40 粒，10~15 岁每次服 15~20 粒，每天 3 次，连服 5~6 天。

【功能主治】 杀虫。主治钩虫病。

【疗效】 用于多例，效果良好。

【来源】 中医杂志，1959，(3)：163

贯众

【来源】　主要为鳞毛蕨科植物粗茎鳞毛蕨等的根茎及叶柄残基。

【别名】　贯节、贯渠、百头、虎卷、黑狗脊、贯仲、昏鸡头、小金鸡尾。

【处方用名】　贯众。

【用法用量】　常用量 10~15，水煎服。

【产地采收】　西北、华北、长江以南均产采收。削去叶柄，须根，除去泥沙，晒干。全年或春，秋季采收，以秋季采者为好。

【炮制研究】　生用解毒效佳，止血则宜炒炭用。

【性味归经】　苦、涩、微寒，有小毒。归肺、大肠经。

【功能主治】　杀虫，清热解毒，止血。用于感冒发热，痢疾，湿热，疮疡，便血，尿血，月经过多，刀伤出血，蛔虫、饶虫、绦虫病，人工流产，产后出血。

注意事项：脾胃虚寒及孕妇慎用。

【现代研究】　本品含有东北贯众素、绵马素、绵马酚、绵马次酸、菜醇等。对蛔虫、绦虫、钩虫有抑制作用。对各型流感病毒和痢疾杆菌、伤寒杆菌、金黄色葡萄球菌有不同程度的抑制作用。此外，还能兴奋子宫平滑肌、抗肿瘤、堕胎、抗血凝及具有雌激素样作用。

【常用单方】

【方一】

贯众 60 克

【用法】　上药去毛，洗净，加水 700ml，煎至 500ml，每天早晚各服 250ml，或分次当茶饮服。

【功能主治】　清热解毒，消肿止痛。主治急性睾丸炎。

【疗效】　共治疗 45 例，3 天内治愈 23 例，4 天内治愈 18 例，5 天内治愈 4 例。

【来源】　林其昌，中医杂志，1981.（8）：13

【方二】

贯众适量

【用法】　每天取贯众 9 克，水煎。口服，每天 2 次。

【功能主治】　清热解毒。主治预防流行性感冒。

【来源】《中药大辞典》

第十三章 化咳止痰平喘药与土单方

凡功能化除痰涎，制止咳嗽、平定气喘的药物，称为化痰止咳平喘药。

痰涎与咳嗽、气喘有一定的关系，一般咳喘每多夹痰，而痰多亦每致咳喘，故将化痰、止咳、平喘合并介绍。但其中有的药物以化痰为主要功效，或虽属化痰而并不用于咳嗽气喘；有的则以止咳平喘为主要功效，或虽属止咳平喘却无化痰作用。

化痰药不仅用于因痰饮起的咳嗽、气喘，并可用于瘰疬、瘿瘤、癫痫、惊厥等症。

临床使用化痰止咳药时，应注意以下几点：

1. 凡内伤外感的病症，均能引起痰多及咳嗽，治疗时应仔细分辨病因，进行适当的治疗，例如有外感的配合解表药同用，虚劳的配合补虚药同用。

2. 咳嗽而咯血时，不宜用燥烈的化痰药，以免引起大量出血。

半夏

【来源】本品为天南星科多年生草本植物半夏的干燥块茎。

【别名】三叶半夏、野芋头、蝎子草。

【处方用名】生半夏、清半夏、姜半夏、法半夏。

【用法用量】常用量：3~10 克。外用适量。

【产地采收】主产于四川、湖北、江苏、安徽等地。夏秋两季可采挖，洗净泥土，除去外皮及须根，晒干。以色白、质坚实、粉性足者为佳。

【炮制研究】半夏生品有毒，能刺激人咽喉，使人呕吐、咽喉肿痛、失音，多作外用，但可随方入煎剂使用，而不宜入丸散剂使用。生用以化痰止咳、消肿散结为主，用于疮痈肿痛、湿痰咳嗽等证。半夏经炮制后，能降低毒性，缓和药性，消除副作用。经白矾水浸漂或煮后，长于化痰，以燥湿化痰为主，用于湿痰咳嗽、痰热内结、风痰吐逆、痰湿凝聚、咳吐不出等证。经生姜、白矾制后，善于止呕，以温中化痰、降逆止呕为主，用于痰饮呕吐、胃脘痞满、喉痹、瘰疬等证。经甘草、石灰水制后，偏于祛寒痰，同时具有调脾和胃的作用，用于寒痰湿痰、胃有痰浊不得卧等证。

【性味归经】辛、温，有毒。归脾、胃、肺经。

【功能主治】燥湿化痰，降逆止呕，消痞散结。

注意事项：反乌头。其性温燥，一般而言，阴虚燥咳、血证、热痰、燥痰应慎用。

【毒副作用】能刺激人咽喉，使人呕吐、咽喉肿痛、失音。

【现代研究】半夏中含 β-谷甾醇、D-葡萄糖贰、黑尿酸及天门冬氨酸、谷氨酸、精氨酸、β-氨基丁酸、γ-氨基丁酸等多种氨基酸和 18 种微量元素。另含胆碱、烟酸、油酸、微量挥发油、原茶儿碱等。半夏对咳嗽中枢有镇静作用，可解除支气管痉挛，并使支气管分泌减少而有镇咳祛痰的作用。所含葡萄糖醛酸的衍生物，有显著的解毒作用。半夏咳抑制中枢而止呕，对小鼠有明显的抗早孕作用，煎剂可降低兔眼压。

【常用单方】

【方一】

生半夏 30~60 克

【用法】取上药，配鲜生姜 30~50 克。用沸水泡后频频服用，或用武火（即大火）煎 30 分钟后频频服用，每天 1 剂。

【功能主治】祛痰熄风止痛。主治眉棱角痛，表现为痛如锥刺样，多由脾不运湿、风痰相兼而致。

【疗效】应用本方治疗 108 例，服 1~3 剂而愈者 59 例，服 4~6 剂痊愈者 32 例，服 8 剂以上痊愈者 17 例。复发者 32 例，仍按原法治愈。需注意，生半夏力猛，儿童用量应随年龄酌减。中病即止，不可过量。

【来源】邓朝钢等，新中医，1991.（5）：56

【方二】

生半夏 30 克

【用法】取上药，研为极细末，用陈醋适量调糊。敷患处，包扎固定，每天换药 1 次。

【功能主治】化痰散瘀、消肿止痛。主治闪挫伤筋及跌打损伤表皮未破者，可减轻局部青紫肿胀。

【疗效】应用本方治疗跌打损伤 30 例，轻者 1 次即愈，重者 3 次告愈。

【来源】刘天骥，四川中医，1987，（10）：52

【方三】

生半夏6克

【用法】取上药，加醋30毫升，微火煮沸30分钟，去渣，加鸡蛋1枚搅匀，再煮沸即得。服法不拘时，少少含咽为佳，使药力持久作用于咽部。

【功能主治】消炎止痛。主治慢性咽炎、慢性扁桃体炎，表现为咽部梗阻疼痛，吞咽不利，扁桃体、咽部红肿，舌红苔腻，脉滑数。

【疗效】应用此方治疗本病收效甚好。对于屡用抗生素无效者效果更为明显。

【来源】陈经渡，四川中医，1985.（1）：15

天南星

【来源】本品为天南星科植物天南星，异叶天南星，或东北天南星的干燥块茎。

【别名】半夏精、野芋头、山苞米。

【处方用名】生天南星、生南星、制天南星、制南星、胆南星。

【用法用量】内服：煎剂，常用量3~9克。外用生品适量，研末以醋或酒调敷患处。

【产地采收】天南星产于陕西、四川、甘肃、贵州等省；异叶天南星主产于湖北、湖南、四川、贵州等省；东北天南星主产于东北、内蒙古、河北、山东等省。秋冬二季茎叶枯萎时采挖，除去须根及外皮，干燥。以色白、个大、粉性足为佳。

【炮制研究】天南星，生用辛温燥烈，有毒，多外用。也有内服者，以祛风止痉为主，多用于破伤风、中风抽搐、癫痫等证。外用以消肿散结力盛，用于痈疽、瘰疬、疮疖、蛇虫咬伤等证。生姜、白矾制后，降低毒性，增强燥湿化痰作用，用于顽痰咳嗽、胸隔胀闷、痰阻眩晕等证。

【性味归经】苦、辛、温，有毒。归肺、肝、脾经。

【功能主治】燥湿化痰，祛风止痉，散结消肿。主治顽痰咳嗽、风痰眩晕、中风痰壅、口眼歪斜、半身不遂、惊风、破伤风。外用治痈肿等。

【毒副作用】能刺激人咽喉，使人呕吐、咽喉肿痛、失音。

【现代研究】天南星块茎含三萜皂苷、安息香酸、黏液、淀粉、γ-氨基丁酸、鸟氨酸、瓜氨酸、精氨酸、谷氨酸、天门冬氨酸及D-甘露醇和二酮哌嗪类生物碱。天南星具有祛痰及抗惊厥、镇静、镇痛作用，对小鼠实验性肿瘤有明显抑制作用。二哌嗪类生物碱能对抗乌头碱所致的实验性心律失常。

【常用单方】

【方一】

生天南星 1 枚

【用法】先取米醋适量，放入底面粗糙的瓷碗中，然后用拇、食指紧捏住天南星，在碗底中反复旋转磨汁成糊状。不拘时用棉签蘸擦患处。

【功能主治】解毒散结。主治发际疮，表现为项后发际处灼热红肿疼痛，形如粟米颗粒，顶白肉赤，破流脓液，蔓延成片，头顶俯仰疼痛加剧。

【疗效】应用本方治疗多例，效果良好。一般 4~5 天红肿痛痒症状改善，以至痊愈。

【来源】张定洪，中医杂志，1983.24（1）：54

【方二】

生天南星适量

【用法】取上药，研为细粉，加入食醋中。5 天后外搽患处，每天 3~4 次。

【功能主治】消炎止痛。主治腮腺炎，表现为腮部肿胀疼痛，可伴有发热等。

【疗效】应用本方治疗 6 例，当天即退热，症状减轻，平均 3~4 天肿胀逐渐消退。

【来源】《中药大辞典》

【方三】

生鲜或干天南星约 5 克

【用法】取上药，磨醋（10 毫升）成汁。涂搽患处及周围，涂搽范围越大效果越好，每天 2~3 次，直至肿胀全部消失为止。

【功能主治】解毒消肿。主治毒蛇咬伤，表现为蛇咬伤后疼痛难忍，继而肿胀。

【疗效】应用本方治疗 3 例，均获痊愈。

【来源】庞荣光，四川中医，1988，（5）：39

白附子

【来源】天南星科植物独角莲的干燥块茎。

【别名】禹白附、鸡心白附、独角莲、雷振子。

【处方用名】生白附子、白附子、制白附子、禹白附。

【用法用量】常用量 3~5 克，水煎服，研末服 0.5~1 克。

【产地采收】 主产于河南、甘肃、湖北等省，秋季采挖，除去须根及外皮，用硫黄熏 1~2 次，晒干。

【炮制研究】 白附子有毒，生品一般多外用。长于祛风痰、定惊厥、解毒止痛，用于口眼歪斜、破伤风，外治瘰疬痰核、毒蛇咬伤。经生姜、白矾炮制后，降低毒性，消除麻辣味，增强祛风痰作用。用于偏头痛、痰湿头痛、咳嗽痰多等证。

【性味归经】 辛、甘、温，有毒。归胃、肝经。

【功能主治】 祛风痰，燥湿痰，止痉，止痛，解毒散结。

【现代研究】 白附子含有 β-谷甾醇、β-谷甾醇-D、葡萄糖甙、蔗糖、草酸钙、黏液质、有机酸、皂甙、生物碱等化学成分。本品具有降血清胆固醇，止咳祛痰，抗结核及抗癌等作用，并具有镇静、抗惊厥作用。

【常用单方】

【方一】

白附子 30 克

【用法】 取上药，研为细粉，备用。每次取 1 克，同白面粉 2 克用水调成浆，晚间反复擦面部，于后再涂蜂蜜 1 次，次晨洗去。

【功能主治】 解毒润肤。主治黄褐斑、粉刺。

【来源】《家用偏方》

【方二】

鲜白附子 20~60 克

【用法】 用鲜白附子 20~60 克，洗净，捣烂如泥，根据疮口大小均匀敷于患处，包扎，早晚各换药 1 次；或用鲜白附子 10~30 克，洗净，煎服，每日 1 剂。

【功能主治】 消肿止痛。主治颈淋巴结核。

【疗效】 单纯用内服法，治疗淋巴结结核 35 例，治愈 31 例，好转 4 例；内服和外用同时使用，治疗淋巴结结核 10 例，治愈 8 例。

【来源】 河北中医，1990.12（2）：5

白芥子

【来源】 本品为十字花科植物白芥的干燥成熟的种子。

【别名】 辣菜子、青菜子、芥菜子。

【处方用名】 白芥子、芥子、炒芥子。

【用法用量】内服：煎汤，3~9克；或入丸散。外用：适量，研末调服。

【产地采收】主产于安徽、河南、四川、陕西、浙江等省。7~9月间采收，在果实成熟变黄色时割取全株，晒干后打下种子，除去杂质。以个大、饱满、色白、纯净为佳。

【炮制研究】生品力猛，辛散作用和通络散结作用强。多用于胸胁闷痛、关节疼痛、痈肿疮毒。炒后可缓和辛散走窜之性，以免耗气伤阴，并善于顺气豁痰。同时外壳破裂芥子酶受到破坏，能提高煎出效果，利于甙类成分的保存。

【性味归经】味辛、甘，性温，有毒。归脾、胃经。

【功能主治】燥湿化痰、祛风止痉、解毒散结。主治痰壅中风、破伤风、偏头痛、毒蛇咬伤、瘰疬痰核等证。

【毒副作用】外用可使皮肤发泡致皮肤过敏。

【现代研究】白附子含有 β-谷甾醇、β-谷甾醇-D 葡萄糖甙、蔗糖、草酸钙、黏液质、有机酸、皂甙、生物碱等化学成分。具有一定的镇静作用，炮制后的制附子镇静作用强于生附子，可抑制结核杆菌的生长。

【常用单方】

【方一】

白芥子100克

【用法】取上药，研为细末。分3次用，每次加90克白面，用水调好，做成饼。饼大小视背部面积而定，每晚睡觉前敷背部，晨起丢掉。一般连用2~3次便可。

【功能主治】通达经络，止咳平喘。主治小儿急慢性气管炎及哮喘，表现为咳喘痰多或伴纳呆，舌苔白厚，肺部听诊有干湿性啰音或有哮鸣音。

【疗效】应用本方治疗50例，敷第1次时症状稳定；第2次后症状大减，哮鸣音明显减弱；第3次后症状基本消除，无效者极少。

【来源】祁秀花，黑龙江中医药，1988，（1）：29

【方二】

白芥子50克

【用法】取上药，研为细末，用米酒50克调成膏状，摊在纱布上，贴敷在患侧阳白、地仓、颊车、四白4穴上，胶布固定，4~6小时取下10天内防止患侧受风。若无效，7天后贴敷第2次。贴药部位可起水泡，乃药物刺激所致，可用无菌注射器将泡内液体抽出，让其自行脱屑而愈。

【功能主治】祛痰通络。主治周围性面瘫，表现为患侧额纹及鼻唇沟消失，眼不能闭合，面肌松弛，不能鼓腮、噘嘴，口水流出，食物易停滞。

【疗效】应用本方治疗 150 例，痊愈 139 例，有效 7 例，无效 4 例。

【来源】冀风云，河北中医，1991.（5）：22

【方三】

白芥子末 5 克

【用法】取上药，用 30 度的温水调成糊状。将药涂在 1 块 20 厘米见方的正方形纱布上，贴在小腹膀胱胀满部位，上盖 1 条毛巾，再加上热水袋热敷 10~15 分钟。小便自利后，再服益气活血利尿的中药以巩固疗效。

【功能主治】通利小便。主治产后尿潴留，表现为小便点滴不畅甚则小便不通，小腹胀满不适。

【疗效】应用本方治疗 22 例，全部自行排尿，均无复发。

【来源】卢章文，江苏中医，1990.（2）：36

皂荚

【来源】为豆科植物皂荚的果实。形扁长者称大皂荚；其小型果实称为小皂荚。

【别名】皂角、鸡栖子、悬刀。

【处方用名】皂荚、炒皂荚。

【用法用量】内服：多研末服，1~1.5 克；入汤剂，1.5~5 克。外用：适量。

【产地采收】主产于四川、河北、陕西等地。秋季采摘成熟果实。晒干，生用或炒用。大皂荚以肥厚、饱满、质坚者为佳；小皂荚以个小、饱满、色紫黑、有光泽、质坚硬、肉多而粘、断面淡绿色者为佳。

【炮制研究】除去杂质；未切片者略泡，润透，切厚片，干燥。

【性味归经】辛，温，有小毒。归肺、大肠经。

【功能主治】化痰，通窍开闭。主治顽痰阻塞、胸闷咳喘、咯痰不爽、中风不语、关窍阻塞、疮疔痈肿等证。

【毒副作用】本品对胃黏膜有刺激作用，内服过量可引起呕吐、腹泻；因含皂甙，有溶血作用，有出血倾向者忌用。

【现代研究】皂荚含有皂荚式、皂荚皂甙、蜡醇、豆甾醇等有效成分，其中皂式可刺激胃黏膜反射性地促进呼吸道黏膜分泌物增多而产生祛痰作用。对大肠杆菌、宋氏痢疾杆菌、变形菌、伤寒杆菌、副伤寒杆菌、绿脓杆菌、霍乱弧菌等革兰氏阴性肠内致病菌有抑制作用。

【常用单方】

【方一】

大皂角适量

【用法】用大皂角炒，研末，入醋收膏，贴敷患侧口角。

【功能主治】祛风通络。主治面神经炎，表现为病侧面部表情肌瘫痪、额纹消失、眉低口垂、眼睑扩大、目不能闭、有泪溢、食滞、流涎、漏气等症状。

【疗效】应用本方治疗 300 例，结果：痊愈 250 例，好转 40 例，总有效率 96.6%。

【来源】李智，陕西中医学院学报，1995.（4）：25

【方二】

皂角籽 100 个

【用法】取上药，加红糖 6 克、陈醋 500 克，放入砂锅内浸泡 7 天后，将砂锅上火熬干，皂角籽微黄时研为细粉，分为 20 包。每天 1 次，每次 1 包，煎汤冲服。

【功能主治】软坚散结。主治淋巴结核，表现为淋巴结肿大。

【疗效】应用本方治疗 13 例，其中临床痊愈（肿大淋巴结消失）12 例，有效（淋巴结缩小软化）1 例。

【来源】郭守巩，实用中西医结合杂志，1991.4（5）：312

【方三】

皂角粉少许

【用法】取上药，涂入鼻腔。待打喷嚏时，用手指堵住无异物之鼻孔，以增加压力即可。

【功能主治】通鼻窍。主治鼻腔异物，多见于小儿。

【疗效】应用本方治疗 12 例，效果满意，无副作用。

【来源】柴发，吉林中医药，1985.（3）：27

桔梗

【来源】本品为桔梗科植物桔梗的干燥根。

【别名】玉桔梗、苦桔梗、苦菜根、大药。

【处方用名】桔梗、苦桔梗、白桔梗、玉桔梗、炙桔梗。

【用法用量】内服：煎汤，常用量：3~9克。

【产地采收】全国大部分地区均产，以东北、华北产量较大，称为"北桔梗"。以华东地区产品质量为佳，称为"南桔梗"。春、秋两季采挖，洗净，除去须根，趁鲜剥去外皮或不去外皮，干燥。以条粗均匀、坚实、洁白、味苦者味佳。

【炮制研究】桔梗性味苦、辛、平，多以生用，具宣肺利咽、祛痰排脓作用，常用于咳嗽痰多、胸闷不畅、咽痛、音哑、肺痈吐血。蜜桔梗可增强润肺止咳作用，多用于肺阴不足的咳嗽。

【性味归经】苦、辛、平。归肺经。

【功能主治】宣肺，利咽，祛痰，排脓。用于咳嗽痰多、胸闷不畅、咽痛音哑、肺痈吐脓、疮疡脓成不溃。

【毒副作用】可引起口腔、舌及咽喉部灼痛肿胀，流涎，恶心，呕吐，腹胀，腹痛，腹泻，面色苍白，四肢出冷汗，血压下降，头昏，头痛。

【现代研究】桔梗的化学成分主要有五环三萜甙、多聚糖、甾体及其甙、脂肪油、脂肪酸、维生素A、维生素B等成分。具有祛痰镇咳的作用，可直接刺激口腔、咽喉部黏膜，反射性地引起呼吸道分泌物增加，使痰液稀释而排除。还有镇静、镇痛、解热、抗炎、增加免疫力、降压、扩张血管、抗肿瘤、抑制胃液分泌、抗溃疡、降血糖、降胆固醇、利水消肿和利尿等作用。

【常用单方】

桔梗30克

【用法】取上药，研细末，分为两份。每天黄酒冲服1份，重症者每天服2次，服后卧床休息，使局部微出汗。

【功能主治】调气活血止痛。主治急性腰扭伤。

【疗效】应用本方治疗8例，轻者服药1次，重者服药3次，均获痊愈。

【来源】赵习道，赤脚医生杂志，1976.（5）：22

川贝母

【来源】为百合科植物卷叶贝母、暗紫贝母、甘肃贝母及梭砂贝母的地下鳞茎。

【别名】勤母、药实。

【处方用名】川贝。

【用法用量】内服：煎汤，3～10克，入汤剂，若研末冲服，每次1～2克。外用：适量，研末撒。

【产地采收】主产于四川、云南、甘肃及西藏等地。春、秋二季或积雪融化时采挖，除去须根、粗皮及泥沙，晒干或低温干燥。以鳞茎质坚实、粉性足、色白者为佳。

【性味归经】苦、甘，性微寒。归肺、心经。

【功能主治】化痰散结，清热散结。用于肺热燥咳、干咳少痰、阴虚劳咳、咳痰带血。

【现代研究】主要含有川贝碱、西贝碱、炉贝碱、白炉贝碱、青贝碱、松贝碱、平贝碱等成分。具有镇咳祛痰、平喘、降压的作用，体外抗菌试验证明，对金黄色葡萄球菌和大肠杆菌有明显的抑制作用。

【常用单方】

【方一】

川贝母10克

【用法】取上药，黑、白芝麻各20克，炒黄研细，用香油调成糊状。涂敷。

【功能主治】润燥生肌。主治乳头皲裂。俗称烂乳头。哺乳期妇女常见，疼痛难忍，哺乳时疼痛更剧，有出血渗脓或不出血者。

【疗效】应用本方治疗8例，全部在一周内痊愈，取得良好效果。治疗期间适当减少哺乳，或患侧停乳。

【来源】张桂宝，浙江中医杂志，1984.19（7）：309

【方二】

贝母适量

【用法】取上药，去心，用麸皮炒令黄，去麸皮，将贝母研为末，与适量砂糖拌匀，为丸如绿豆大。含化1丸。

【功能主治】润肺止咳。主治孕妇咳嗽。

【来源】《灵验良方汇编》

【方三】

川贝母适量

【用法】取上药，粉碎，过80～100目筛后，备用。每天按每千克体重0.1克计量，分3次服。

【功能主治】消积化食、止泻止痛。主治婴幼儿消化不良，表现为腹泻、腹痛、患儿哭闹不安。

【疗效】应用本方治疗 10 例，2 天痊愈 4 人，3 天痊愈 3 人，4 天痊愈 3 人，总有效率 100%。

【来源】杨凤琴，黑龙江中医药，1991.（3）：38

【方四】

川贝 10 克，鹧鸪 1 只

【用法】鹧鸪洗净。隔水炖熟吃。

【功能主治】润肺止咳祛痰。主治慢性支气管炎，肺气肿，哮喘。

【疗效】用此方治疗上述病效果良好。

【来源】郭振东，中国中医药信息杂志，1997，4（1）：38

竹茹

【来源】为禾本科植物青秆或淡竹或大头典竹的茎秆除去外皮后所刮下的中间层。

【别名】淡竹茹、竹皮、竹二青、竹子青。

【处方用名】竹茹、姜竹茹。

【用法用量】常用量 6~10 克，入汤剂。外用适量。

【产地采收】主产于长江流域及南方各省。全年均可采集。取新鲜茎，除去外皮，将稍带绿色的中间层刮成丝条，或削成薄片，捆扎成束，阴干。前者称为"散竹茹"，后者称"齐竹茹"。竹茹以色黄绿、丝均匀、有弹性、细软者为佳。

【炮制研究】竹茹生品长于清热化痰、除烦，多用于痰热咳嗽或痰火内扰，心烦不安。姜制后能增强降逆止呕的功效，多用于恶心呕吐。

【性味归经】甘，微寒。归肺、胃经。

【功能主治】清热化痰，除烦止呕。用于痰热咳嗽、胆火挟热、烦热呕吐、惊悸失眠、中风痰迷、舌强不语、胃热呕吐、妊娠恶阻、胎动不安。

【现代研究】竹茹主含生物碱、鞣质、皂甙、氨基酸、多聚戊糖、木质素、果胶等。尚含有葡萄糖、果糖、蔗糖、乙酸、甲酸及铝、硅、钡、钙、镁等微量元素。具有止咳祛痰和止吐作用。竹茹粉对白色葡萄球菌、枯草杆菌、大肠杆菌及伤寒杆菌等具有较强的抑制作用。

【常用单方】

【方一】

竹茹 50 克

【用法】取上药，加水，以碗煮取小半碗。徐徐服尽为度。

【功能主治】清热除烦。主治妊娠心烦。

【来源】《家庭偏方秘方验方大全》

【方二】

竹茹适量

【用法】取上药，晾干后研成细粉。溃疡局部常规消毒，将竹茹直接敷在溃疡面上，厚2~3厘米，略大于疮面，每天2次。

【功能主治】清热消炎、止痛。主治口腔溃疡。

【疗效】应用本方治疗效果满意。一般2~5天即愈

【来源】新医药学杂志，1978，9（6）：32

【方三】

半夏，竹茹

【用法】取制半夏15克，清水浸泡，每10分钟换水一次直至口尝无异味，加竹茹10克及水300毫升煎煮，得煎液200毫升；第二，三煎分别加水250毫升，煎出200毫升。将三次所得液混合加面粉50克，烧成稀糊，多次少量分服，每日一剂。待恶心呕吐减轻后，减为每隔日服1剂，直至痊愈。

【功能主治】降逆止呕。主治妊娠恶阻。

【疗效】治疗88例，痊愈56例，好转29例，总有效率为97%。

【来源】赵成春，中国民间疗法，2000.8（7）：44

竹沥

【来源】为禾本科植物淡竹或青秆竹的竹竿经火烤灼而流出的淡黄色澄清液汁。

【别名】竹油、竹沥青、竹沥水、竹汁。

【处方用名】竹沥、鲜竹沥。

【用法用量】常用量30~50克，冲服。外用适量。

【产地采收】产于长江流域和南部诸省。以色泽透明者为佳。

【性味归经】味甘，性寒。归心、肝、肺经。

【功能主治】清热豁痰，定惊利窍。主治痰热咳喘、中风痰迷、惊痫癫狂等证。

因其性寒，可致便溏。

【现代研究】竹沥含10余种氨基酸、葡萄糖、果糖、蔗糖、愈创木碱、

苯酚、甲胺、乙酸、苯甲酸、水杨酸等成分。具有镇咳祛痰的作用。

【常用单方】

【方一】

鲜竹沥 50~200 毫升

【用法】 取刚砍下之青淡竹文火（满火）炙烤，取竹沥油贮瓶待用。最好 1 天用完，天热须防变质。每次将鲜竹沥 50~200 毫升由胃管注入，每天 2~3 次，连用 2~3 天。经鼻饲后数小时，呼吸道分泌物明显减少，半天到 1 天后泡沫样稀便排出，效果更好，缺氧症状改善，高热和惊厥也易控制。

【功能主治】 清热化痰，开窍定惊。主治流行性乙型脑炎，表现为发热、嗜睡、昏迷、反复抽搐、痰声漉漉等。

【疗效】 应用本方治疗 29 例患儿，除 1 例死亡外，经采用综合治疗加鼻饲后，患儿均逐渐清醒而脱险，疗效比较满意。

【来源】 姜海涛，新医药学杂志，1984.（2）：114

【方二】

竹沥 50 毫升

【用法】 取上药，与人乳 50 毫升一起炖温。1 次服，连服 2 天。

【功能主治】 化痰利窍，润肺开音。主治瘖病失语。多音七情内伤、肺金受伤、痰涎壅滞、水不上承、喉失濡养而致失音。女性多见，表现为突然声音嘶哑、难以言语、咳嗽、咽部查无异常。

【疗效】 应用本方共治疗 10 例，疗效满意。

【来源】 陈树人，浙江中医杂志，1987，22（11）：494

【方三】

竹沥 8 克

【用法】 取上药，与鲜姜汁 2 克合在一起。1 次服之，每天 1~2 次，此用量为 3~4 岁小儿剂量，其他年龄剂量须酌情增减。

【功能主治】 清肺化痰、止咳。主治百日咳，表现为阵发性咳嗽，日轻夜重，咳后有鸡鸣样回声、吐黏痰。

【疗效】 应用本方治疗 1 例 3 岁男孩，服 3 次后病情好转，服 5 次而愈，效果良好。

【来源】 侯太永，赤脚医生杂志，1978，（1）：23

昆布

【来源】 为昆布科植物海带及昆布的叶状体。

【别名】纶布、海昆布。

【处方用名】昆布、海带。

【用法用量】常用量 6~12 克，水煎服。

【产地采收】主产于山东、浙江、辽宁、福建等沿海地区。夏、秋二季采捞，晒干。以身长、色棕黑、无杂质为佳。

【炮制研究】除去杂质，漂净稍晾，切宽丝，晒干。

【性味归经】味咸，性寒。主归脾、胃、肾经。

【功能主治】软坚散结、消痰、利水。主治瘰疬、瘿瘤、水肿、睾丸肿痛等证。

【现代研究】本品含有藻胶素、藻胶酸、海带聚糖、甘露醇、半乳糖、多种氨基酸、脂肪、蛋白质、粗纤维、维生素以及碘、钙、铁、钠、钾等元素。昆布可纠正缺碘引起的甲状腺机能不足，也可抑制甲状腺机能亢进的新陈代谢，促进炎症渗出物吸收。并具有平喘镇咳、降血脂、降血糖、抗肿瘤等作用。

【常用单方】

【方一】

昆布 60 克

【用法】取上药，温水浸泡几分钟后，放入锅中加水煮熟，取出昆布待适宜温度，拌入少许姜、葱末，加盐、醋、酱油适量。1 次吃完，每天 1 次。

【功能主治】软坚散结、泻下通便。主治便秘。兼程度不同的腹胀、纳呆、口干口苦或口臭、心烦易怒或睡眠差、舌红苔黄或黄腻，多属湿热燥结便秘。

【疗效】应用本方治疗 35 例，8 例痊愈，24 例有效，3 例无效。

【来源】杨秀兰，浙江中医杂志，1992.（9）：398

【方二】

昆布 150 克

【用法】取上药，再取青头白萝卜 1000 克、猪肚皮肉 250 克、花椒 20 粒、食盐少许，加水炖汤。分 2 次服，每天 1 剂，连服 3 剂为 1 个疗程。服药期间忌食辛辣。每晚更换内裤，用开水烫洗。服药期间不要同房。

【功能主治】杀虫消炎。主治滴虫性阴道炎，表现为阴道分泌物增多，奇痒难忍。

【疗效】应用本方治疗本病效果甚佳。

【来源】舒奇古，新中医，1981.（11）：37

【方三】

海带适量

【用法】取上药，与适量紫菜一起烧汤，经常当小菜吃。

【功能主治】滋补肝肾、平肝潜阳。主治高血压。

【来源】《高血压心脏病及中风验方》

黄药子

【来源】为薯蓣科植物黄独的块茎。

【别名】黄药脂、药脂、黄狗头、木药子。

【处方用名】黄药子。

【用法用量】内服：煎汤，常用量 10~15 克；外用：适量。

【产地采收】主产于安徽、江苏、浙江、福建、广东、广西等地。夏末至冬初采挖，以身干、片大、外皮灰黑、断面黄白为佳。

【炮制研究】黄药子采用净制和切制法进行炮制。

【性味归经】苦、平。归心、肝经。

【功能主治】散结消瘿、清热解毒、凉血止血。主治瘿瘤、疮痈肿毒、咽喉肿痛、毒蛇咬伤、吐血、咯血等证。

【毒副作用】久服、多服本品可引起消化道反应，如呕吐、腹泻、腹痛等，并对肝功能有一定的损害。

【现代研究】黄药子的有效成分为蔗糖、还原糖、淀粉、皂甙等。具有减轻甲状腺肿大的重要作用，用于治疗缺碘食物所致及原因不明的甲状腺肿。还具有止血、抗菌等作用。

【常用单方】

【方一】

黄药子 250 克

【用法】取上药，用 45~55 度白酒 750 毫升，浸泡 2 周后服后。每次服 15~20 毫升，每日 2~3 次，15 天为一疗程，间歇 10 天。一次浸药酒可服用 2 个疗程，1 次方可连浸 2~3 次。但久服需注意对肝脏的影响，应定期查肝功能。

【功能主治】散节消瘿。主治地方性甲状腺肿。

【疗效】用此方治疗 33 例患者，疗效显著，总有效率为 90.0%。

【来源】周斌，中医文献杂志，1999，（3）：48

【方二】

黄药子 300 克

【用法】将上药研为细末,与白酒 1500 克和匀,分装于 4 个 500 毫升盐水瓶中,棉线扎紧瓶塞,放于铁锅中,加水后加温至 60~70 度（超过 70 度瓶易炸裂）,4 小时后取出,冷却过滤后即可。每次 6 毫升,每日 3 次,睡前加服 12 毫升。不会饮酒者,可少量多次服用,保持口中常有酒味。1 个月为 1 疗程,肿瘤消失后巩固治疗半个疗程。伴肝病者忌服。

【功能主治】散结消瘿。主治甲状腺腺瘤。

【疗效】用上方治疗患者 48 例,疗效显著,总有效率为 95.8%。

【来源】马祥荣,浙江中医杂志,1996.（9）：396

【方三】

黄药子 500 克

【用法】取上药,洗净晾干,浸泡于 2 千克黄酒中,纳入罐中密封,加微火蒸 2 小时取出,密封并置于避光处 7 天待用。用时先洗净宫颈分泌物,然后将尾线消毒棉球浸润药汁后贴子宫颈表面,尾线留到阴道外口,24 小时后患者自行取出,隔天 1 次。月经期停治,治疗期间禁止性生活。

【功能主治】清热解毒消炎。主治宫颈炎。

【疗效】应用本方治疗 53 例,经 2~24 次治疗。痊愈 17 例,有效 36 例。

【来源】陈远碧,重庆医药,1988,17（3）：20

胖大海

【来源】为梧桐科植物胖大海的成熟种子。

【别名】安南子、大洞国、大海子、大海榄。

【处方用名】胖大海、大发、安南子、大洞国、通大海。

【用法用量】内服：煎汤或开水泡,2~3 枚；或入散剂。

【产地采收】主产于越南、印度、马来西亚、泰国、印度尼西亚的苏门答腊等地。我国的广东、海南也有出产。以个大、坚硬、外皮细、浅棕黄色、有细皱纹、光泽及不破者为佳。

【炮制研究】采用净制法炮制该药,通过炮制可使药物洁净。

【性味归经】甘、淡、寒。归肺、大肠经。

【功能主治】清热润肺、利咽解毒、润肠通便。用于肺热声哑、干咳无痰、咽喉肿痛、热结便秘、头痛目赤。

【现代研究】胖大海含有胖大海素、西黄耆胶粘素、挥发油、聚戊糖，以及由半乳糖醛酸、阿拉伯糖、半乳糖乙酸、钙、镁等组成的黏液质。胖大海具有缓泻作用，可内服吸水，增加肠容积而产生机械刺激，反射性地引起肠蠕动增加。还具有降压、利尿、镇痛作用。

【常用单方】

【方一】

胖大海 15 克

【用法】取上药，开水 200 毫升，将胖大海放碗中冲开。如红痢加白糖 15 克，白痢加红糖 15 克，服汁并食胖大海肉。

【功能主治】清热利湿，解毒消炎。主治痢疾。

【疗效】运用上方治疗 200 例，屡获良效。

【来源】冯燕等，包头医学，1994.18（2）：29

【方二】

胖大海适量

【用法】每次用胖大海 2 粒，清水洗净后用适量清水浸泡，使其充分膨胀，然后去核搅拌成烂泥状，晚睡时外敷于眼，并用纱布块适当固定即可，每晚敷 1 次，连敷 3 晚，在治疗期间停用其他疗法。

【功能主治】清火毒，凉血散血。主治红眼病。

【疗效】治疗 30 例，均获痊愈。

【来源】黄平，中医外治杂志，1995.（5）：16

【方三】

胖大海 3 枚

【用法】取上药，泡饮。

【功能主治】宣上导下，润燥解结，泻热通便。主治婴幼儿便秘。

【疗效】应用本方治疗 32 例，均收显效。

【来源】秦亮，浙江中医杂志，1990.24（1）：12

枇杷叶

【来源】为蔷薇科植物枇杷的叶。

【别名】巴叶、卢枯叶。

【处方用名】枇杷叶、把叶、炙枇杷叶、炙把叶。

【用法用量】内服：煎汤，常用量6~9克；或熬膏；或入丸、散。

【产地采收】华东、中南、西南及陕西、甘肃均产，广东及江苏产量较大。多为栽培。全年均可采收，晒至七八成干时，扎成小把，再晒干。以叶大、色灰绿、不破碎者为佳。

【炮制研究】枇杷叶生品长于清肺止咳，降逆止呕，多用于肺热咳嗽，气逆喘急，胃热呕逆；蜜炙后能增强润肺止咳作用，多用于肺燥或肺阴不足，咳嗽痰稠等。

【性味归经】味苦、微寒，性平。主归肺、胃经。

【功能主治】清肺止咳，降逆止呕。用于肺热咳嗽，气逆喘急，胃热呕逆，烦热口渴。

【毒副作用】鲜叶煎服，未经滤毛，可致严重喉头水肿。

【现代研究】本品含挥发油以及皂甙、熊果酸齐墩果酸、苦杏仁甙、鞣质维生素B，山梨醇等。经动物实验，有止咳、平喘及祛痰作用；煎剂在体外对金黄色葡萄球菌有抑制作用，熊果酸有抗炎作用。

【常用单方】

【方一】

枇杷叶100克

【用法】取上药，去毛包煎，口服。

【功能主治】清肺止咳。主治咳嗽。属风热燥火伤肺者，表现为干咳、口燥喉痒、痒不能忍、夜不得寐、舌边红、苔薄黄、脉稍数。

【疗效】应用本方治疗1例患者，2剂咳嗽消失。

【来源】徐义潮，浙江中医杂志，1992.（4）：185

【方二】

鲜枇杷叶适量

【用法】取上药，去除背毛洗净，加水煮沸1小时，将煎液浓缩过滤，每200毫升药液含生药100克。患儿于睡前及次晨空腹时各服药液100毫升。

【功能主治】驱除蛲虫。主治蛲虫病。

【疗效】应用本方治疗122例，15天后复查虫卵转阴率为67.21%，肛周成虫转阴率为78.85%，虫减少率为88.14%。

【来源】江苏中医，1989，（10）：46

第十四章　平肝息风药与土单方

凡具有平降肝阳、止息肝风作用的药物，称为平肝息风药。

平肝息风药，适用于肝阳上亢、头目眩晕，以及肝风内动、惊痫抽搐等症。

临床使用平肝息风药的时候，应根据辨证施治的原则给予不同的配伍。如因热引起的，与清热泻火药同用；因风痰引起的，与化痰药同用；因阴虚引起的，与滋阴药同用；因血虚引起的，与养血药同用。

本类药物性能各有不同，应区别使用。如其中有些药物药性寒凉，脾虚慢惊病患，则非所宜；而另有一些药物又偏温燥，血虚伤阴者又宜慎用。

羚羊粉

【来源】本品为牛科动物赛加羚羊的角。

【别名】高鼻羚羊。

【处方用名】羚羊粉。

【用法用量】常用量 1～3 克，入煎剂宜另煎汁冲服。也可磨汁或锉末服。

【产地采收】主产于新疆、甘肃、青海等地。猎取后锯其角，晒干。以角体丰满、色白、质嫩、有血丝、无裂纹者为佳。

【性味归经】咸、寒。归肝、心经。

【功能主治】平肝息风，清肝明目，散血解毒。用于高热惊痫、神昏惊厥、子痫抽搐、癫痫发狂、头痛眩晕、温毒发斑、痈肿疮毒。

【现代研究】含有角蛋白、磷酸钙及不溶性无机盐等，羚羊角经酸水解后测定，含异白氨酸、白氨酸、苯丙氨酸、丙氨酸等多种氨基酸，此外尚含磷脂类成分约 0.12%，为卵磷脂、脑磷脂、神经鞘磷脂等。

【常用单方】

【方一】

羚羊角粉 0.1 克

【用法】取上药，冲服，每天 3 次。

【功能主治】祛风清热、平肝化痰。主治癫痫持续状态，表现为抽搐、昏迷、牙关紧闭、连续多次发作。多属外风引动内风、痰湿蒙闭清窍所致。

【疗效】应用本方治疗 1 例 7 岁患儿，完全治愈。

【来源】中医杂志，1988，29（2）：4

【方二】

羚羊角粉适量

【用法】取上药，每次 0.5 克，连续服用 4 次。

【功能主治】清心泻火。主治口疮，表现为口疮舌糜、疼痛，口腔黏膜有溃疡面。

【疗效】据孙松林报道，应用本方无论是治疗婴幼儿腹泻，或发热后出现的口疮舌疮，还是成年人复发性口疮，都能收到较好的治疗效果。而且无寒凉伤中之弊病。

【来源】河南中医，1989，（3）：34.

【方三】

羚羊角粉适量

【用法】口服上药，每次 0.3 克，每日 2 次，28 天为 1 个疗程。

【功能主治】平肝降压。主治老年收缩期高血压。

【疗效】共治疗 40 例，结果临床症状痊愈 3 例；显效 11 例；有效 20 例；无效 6 例，总有效率为 85%。降压疗效显效 10 例，有效 23 例，无效 7 例，总有效率 82.5%。

【来源】浙江预防医学，2002.14（10）：67

牡蛎

【来源】本品为牡蛎科动物长牡蛎、大连湾牡蛎或近江牡蛎的贝壳。

【别名】毛壳、牡蛎壳、左牡蛎、左壳、蛎蛤。

【处方用名】牡蛎、生牡蛎、煅牡蛎。

【用法用量】常用量 15~30 克，入汤剂，宜先煎。外用适量。

【产地采收】长牡蛎主产于山东以北至东北沿海。大连湾牡蛎主产于辽宁、河北、山东等省沿海。近江牡蛎产地较广，北起东北，南至广东省、湖南省沿海，主要为野生品，也有养殖。全年均可采收，去肉，洗净，晒干。以质坚、内面光洁、色白者为佳。

【炮制研究】1. 牡蛎：洗净、干燥、碾碎。

2. 煅牡蛎：取净牡蛎，照明煅法（附录）煅至酥脆。

【性味归经】咸、微寒。归肝、胆、肾经。

【功能主治】重镇安神，潜阳补阴，软坚散结，收敛固涩。主治惊悸失眠、眩晕耳鸣等。用于自汗盗汗、遗精、胃痛吞酸。

【毒副作用】有报道服用后可加重原有贫血患者的贫血程度及症状。过敏反应：可引起呕吐，腹痛，腹泻。

【现代研究】含碳酸钙80%~95%，并含磷酸钙、硫酸钙、氧化铁、铝、镁、硅等，另含有硬蛋白质等。

【常用单方】

【方一】

煅牡蛎适量

【用法】取上药，与煅鸡蛋壳等份，共研末。每次服4.5克，每天3次。

【功能主治】制止胃酸。主治吐酸。

【来源】《家庭偏方秘方验方大全》

【方二】

牡蛎份适量

【用法】取上药，扑身。

【功能主治】收涩止汗。主治产后出汗。

【来源】《家庭偏方秘方验方大全》

钩藤

【来源】本品为茜草科植物钩藤及其同属多种植物的干燥带钩茎枝。

【别名】钩钩、双钩藤。

【处方用名】钩藤、双钩。

【用法用量】常用量10~15克，入汤剂，不宜久煎（或后下）。外用适量。

【产地采收】主产于长江以南至福建、广东、广西等省。秋、冬二季采收，去叶，切段，晒干。以梗细、钩多、色紫红、无枯钩枝者为佳。

【性味归经】甘、凉。归肝、心包经。

【功能主治】清热平肝、息风定惊。主治惊痫抽搐、眩晕、头痛、中风、癫痫、破伤风、子痫等证。

【现代研究】钩藤的主要成分是生物碱，其生物碱的主要成分有钩藤碱、异钩藤碱等。具有镇静、抗惊厥、抑制癫痫、降压作用。还可抑制血小板聚集和抗血栓形成，并有刺激免疫系统和肝保护的作用。

【常用单方】

【方一】

钩藤 30 克

【用法】取上药，加水 100 毫升，水煎 10 分钟。早晚分服。

【功能主治】平肝降压。主治高血压病。

【疗效】应用本方治疗高血压病 175 例，用药 30 天，显效 86 例，有效 49 例，无效 40 例，总有效率为 77,1%。

【来源】林连荣等，辽宁中医杂志，1988，13（2）：23.

【方二】

钩藤 20 克

【用法】取上药，剪碎布包（加少许冰片），于每天晨起和晚睡前放入盆或桶内，加温水浴脚，每次 30~40 分钟，可不断加水，以保持水温。每包药用 1 天，10 天 1 个疗程。见效后继续 2~3 个疗程，以巩固疗效。

【功能主治】平肝降压。主治高血压病

【疗效】应用本方治疗 50 例，显效 27 例，有效 14 例，无效 9 例，总有效率为 82%。

【来源】李增林等，辽宁中医杂志，1989，13（8）：23.

天麻

【来源】本品为兰科多年寄生草本植物天麻的干燥块茎。

【别名】赤箭、鬼督邮、定风草。

【处方用名】天麻、明天麻。

【用法用量】常用量 3~10 克，入汤剂。也可研末吞服，每次 1~1.5 克。

【产地采收】主产于四川、云南、贵州，广布我国南北各地。立冬后至次年清明前采挖，立即洗净，蒸透，敞开低温干燥。以质地坚实沉重、有鹦哥嘴、断面明亮、无空心者为"冬麻"，质佳。

【性味归经】甘、平。归肝经。

【功能主治】息风定惊、平肝潜阳。主治肝风内动、惊痫抽搐、眩晕、头痛、风湿痹痛、肢体麻木、破伤风、小儿惊风等证。

【现代研究】天麻块茎含有香荚兰醇、黏液质天麻甙、结晶性的中性物质、维生素 A 等。对中枢神经系统有镇静、抗惊厥、镇痛作用。天麻液能明显降低冠状血管阻力，增加血流量，有迅速降压作用。还具有耐缺氧作用，并可促进免疫功能。

【常用单方】

【方一】

天麻茎 50 克

【用法】取上药，水煎服。

【功能主治】平肝降压。主治高血压。

【来源】《高血压冠心病单验方》

【方二】

天麻 9 克

【用法】取上药，为末。鸭蛋 1 个，放盐水中浸泡 7 天后取出，开一个小孔，倒出适量（相当于天麻的容积）蛋清，把天麻末装入蛋内，麦面和饼密封鸭蛋，置火中煨熟。每晨空腹服 1 个。

【功能主治】软化肉瘤、散结止痛。主治骨肉瘤。

【疗效】应用本方治疗 1 例，35 天病愈，随访 21 年未复发。

【来源】曹洪亮等，山东中医学院学报，1985.9（2）：66.

【方三】

天麻素注射液

【用法】用天麻素注射液 600 毫克，加入 5% 葡萄糖注射液 500 毫升中，静脉滴注，每日 1 次，7 天为 1 个疗程，连用 2 个疗程。

【功能主治】息风平肝。主治眩晕。

【疗效】共治疗中老年眩晕 64 例，总有效率为 98.4%。

【来源】中国临床药理学与治疗学，2003.8（4）：471.

刺蒺藜

【来源】本品为蒺藜科植物蒺藜的干燥成熟果实。

【别名】蒺藜子、硬蒺藜、三角蒺藜。

【处方用名】刺蒺藜、白蒺藜、蒺藜。

【用法用量】常用量 6～10 克，入汤剂。外用适量。气血虚者及孕妇慎用。

【产地采收】 主产于河南、河北、山东、安徽、江苏、四川、山西、陕西等地。秋季果实成熟时采割植株，晒干，打下果实，除去杂质。

【炮制研究】 炒后苦泄辛散之性减弱，长于平肝潜阳，疏肝解郁；酒炙或酒拌蒸后，引药上行，对风邪上扰及肝气郁结等症自然有增升散的作用；醋炙后引药专入肝经，增强疏肝解郁活血止痛作用。

【性味归经】 辛、苦、微温、有小毒。归肝经。

【功能主治】 平肝解郁、活血祛风、明目、止痒。用于头痛眩晕、胸胁胀痛、乳癖、乳痈、目赤翳障、风疹瘙痒。

【现代研究】 刺蒺藜的果实含有山柰酚、山柰酚 3-葡萄甙、山柰酚 3-芸香糖甙、刺蒺藜甙等，干果含有脂肪油及少量挥发油、鞣质、树脂等，种子含有生物碱。实验表明，蒺藜总甙对机体衰老过程中某些退化性变化有一定抑制作用。并具有降压作用，还可抑制金黄色葡萄球菌、大肠杆菌的生长。

【常用单方】

【方一】

白蒺藜适量

【用法】 取上药，为末。每次 9 克，空腹食前温酒调下。

【功能主治】 祛湿通络。主治腰痛。

【来源】《御药院方》

【方二】

白蒺藜 5000 克

【用法】 取上药，水煎 2 次，浓缩至 10∶1 浸膏，再按 1∶4 加糖干燥成颗粒，每包 30 克。每天 2 次，每次半包，温开水冲服。

【功能主治】 平肝泻火、祛风活血。主治白癜风

【疗效】 应用本方治疗 27 例，痊愈 4 例，显效 7 例，好转 11 例，无效 5 例，总有效率 81.5%。

【来源】 河北医药，1981.（2）：45.

【方三】

刺蒺藜 30~60 克

【用法】 取上药，加水煎至 500 毫升。温洗双下肢膝以下，同时搓揉足底、足背及腓肠肌，每次 20 分钟，早晚各 1 次。

功能主治：温经通络、健脾止泻。主治小儿秋季腹泻。

【疗效】应用本方治疗秋季腹泻 60 例，退热时间、止泻时间、腹胀消失时间均优于西药抗生素常规处理组。

【来源】黑龙江中医药，1991.（4）：36.

【方四】

白蒺藜、生甘草各 100 克

【用法】取上药浸于 75%乙醇 300 毫升内，过滤备用。先将患部洗净，再用棉球蘸药液擦患部，每日 2~3 次。

【功能主治】祛风止痒。主治手部脱屑发痒症。

【疗效】共治 40 例，除 1 例因故中断治疗外，其余 39 例均获愈。

【来源】湖南医药杂志，1982.（30）：11.

全蝎

【来源】本品为钳蝎科动物东亚钳蝎的干燥体。

【别名】蝎子、茯背虫。单用尾，名为蝎尾。

【处方用名】全蝎、全虫。

【用法用量】常用量 2~5 克，入汤剂；若研末吞服，每次 0.6~1 克。外用适量。血虚生风者及孕妇慎用。

【产地采收】产于我国各地，长江以北较多。春末至秋初捕捉，除去泥沙，置沸水或沸盐水中煮至全身僵硬，捞出，通风处，阴干。以完整、色青褐或黄褐色、干净、身挺、腹硬、脊背抽沟、无盐霜者为佳。

【性味归经】辛、平、有毒。归肝经。

【功能主治】息风止痉、解毒散结、通络止痛。主治惊风抽搐、癫痫、中风、半身不遂、偏头痛、破伤风、淋巴结核、风疹疱肿等。

【毒副作用】本品有毒，应在医生指导下应用，并且不宜过量。血虚生风者及孕妇慎用。

【现代研究】全蝎含有蝎毒，为一种碳、氢、氧、氮、硫等元素的毒性蛋白。另含有三甲胺、甜菜碱、牛磺酸、软脂酸、硬脂酸、胆固醇、卵磷脂及铵盐等。对中枢神经系统有明显的抗癫痫、抗惊厥作用。尚有抗肿瘤、抗结核杆菌的作用。

【常用单方】

【方一】

全蝎 1 只

【用法】将 1 枚鲜鸡蛋破一缺口，放入上药（将鲜活蝎在盐水内浸 6~8 小时，然后再用盐水煮阴干即可），立刻用厚实草纸包裹 4~5 层，埋入木炭中烧熟。去蛋壳连同全蝎一起食用，每天早、午、晚饭前各服 1 枚，连服 30 天为 1 个疗程，两个疗程间停服 3~5 天。

【功能主治】息风止惊。主治癫痫（羊角风）

【来源】《家庭偏方秘方验方大全》

【方二】

全蝎适量

【用法】取上药，用香油炸至深黄色，研为细末。1 次 2.5 克，每天 2 次，开水冲服。

【功能主治】散寒通络。主治类风湿性关节炎。

【来源】《风湿病单验方大全》

【方三】

全蝎 6 克

【用法】取上药，研细末，分 3 包。睡前白开水送服。

【功能主治】消肿止痛。主治乳房痛。

【疗效】应用本方治疗本病，1 次治愈。

【来源】上海中医药杂志，1989，（3）：封 3.

蜈蚣

【来源】本品为蜈蚣科动物少棘巨蜈蚣的干燥体。

【别名】百脚、百足虫、千足虫。

【处方用名】蜈蚣、天龙。

【用法用量】常用量 1~3 克，入汤剂。若研末吞服，每次 0.6~1 克。外用适量，研末或油浸敷患处。因本品有毒，应在医生指导下应用。

【产地采收】主产于湖北、浙江、江苏、安徽、河南、陕西、等省。叶圣，现多为家养。春、夏二季捕捉，用竹片插入头尾，绷直，干燥。以条长、完整、头红、身黑绿色、腹部干瘪者为佳。

【炮制研究】生蜈蚣有毒，生用搜风定搐力强，用于急慢惊风、破伤风、癫痫等，入煎剂多生用。外用，善治疮疡肿毒、瘰疬溃烂、毒蛇咬伤等。焙后降低毒性，矫味矫臭，使之干燥酥脆，便于粉碎，多入丸散内服或外敷，功用同生品。

【性味归经】辛、温、有毒。归肝经。

【功能主治】息风止痉、解毒散结、通络止痛。主治中风、惊痫、破伤风、百日咳、瘰疬、结核、疮疡肿毒、风癣、痔漏、烫伤等。

【毒副作用】因本品有毒，应在医生指导下应用，并且用量不宜过大。虚证者及孕妇忌用。

【现代研究】蜈蚣含有两种类似蜂毒成分，即组织胺样物质及溶血性蛋白质，尚含有多种氨基酸、脂肪酸、胆甾醇等。具有抗肿瘤、止痉作用。蜈蚣水提取物对各种致病性真菌有较强的抑菌作用。还具有镇痛作用。

【常用单方】

【方一】

蜈蚣适量

【用法】取上药，去头足，焙干研末。内服，每次 3 条，每天 3 次，连服 3 个月，停药休息 1 周。

【功能主治】祛风通络、解毒散结。主治空洞型肺结核、抗痨药治疗无效者。

【疗效】应用本方治疗 12 例，治疗 3 个月以上，经 X 线透视证明空洞闭合 2 例，缩小 6 例，无变化 4 例。

【来源】陕西中医，1983.（6）：6.

【方二】

蜈蚣 1 克

【用法】取上药，研磨。冲服，每天 3 次。

【功能主治】通络止痛。

适应证：偏头痛。

【疗效】应用本方止痛效果明显。

【来源】王学平等，中医药学报，1995.（5）：46.

【方三】

蜈蚣 6 条

【用法】取上药，白酒 300 毫升，冷浸支取。每天喝药酒 2~3 次，每次 10~20 毫升。

【功能主治】散寒通络。主治雷诺氏病。

【来源】《常见病药酒疗法》

第十五章　安神药与土单方

凡以镇静安神为其主要功效的药物，称为安神药。

安神药分为两类：属于质重的矿石药及介类药，取重则能镇的作用，为重镇安神药，多用于实症；属于植物药而取其养心滋肝的作用，为养心安神药，适用于虚症。

本章所介绍的药物适用于阳气躁动，心悸，失眠，惊痫，狂妄，烦躁易怒等。如因邪热炽盛，须合清热降火药；肝阳上越，须配平肝潜阳药；对于心血或肝阴不足，须配滋阴补血药同用。

朱砂

【来源】本品为硫化物类矿物辰砂族辰砂，主含硫化汞（HgS）。

【别名】丹砂、辰砂、汞砂、赤丹、丹粒、丹粟。

【处方用名】朱砂。

【用法用量】0.1~0.5克，多入丸散服。外用适量。

【产地采收】主产于湖南、贵州、四川、广西、云南等地。湖南沅陵、新晃县的辰砂行销全国。采挖后，选取纯净者，用磁铁吸净含铁的杂质，再用水淘去杂石和泥土。

【炮制研究】朱砂的主要成分为硫化汞，尚含有微量的杂质。杂质主要是游离汞和可溶性汞盐，后者毒性极大，为朱砂中的主要毒性成分。

【性味归经】甘、微寒、有毒，归心经。

【功能主治】清心镇惊，安神解毒。用于心悸易惊、失眠多梦、癫痫发狂、小儿惊风、视物昏花、口疮、喉痹、疮癌肿毒。

【毒副作用】

1. 急性中毒：

消化系统：恶心、呕吐、食欲不振、腹痛、腹泻、黏液便或血便，口腔黏膜肿胀、充血或溃疡，严重者出现血性肠炎，甚至胃穿孔。

泌尿系统：尿少，尿中出现蛋白、红细胞及管型。严重者导致尿闭、尿毒症，甚至死于肾功能衰竭。

心血管系统：使血管扩张，大量毛细血管损害，引起血浆损失，使有效循环血量减少，引起休克。或中毒性心肌炎，引起循环衰竭。

呼吸系统：对呼吸系统有腐蚀作用，产生气管炎、支气管炎，出现剧烈咳嗽，呼吸急迫、发绀、呼吸困难。

神经系统：倦怠、嗜睡、头疼、头晕，全身极度衰弱，严重着出现痉挛，以至昏迷。

造血系统：可导致溶血性贫血。

2. 慢性中毒：

口腔病变：口中有金属味，流涎，黏膜肿胀、溃疡、糜烂，齿龈酸痛、出血，出现深蓝色汞线。牙齿松动脱落。

消化道症状：恶心呕吐，食欲不振，腹痛腹泻。

3. 神经系统症状：

精神不安，兴奋，易怒，消极，胆小，幻觉，缺乏自信，甚至行为乖僻等。

震颤：始见于手指、眼睑、舌、腕部，重者累及手臂，下肢和头部，以及全身。成对称性，紧张时加重。

4. 过敏反应：皮肤瘙痒，出现荨麻疹、红色丘疹或小水泡。甚至可引起剥脱性皮炎。

【现代研究】主含硫化汞（HgS），其含量 96.0% 以上。近年来有朱砂能抗惊厥，使脑电图频率减慢、波幅增大的实验结果。朱砂外用能抑杀皮肤细菌和寄生虫，有防腐作用。

【常用单方】

【方一】

朱砂 3~5 克

【用法】取上药，用干净白布 1 块，涂糨糊少许，将朱砂细末均匀黏附于上，然后外敷涌泉穴（足掌心，第 2.3 跖骨间，当蜷足时，呈凹陷处），胶布固定。用药前先用热水把脚洗净，睡前贴敷。

【功能主治】镇静安神、定惊。主治不寐。表现为长期失眠，服安定及养血安神中药见效甚微者。

【来源】张星耀等，新中医，1988，（8）：26

【方二】

朱砂 1.5 克

【用法】取上药，研细末。用鲜公鸡血适量冲服。

【功能主治】清热镇静安神。主治发热惊厥。

【疗效】应用本方治疗发热惊厥1例，服药2次治愈。

【来源】安徽《单验方选集》

【方三】

朱砂适量

【用法】取上药，研末。晚上睡前用湿毛笔蘸药少许，涂于神阙（腹部脐窝正中）、膻中（胸骨正中线，平第4肋间隙，女子可平第5胸肋关节之间，或在两乳头连线之中点）、双侧劳宫（掌心横纹中，第2、3掌骨之间，屈指握拳时中指指尖所点出）、风池穴（项后，后发际正中线直上1寸为风府，风池平风府穴两侧，在胸锁乳突肌与斜方肌之间的凹陷处），不用包扎，每晚1次，一般1次见效，可连用3天。

【功能主治】镇心安神。主治小儿夜啼，表现为长期夜间哭闹、梦惊、易醒和醒后哭闹等症状；患者有夜间磨牙及俯卧的习惯，经检查无明显阳性体征。

【疗效】应用本方治疗71例，均获愈。其中1次治愈者54例，有3例3个月后复发，再用上法治疗后痊愈，对器质性病变所致的夜啼效果差。

【来源】中西医结合杂志，1989，9（7）：422

磁石

【来源】本品为氧化物类矿物尖晶石族磁铁矿，主含四氧化三铁（Fe_3O_4）。

【别名】活磁石、灵磁石、磁铁石、吸铁石、戏铁石。

【处方用名】磁石、灵磁石、煅磁石。

【用法用量】9~30克，水煎服，先煎。

【产地采收】主产于河北、山东、辽宁、江苏、安徽、广东等省。采挖后，除去杂石。

【性味归经】咸、寒，归肝、心、肾经。

【功能主治】平肝潜阳，聪耳明目，镇静安神，纳气平喘。用于头晕目眩，视物昏花，耳鸣耳聋，惊悸失眠，肾虚气喘。

【现代研究】现代研究表明，磁石主含四氧化三铁，其中含氧化铁31%、三氧化二铁69%。尚含有砷、锰、铬、镉、钴、铜、镍、铅、锌、钛、钡等微量元素。由于磁石含铁量高，铁在散剂里溶出量大，铁具有补血、强壮之效，对缺铁性贫血有治疗作用。并可改善中枢神经系统机能，取得镇静的作用。

【常用单方】

【方一】

磁石 1500 克

【用法】取上药，研末，浸入 15000 毫升清酒中，浸 10 余天。每次服 150 毫升，日三次夜 1 次。

【功能主治】补肾平肝。主治肝肾阴亏、性欲低下。

【来源】《中医药膳学》

【方二】

磁石 2500 克

用法；取上药，研细末，白酒 1500 毫升，浸泡 1 个月。1 天服 3 次。

【功能主治】补肾壮阳。主治阳痿、早泄。

【来源】《中国民间小单方》

【方三】

磁石 30~60 克

【用法】取上药，捣碎，于砂锅内煎煮 1 小时，滤汁去渣。猪肾 1 只，去臊泉，洗净切细入锅。再加粳米 100 克、生姜、大葱各少许，同煮成粥。早晚食之。

【功能主治】养肾益精。主治肾虚遗精。

【来源】《寿亲养老新书》

龙骨

【来源】龙骨为古代哺乳动物如三趾马、犀类、鹿类、牛类、象类等的骨骼化石。

【别名】花龙骨。

【处方用名】龙骨。

【用法用量】入汤剂，常用量 15~30 克，宜先煎。

【产地采收】产于山西、内蒙古自治区、陕西、河北、甘肃、湖北等地。

【炮制研究】生龙骨潜阳镇静、安神作用较强。煅后增强收敛固涩作用，并便于粉碎，易于煎出有效成分。朱砂拌能增强其宁心安神作用。

　　龙骨的新炮制方法：在盐制火煅法的基础上改为盐水煅淬法，可加强龙骨入肾及大肠经之力，并可防止灰化，加速煅透，以利于有效成分的溶出，增强其疗效。

　　【性味归经】味甘、涩，性微寒。归心、肝经。

　　【功能主治】镇静安神、平肝潜阳、收敛生肌的作用。主治惊痫癫狂、怔忡健忘、失眠多梦、自汗盗汗、遗精淋浊、便血、崩漏带下、泻痢脱肛、溃疡久不收口等证。

　　【现代研究】现代研究表明，龙骨主要含有碳酸钙、磷酸钙。尚含有铁、钾、钠、氯、硫酸根等。对中枢有抑制作用，可抗惊厥。龙骨的主要成分为钙元素，血中的钙对神经、心肌、骨骼及其他组织的功能影响很大，钙入血后能促进血液凝固力，并增加血管壁的致密性，以阻止白细胞及血清渗出血管外。同时又有减轻骨骼肌兴奋性的作用，因而起到镇静、收敛、固摄、止泻作用。

　　【常用单方】

　　【方一】

煅龙骨 30 克

　　【用法】取上药，捣碎，入砂锅内加水 200 毫升，煎 1 小时，去渣取汁，再加水 600 毫升、糯米 100 克、红糖适量，煮成稀稠粥。早晚空腹温食之。

　　【功能主治】镇静潜阳、收涩止遗。主治遗精。

　　【来源】《男女性功能障碍独特秘方绝招》

　　【方二】

龙骨适量

　　【用法】取上药30克水煎取汁煮荷包鸡蛋（3岁以下每次1个，3岁以上每次2个），每晚1次。第2次取龙骨30克，加入第1次煮后之龙骨中同煎，如此逐日加入，常在3~6次收效。

　　【功能主治】固涩止精。主治遗尿症。

　　【来源】新中医，1981.（7）：28

　　【方三】

龙骨粉适量（生、煅均可）

　　【用法】取上药。令患者仰头，术者卷一个一端粗一端细的纸筒，在粗的一端放龙骨粉少许，并将其置于患者鼻孔出，用力将药粉吹入鼻孔。

【功能主治】收涩止血。主治鼻出血。

【疗效】应用本方治疗 12 例，多数 10 分钟作用，最长 20 分钟及止血，效果灵验。

【来源】广西中医药，1981.（3）：37.

琥珀

【来源】为古代松科植物的树脂埋藏地下，经年久而成的碳氢化合物。商品分为两种，从地下挖出的称"琥珀"，从煤中选出的称"煤珀"。

【别名】红琥珀、血琥珀、血珀、白珀、光珀。

【处方用名】琥珀。

【用法用量】研末冲服，常用量 1.5~3 克。

【产地采收】主产福建、贵州、广西及云南，次产河南。从地层或煤层中挖出，除去砂石、泥土等杂质。1. 水飞：将原药研成细粉，过 100 目筛，再用水飞法研至放在舌上尝之无渣感，晒干，研细，过 120 目筛。2. 灯心碾：取原药用清水洗净，晒干，加灯心草盖上，碾成细粉，过 100 目筛后既成。琥珀不溶于水，炮制后研成极细粉末，便于服用。

【性味归经】味甘，性平。归肝、膀胱经。

【功能主治】镇静安神、活血散瘀、利水通淋。主治惊风癫痫、惊悸失眠、血淋血尿、小便不通、妇女闭经、产后淤滞腹痛、痈疽疮毒、跌打损伤等证。

【现代研究】现代研究表明，琥珀主含有树脂、挥发油等。对中枢神经系统有抑制作用，也可镇咳去痰，还有镇静、催眠，以及解毒、降血脂、抗动脉粥样硬化作用。

【常用单方】

【方一】

琥珀 0.6 克

【用法】取上药，研为粉末。1 次口服，每天 3 天，用温开水冲服。

【功能主治】活血止血。主治血尿。

【疗效】应用本方治疗 5 例，均于 4 天内血尿消失。

【来源】基层医刊，1972.（4）：32.

【方二】

琥珀粉 6 克

【用法】取上药，用葱白 30 克煎汤送服琥珀粉，早晚各 1 次。

【功能主治】消炎散瘀。主治前列腺增生症。

【来源】《难治男科疾病的良方妙法》

【方三】

琥珀粉 6 克

【用法】取上药，将鸭蛋 1 只打一小孔，倒出少许蛋清，装入琥珀粉，封孔，微火煨熟。早晚 2 次分服；煨鸭蛋壳研末，植物油调敷患处。

【功能主治】活血散结。主治瘰疬。病程长且顽固者。

【疗效】应用本方治疗本病，一般连续服用 6~7 天即可见效。

【来源】浙江中医杂志，1983.（8）：356.

酸枣仁

【来源】本品为鼠李科植物酸枣的干燥成熟种子。

【别名】酸枣核、山枣仁、山酸枣、枣仁。

【处方用名】枣仁、酸枣仁、生枣仁、炒枣仁。

【用法用量】入汤剂，常用量为 10~18 克。也可研末，睡前吞服，每服 1.5~3 克。外用适量。

【产地采收】主产河北、陕西、辽宁、河南等省。山东、内蒙古、甘肃、山西、安徽等地也产。秋末冬初采收成熟果实，除去果肉及核壳，收集种子，晒干。

【炮制研究】酸枣仁为中医宁心安神药。在炮制方面，从古到今，对生用与炒用的作用众说不一。近代通过对生、炒枣仁水煎剂药理作用的比较表明，生、炒枣仁对中枢神经系统均成镇静、安眠、抗惊作用，二者之间无差别。

【性味归经】甘、酸、平，归肝、胆、心经。

【功能主治】补肝，宁心，敛汗，生津。用于虚烦不眠、惊悸多梦、体虚多汗、津伤口渴。

实火、滑泻者及孕妇均慎服。

【现代研究】含酸枣仁皂甙 A、B；皂甙 B 水解得酸枣仁皂甙元，皂甙元经硫酸水解得红子木内脂。另含有白桦脂酸、白脂醇。还含黄酮类成分当药素。此外，还含有胡萝卜甙、阿魏酸、植物甾醇、脂肪油核和大量维生素 C 等。

【常用单方】

【方一】

酸枣仁适量

【用法】用酸枣仁炒后贴于耳穴，主穴为耳神门、皮质下，配穴为心、肾、脑点。每次选 1~2 穴，双耳同时应用。一般 5 日换药 1 次（夏季 3 日），4 次为 1 疗程。

【功能主治】失眠。主治各种失眠。

【疗效】治疗 30 例，结果显效 9 例，进步 19 例，无效 2 例。

【来源】新中医，1992.（11）：35

【方二】

酸枣仁适量

【用法】取上药，开水浸泡去外皮，分成两半，以酸枣仁平面贴在直径约 10 毫米圆形胶布中心备用。主穴：耳、神门、皮质下；配穴：心、肾、脑点。每次选穴 1~2 穴，同时应用。测定耳穴敏感点，将药贴于该点，按揉 1 分钟，嘱患者每晚睡前按揉 1 次，3~5 分钟，5 天换药 1 次，换 4 次药为一疗程。

【功能主治】养心安神。主治失眠症。表现为入睡困难，或睡眠不深、易醒、多梦，或虽入睡尚可，但易早醒等。

【疗效】应用本方治疗 30 例，显效 9 例，进步 19 例，无效 2 例。注意：耳郭有炎症或有冻伤不宜采用；对胶布过敏者不宜采用。

【来源】新中医，1982.（11）：35

【方三】

酸枣仁粉 10 克

【用法】取上药，清晨 8 时前冲泡绿茶 15 克饮服，8 时后忌饮茶水，晚上就寝前冲服。

【功能主治】养心安神。主治不寐症。多由心火上炎致失眠、心烦、口苦、头晕、健忘、神疲乏力等。

【疗效】应用本方治疗 39 例，经过 3~10 天以上的治疗，痊愈 34 例，改善 4 例，无效 1 例。注意：高血压病、心动过速、习惯性便秘者及哺乳妇女慎用。

【来源】上海中医药杂志，1984.（10）：30.

远志

【来源】 本品为远志科植物远志或卵叶远志的干燥根。

【别名】 细草、小草、小鸡腿、苦远志、金牛草、线茶。

【处方用名】 远志、炙远志、远志肉。

【用法用量】 入汤剂，常用量为 3~10 克。外用适量。

【产地采收】 主产于山西、陕西、吉林、河南等地。以条粗、皮厚者为佳。春、秋二季采挖，除去须根及泥沙，晒干。

【炮制研究】 远志生品 "呛人咽喉"，多外用。常用于痈疽肿毒，乳房肿痛。甘草水制后，既能缓和燥性，又能消除刺喉感，以安神益智为主。蜜炙后能增强其化痰止咳的作用，多用于咳嗽痰多，难咳出者。朱砂制后能增强宁心安神的作用，可用于惊悸，失眠。麸炒后能缓和其苦燥之性。

【性味归经】 辛、温，归肺、胃经。

【常用单方】

远志 500 克

【用法】 取上药，细净，加水 1500 毫升，文火煎 5~6 小时成糊状，纱布过滤，取液再浓缩，至煎液发黏即成远志膏。取远志膏置于纱布或白布上，敷患处，大多 1 次可以见效。

【功能主治】 消痈散结。主治急性乳腺炎早期未化脓者。表现为发热、乳房肿块、疼痛。

【疗效】 应用本方治疗有一定的疗效。对病情较者可加服汤药，已化脓溃破者无效。

【来源】 杨慎修，中医杂志，1981.22（4）：78

合欢皮

【来源】 为豆科落叶植物合欢或山合欢的树皮。

【别名】 绒花树、甘蓉花树、合昏皮、夜合皮、马樱花、夜合花。

【处方用名】 合欢皮、夜合皮。常用量 6~12 克。

【用法用量】 入汤剂，常用量为 10~15 克。

【产地采收】 产于长江流域各省。夏秋二季剥取，筛干。

【炮制研究】 采用净制和切制法炮制药物，通过炮制可使药物洁净，便于调剂和制剂。

【性味归经】味甘、平，归心、肝、肺经。

【功能主治】解郁安神，活血消肿。用于心神不安、忧郁失眠、肺痈疮肿、跌仆伤痛。

【现代研究】合欢皮主要含有皂甙和鞣质、多种木质及其糖甙、吡啶醇衍生物的糖甙等。具有较强的镇静、催眠作用。可增强人体子宫平滑肌的收缩力，并可抗早孕和中止妊娠。

【常用单方】

合欢皮手掌大1块

【用法】取上药水煎。每天1剂。服药期间忌食辛、辣、煎、炒刺激性食物。

【功能主治】养心益肺、消肿止痛。主治矽肺。

【来源】《常见病验方研究参考资料》

第十六章　补虚药与土单方

凡具有补虚扶弱作用，治疗人体虚损不足的药物，称为补虚药。又可叫做补益药。

补虚药在临床应用上，主要用于两个方面，一个方面是增强机体的抗病能力，可配合祛邪的药物，用于邪盛正虚的病人，以达到扶正祛邪的目的，从而战胜疾病；另一个方面是用于久病体虚的病人，能增强体质，消除衰弱的症状，辅助机体的康复能力，使之能早日恢复健康，重新走上工作岗位，从事生产劳动。因此，补虚药在临床上的应用，是具有积极意义的，而绝不是消极地用于"延年益寿"，对于在身体健康、机体活动能力正常的情况之下，就不需服用这类药物。

补虚药主要用于虚症。所谓虚症，一般说来，有气虚、阳虚、血虚、阴虚等不同类型。补虚药根据它的效用及应用范围，一般也分为补气药、助阳药、养血药、滋阴药等。

在临床上用药，主要根据虚症的不同类型而予以不同的补虚药，如气虚补气，阳虚助阳，血虚养血，阴虚滋阴。但阳虚的，每多包括气虚；而气虚的，常易导致阳虚。气虚和阳虚是表示机体活动能力的衰退。阴虚的每兼血虚；而血虚的，常易导致阴虚。血虚和阴虚是表示体内津液的损耗。这说明人体气血阴阳有着相互依存的关系。因此，益气和助阳，养血和滋阴，又往往相须为用。并且某些补气药兼有温补助阳的作用，而补血药大多也有滋阴的功能，所以在临床上遇到阳虚的病症时，往往用助阳药兼用补气药；遇见阴虚的病症，也常常滋阴药与养血药同用。更有气血两亏，阴阳俱虚，则补虚药的使用，更须兼筹并顾，灵活掌握，用气血并补或阴阳两补的方法。

此外，补虚药对实邪未尽的病人，应予慎用，以免病邪留滞。

一、补气药与土单方

补气药，又称益气药，就是能治疗气虚病症的药物。具有补肺气、益脾气的功效，适用于肺气虚及脾气虚等病症。

脾为后天之本，生化之源，脾气虚则神疲倦怠，大便泄泻，食欲不振，脘腹虚胀，甚至浮肿、脱肛等症；肺主一身之气，肺气不足，则少气懒言，动作喘乏，易出虚汗。凡呈现以上症候，都可用补气药来治疗。

补气药又常用于血虚的病症，因为气旺可以生血。尤其在大失血时，必须运用补气药，因为"有形之血，不能速生；无形之气，所当速固"。所以，临床上有"血脱益气"的治法。

补气药如应用不当，有时也会引起胸闷腹胀、食欲减退等症，必须注意。

人参

【来源】五加科多年生草本植物人参的根，野生者称山参；栽培者称园参。

【别名】人身、神草、吉林参、吉人参、百草王、白参、红参、糖参、参须、地精。

【处方用名】

1. 野山人参、野山参、吉林参（系野生者，生长时期甚长，功效较佳。然产量较少，价格甚昂，非症情严重者一般少用。）

2. 移山参（即栽培者，用冰糖汁灌制而成，色白。功同野山参而作用较弱，适用于气阴两亏的病症）。本品的断枝、小枝及须根，通称"糖参"，功同移山参而作用较弱，价也较廉。

3. 生晒参（即移山参不用冰糖汁灌制而晒干，功用与移山参相似。幼小者晒干，叫"皮尾参"，功能益气养阴，现常用代西洋参）。

4. 红参、石柱参（即栽培者，经蒸制而成，色呈暗红。药性偏温。功同移山参而作用较强，适用于气虚及阳虚体弱者。本品的小枝及须根，叫"红参须"；功同红参而作用稍弱，价较低。）

5. 别直参、朝鲜参（产于朝鲜，形似红参而枝大。性味、功用与红参相似而作用较强，价较贵。)

【用法用量】用量：5~10 克，虚脱重证用 15~30 克。常用量为 5~10 克，宜用文火另煎，取汁饮服。或研粉吞服。每次 1~2 克，日服 2~3 次。如作为养生保健时可研末服，每次 0.5~1 克，每天 2 次；也可用人参片含化咽下，每次 2~4 片；或将参片放在杯中用开水浸泡，代茶饮用；也可炖服、浸酒服。

【产地采收】因加工方法不同而有生晒参、糖参、红参、参须之别。产于朝鲜者，称为朝鲜参或高丽参。人参的品种很多，由于产地和加工方法不同，各种人参的品质性能各有差异，应用时要注意区别。

①野山参：是自然生长于野山丛林的人参经采集、整理、加工入药用的，主产于我国东北吉林省的长白山区，故又称"吉林参"或"吉人参"。由于其生长期甚长，少则几十年，多则一二百年，所以它的质量最佳，力雄而气足，且无温燥之性，既可大补元气，又可养阴生津，多用于急救。可惜药源甚少，价格昂贵，故不常用。

②移山参：是将幼小的野山参移至园间，或将人工培育之幼小人参移至山野生长而成者。其药力较野山参略逊，但又比家种园育的"园参"为优。常用于气阴两虚之证。

③生晒参：采集人参趁鲜洗刷干净，选体短浆足者晒干而成者。具体为将鲜参洗净后，用竹板轻轻刮去外皮，稍晒变软，凡成人形晒干者，称为"白干参"；或将鲜参洗净去须，置沸水浸煮片刻，再晒干或烤干而成者，称为"大力参"。

④白人参：是选粗壮人参，水刷洗净，入铜锅内以开水煮熟，再经打排针、顺针、浸糖、烤干等工序制成者。其功同生晒参，但药力较弱。若选形体较劣、浆汁欠足的人参加工制成者，则称为"白糖参"。在白参一类中，它的品质最次，药力亦弱。

⑤红参：是取家种的园参，经洗刷、笼蒸等加工后，晒干或烘干而成者，色棕红，微透明。常因产地不同，品质有优劣之别，一般以"石柱参"为最好，其条形美观、体长、径固、无细支根，故又称"边条参"。红参性偏温燥。

⑥朝鲜人参：是产于朝鲜的人参，又称"朝鲜参""高丽参"。其品质药力较国产栽培者为优，但远不及野山参。如朝鲜进口的红参，则称为"别直参"，性味功用同国产红参，但药力较强。此外，还有"皮尾参"（幼小移山参经由生晒参的方法制成）、"人参条"（系人参根茎上的不定根经加

工而成者)、"人参须"(系人参之细支根加工而成),所有这类参的药力均很弱。人参均以根粗、体丰、纹细、芦头长、坚韧不断、气香、味微苦者为佳。贮藏需放入木盒或纸盒内包装好,置石灰缸内保存,防霉蛀。

【炮制研究】生晒参皂苷含量明显高于红参和白参,补力较后两者强。

【性味归经】人参味甘、微苦,性微温。归脾、肺经。

【功能主治】具有大补元气、补脾益肺、生津止渴、安神增智等功用。主要适用于脾气虚弱、少食懒言、大便溏泄、体倦乏力,或肺气不足、虚咳喘促、自汗,或心脾两虚的惊悸、失眠健忘以及气血津液不足之口干舌燥等证。

1. 用于气虚欲脱之危证,凡大失血,大吐泻以及一切疾病因元气虚极均可出现体虚欲脱,脉微欲绝之证,可单用之品,大量浓煎服,即独参汤,为补气固脱之良方;如兼见汗出肢冷等亡阳现象,可加附子同用,以增强回阳作用,即人参附子汤;如兼见血脱,亡阴之人,则加麦冬、五味子,有补血滋阴作用,即生脉散。

2. 用于脾气不足之倦怠无力,食欲不振,上腹痞满、呕吐泄泻等症,常配伍白术、茯苓、炙甘草等健脾胃药同用,如四君子汤。

3. 用于肺气亏虚之呼吸短促,神疲乏力、动则气喘、脉虚自汗等症,多与胡桃、蛤蚧等药同用,如人参胡桃汤,人参蛤蚧散。

4. 用于津伤口渴,消渴。用治热病津伤,身热口渴、多汗、脉大无力之证,多与石膏、知母、甘草、粳米同用,如人参白虎汤;用治消渴症,常配伍生地、玄参、麦冬等养阴生津药同用,有益气生津之功效。

5. 用于心神不安、失眠多梦、惊悸健忘,多配伍当归,龙眼肉,酸枣仁同用。

6. 治疗阳痿,多与鹿茸,胎盘等补阳药同用,可以起益气壮阳的效果。

人参虽是一种滋补强壮药,但唯有虚损时才宜进补。所以健康无病,特别是青少年、婴儿,一般不可滥用。近几年来由于有些人对人参的药性和适应证了解不全面,片面认为服用人参有益无害,多多益善。结果有的人吃了人参后出现头痛、眩晕、鼻子干燥(严重者鼻子出血)、饮食减退、胸闷腹胀等一系列症状,有人称之为"人参滥用综合征"。有些儿童服用后,出现了兴奋、激动、易怒、烦躁、失眠等神经系统亢奋的症状,所以中医就有"少不服参"的说法。对于素体阴虚火旺或内有实热之人更不宜服用人参,否则会出现更为明显的毒副作用。另外,服用人参时一般不可同时吃萝卜、茶叶等食物,以防解除或削弱人参的作用。

使用注意：

1. 一般宜炖服或研末吞服。

2. 实证，热证须慎用。

3. 人参反黎芦、畏五灵脂，恶皂荚，服人参不宜喝茶，吃萝卜。

参考资料：人参叶、味苦、微甘、性寒、具有生津祛暑、降虚火，解酒等作用。适用于暑热口渴，热病伤津，胃阴不足，虚火牙痛等症。用量5～10克。人参叶可代替人参入药。

【现代研究】现代研究表明，人参含有人参皂甙及挥发油、甾醇、多糖等，能兴奋中枢神经系统，增强大脑皮层兴奋过程和抑制过程，尤其能使兴奋过程增强更显著，故有抗疲劳的作用。能增强造血机能，促进骨髓细胞增殖，使血液中红细胞、血红蛋白和白细胞都增加。能使心脏收缩力加强，所以有强心作用。能降低血糖，呈现出胰岛素样作用。能提高机体适应性，增强机体非特异性抵抗力，促进病理过程恢复正常功能，这个作用是向着机体有利方面进行的，如既可使低血压升高，又可使高血压恢复正常，有人称之为"适应原样"作用。能增强性腺机能，人参虽无性激素样作用，但能兴奋垂体分泌性腺激素，增强男女的性腺机能。有抗肿瘤作用，曾发现人参具有抑制癌细胞生长的物质，对艾氏腹水癌的生长有抑制作用。

本品含人参素、人参烯、人参甙、脂肪酸、挥发油、维生素、酶等。人参对中枢神经系统的兴奋，抑制均有影响，能增强大脑皮层兴奋过程的强度和灵活性，提高工作能力，减少疲劳，改善食欲和睡眠，增强机体抗病能力。兴奋垂体-肾上腺皮质系统，能提高机体对恶劣环境刺激的抵抗力；与胰岛素有协同作用，能降低血糖，能促进男女性腺机能；小剂量使心跳加快，心肌收缩力增强，似有强心甙作用；可调节胆固醇代谢，抑制高胆固醇血症的发生；能改善消化吸收功能，增进食欲，使造血机能旺盛，提高白细胞的吞噬能力，促进蛋白质合成。

【常用单方】

【方一】

高丽参300克

【用法】取上药，研为细粉，分装，每包2.5克。口服，每次1包，每天2次。

【功能主治】补气降酶。主治急性乙型肝炎。

【疗效】据王本祥报道，在肝炎常规用药的情况下，同时加服本方治疗30例，病人血清中碱性磷酸酶恢复到正常比值的时间要比肝炎常规用药组早6~8周，转氨酶恢复到正常要早2~3周。

【来源】吉林医学，1983.（5）：54

【方二】

人参适量

【用法】将人参原药切成0.5~1厘米的半透明饮片，每天早晨及晚上临睡前取1参片放口中慢慢含服，每天2次。巩固阶段每天含服1片，10天为1个疗程。

【功能主治】益气宁心。主治心律失常。如心房颤动、病态窦房结综合征、室性早搏、房性早搏等，尤其适用于病因治疗（如纠正心力衰竭）后心律不能复常，或常规使用抗心律失常疗法无明显效果的病人。

【疗效】据寿天佑报道，应用本方治疗25例，显效16例，有效7例。25例中有23例单服本方，2例分别与西药同用。

【来源】浙江中医杂志，1990.（2）：81

【方三】

人参15~20克

【用法】取上药，浓煎。每天2~3次，口服，每天1剂。

【功能主治】益气复脉。主治完全性房室传导阻滞。症见胸闷、胸痛、心悸、眩晕，甚则晕厥休克。

【疗效】据吴松树报道，应用本方治愈1例因房室传导阻滞而休克的病人。

【来源】实用中西医结合杂志，1991.4（2）：88

又据汤敏报道，应用人参3克，每天1次，连用四周，治疗高度房室传导阻滞1例，亦获痊愈。江苏中医，1986.（5）：18

西洋参

【来源】本品为五加科植物西洋参的根。因其原产于西欧，故得此名。

【别名】花旗参。

【处方用名】西洋参。

【用法用量】常用量：3~5克。另煎取汁饮服，亦可用开水泡服，或直接购服洋参丸。

【产地采收】美国、加拿大及法国，我国亦有栽培。以根条均匀、质硬、体软、表面横纹紧密、气清香、味浓者为佳。贮藏宜放瓷瓶内或用锦盒盛装，并密封放入石灰箱内。

【性味归经】味苦、微甘，性寒。归心、肺、肾经。

【功能主治】具有补气养阴、清火生津之功。适用于阴虚火旺、咳嗽气喘、痰中带血，或气阴两伤、倦怠乏力、口渴欲饮，或津液不足、口干舌燥者。西洋参为清补之品，与性温的人参相比，它的寒凉之性刚好弥补了人参性温偏燥的不足，体现了自己的特色。

注意事项：西洋参性偏寒凉，能伤阳助湿，所以中焦脾胃虚寒或夹有寒湿、见有腹部冷痛、泄泻的人不宜服用。忌用铁器。

【现代研究】现代研究表明，西洋参所含总皂甙有和人参总皂甙相同的强壮、抗疲劳、抗利尿、抗缺氧能力，但作用强度有别。抗利尿作用人参皂甙明显高于西洋参皂甙，西洋参的强壮作用较人参缓和。对糖尿病者除能改善自觉症状外，还有轻微的降血糖作用。此外，又能调节胆固醇代谢，抑制高胆固醇的发生。能加速蛋白质核糖核酸合成，促进骨髓细胞分裂，使红细胞、白细胞有上升趋势，但比人参弱。

【常用单方】

【方一】

西洋参适量

【用法】每天取西洋参 3~9 克，水煎服。在放疗前 2 个星期开始，直到放疗结束。肿瘤病人的放疗反应在临床上常表现为阴虚内热的情况，若于放疗前 2 周，每天用西洋参水煎服，疗效较佳。要点是必须水煎 10~20 分钟，泡茶饮用几乎无效。因为泡茶用的开水温度较低，人参皂甙不易全部溶出。

【功能主治】益气养阴生津。主治肿瘤（如鼻咽癌）病人在接受放疗和化疗过程中出现咽干、恶心、消瘦、胃口不好、白细胞下降等不良反应。

【疗效】据毛承越报道，应用本方观察 20 多例，发现本方具有减轻和预防头颈部癌肿患者放疗反应的作用，而且效果比人参好。

【来源】上海中医药杂志，1979，(4)：29

【方二】

西洋参 500 克

【用法】取上药，研为细粉，装入硬胶囊中，制成 1000 粒，每粒 0.5 克。每次服 2 粒，每天 2 次。服药期间忌食萝卜。

【功能主治】补益扶正、滋阴生津。主治肺虚咳嗽、口咽干燥、潮热盗汗、肾虚头晕、肝虚贫血、中气不足、脾胃虚弱等。

【来源】《广东省药品标准》

党参

【来源】 为桔梗科多年生草本植物党参及同属多种植物的根。

【别名】 野台参、潞党参。

【处方用名】 党参、潞党参、台党参（洗净，晒干，切片用）。

【用法用量】 常用量为 10~15 克，水煎服，亦可研粉吞服。

【产地采收】 原产于上党郡（今山西长治），故称"党参"。主产于山西、陕西、甘肃、四川以及东北等地。贮藏宜放石灰缸瓮内盖紧，夏、秋季节应勤查勤晒，防泛油变质。

【炮制研究】 党参一般生用，炒党参（麸皮拌炒至微黄色）药性和润，健脾力佳。

【性味归经】 党参味甘，性平。归脾、肺经。

【功能主治】 具有补益中气、生津养血的作用。功能与人参近似，常作为人参的代用品以治气虚证。但人参的大补元气、益气固脱之力，又不是党参可以代替的。所以党参是一味补气效力较弱的缓补药品，常用于治疗脾胃气虚出现的四肢困倦、短气乏力、食欲减少、大便溏软，或肺气不足、短气喘咳、语言无力、咳声低弱、虚汗怕风，或血虚、面色萎黄、头晕心慌，以及热病气津两伤、气短乏力、口渴欲饮等证。不宜同食萝卜和茶叶等，以免影响其补益之功。

【现代研究】 现代研究表明，党参主要含有糖类（葡萄糖、蔗糖、菊糖等）、皂苷、植物甾醇、生物碱、挥发油、脂肪、氨基酸、黄酮类等有机成分，还含有钾、钠、钙、镁、铁、铜、锰、钴、锌、铬、钼等微量元素。具有强壮作用，能增强网状内皮系统的吞噬功能，提高身体的抵抗力。能增加红细胞和血色素，能改善缺铁性及营养不良性贫血的症状，对由于消化功能障碍而引起的贫血更为有效。能使周围血管扩张及抑制肾上腺素而呈现降血压作用，但对失血性休克有升压效应。有增强心肌收缩力的作用。还有增进和改善学习记忆等益智作用，对血糖亦有一定的调整作用。

【常用单方】

【方一】

党参 500 克

【用法】 取上药，洗净泥沙，去芦头后切片，再放在砂锅或铝锅内，加适量冷水浸没，1 小时后用小火煮取浓汁，共煮汁 4 次，每次煮 30~40 分钟，在煮取第 4 次汁后，去渣，将 4 次药汁掺和。再用大火加温浓缩，待部分水分蒸发，药汁稠厚约 500 毫升时加白糖适量，乘温搅匀成膏。每天早晚各取 10 毫升用温开水冲服，儿童酌减。

【功能主治】益气补血、强身益寿。主治年老或病后气血衰弱乏力。

【疗效】据报道，应用本方治疗妇产科贫血 103 例，总有效率为 80.37%。

【来源】中医药研究，1992.（2）：22

本方如采用潞党参熬膏，每次 10 毫升，每天 3 次，从放疗开始直至放疗结束期间服用。对肺癌、食管癌放疗病人的免疫功能和造血功能有明显保护作用。《中国中西医结合杂志》，1992.12（10）：607

【方二】

潞党参花粉 16 克

【用法】取上药，分 2 次用温开水冲服，每天 1 剂，连服 30 天为 1 个疗程。

【功能主治】补气生血、益髓升白。主治肿瘤病人在接受放疗和化疗过程中出现白细胞、红细胞和血小板下降等造血功能障碍。

【疗效】据蔡德政等报道，应用本方治疗 41 例，其中白细胞减少者 26 例经治疗后显效 23 例，有效 2 例，无效 1 例；贫血 10 例，经治后显效 6 例，无效 4 例；血小板减少 5 例，经治疗后显效 4 例，无效 1 例。

【来源】中医杂志，1987，（11）：25

【方三】

党参 30~60 克

【用法】取上药，水煎 2 次。早晚各服 1 次，每天 1 剂。于月经期或行经第一天开始连续服药 5 天。

【功能主治】益气健脾、摄血固经。主治功能性子宫出血，症见经水淋漓不尽，伴有少气懒言、全身乏力、头晕目眩、腰酸腿软、舌质淡红、脉细无力。

【疗效】据魏振装等报道，应用本方治疗 37 例，痊愈 5 例，显效 14 例，有效 10 例，无效 8 例。

【来源】浙江中医杂志，1986.（5）：207

太子参

【来源】本品为石竹科多年生草本植物异叶假繁缕的块根。

【别名】孩儿参、童参。

【处方用名】孩儿参、太子参。

【用法用量】由于本品力弱，故常用量一般为10~30克，水煎服。

【产地采收】太子参为主产于江苏、安徽、山东等地。太子参的根部细小，只有2~6厘米长。贮干燥容器内，置通风干燥处，防蛀，防霉。

【性味归经】味甘、微苦，性平偏凉。归脾、肺经。

【功能主治】太子参本品能补气生津。与人参的作用相近，可作为人参的代用品，但药力较弱，在各种参类补药中，滋补力量最小，为补气药中的清补之品。主要适用于病后体虚、脾胃气虚、乏力自汗、饮食减少，或热病后期气虚津伤、口渴等证。

【现代研究】现代研究表明，太子参含有太子参多糖及人体必需的多种氨基酸、微量元素等。也有与人参相似的滋补强壮、抗疲劳作用，但作用强度较弱。

【常用单方】

【方一】

太子参15~18克

【用法】取上药，放入碗中，加黄酒、红糖适量，隔水蒸汁。每天3次，口服，每天1剂。

【功能主治】补气疗损。劳力损伤、神疲乏力、食少纳呆、脉细弱。

【来源】《天目山药用植物志》

【方二】

太子参奶

【用法】太子参30克，牛奶500克，白糖30克，太子参洗净，捶扁；置炖杯中，加水300ml煮15分钟，过滤，去渣，留汁待用。将牛奶用文火烧沸，加入药液，白糖搅匀即成。代茶饮用。

【功能主治】补气，生津，止渴。主治脾虚泄泻，烦渴，自汗等症。

【来源】药膳食疗，2002.2

【方三】

太子参30克，鸡1只，姜、葱各20克，料酒15克，胡椒粉6克，盐6克

【用法】将鸡杀后，去毛桩，内脏及爪，在沸水内除去血水待用。姜拍松，葱切段，再将鸡和姜葱同放炖锅内，加水适量，放入料酒，置武火上

烧沸，打去浮沫，再用文火炖50分钟，加入盐，鸡精，胡椒粉搅匀即成。

【功能主治】补气血，健脾胃。适用于气血亏损，疲劳，食欲不振，面黄肌瘦等症。

【来源】药膳食疗，2002.2

黄芪

【来源】本品为豆科多年生草本植物黄芪和内蒙古黄芪的根。

【别名】黄耆、百木、艾草、黄耆、北芪、黄七、口芪、绵芪。

【处方用名】生黄芪、绵黄芪、北口芪（生用，多用于固表、托疮、利水、利痹等）、炙黄芪（蜜炙用，用于补气健脾）、清炙黄芪（用麸皮拌炒至微黄色，用于补气）。

【用法用量】常用量：10~15克，大剂量可用到30~60克，水煎服；亦可入丸、散剂，熬膏服用，或切片与鸡、鸭、鸽子、猪蹄等食物炖服。外用适量。

【产地采收】主产于山西、甘肃、黑龙江、内蒙古自治区等地。以根条粗长、皱纹少、质地坚而绵、粉性足、味甜者为佳。贮藏宜放缸甏内，炙后放石灰缸甏内，本品易霉蛀，夏、秋季节应勤查勤晒。

【炮制研究】补气升阳宜炙用，其余生用。

【性味归经】味甘，性温。归脾、肺经。

【功能主治】黄芪本品炙用能补脾肺之气，升提中气（脾气），适用于脾肺气虚、食少便溏、气短乏力，或中气下陷、久泻脱肛、内脏下垂（胃、肾、子宫下垂）等证。生用能益气固表、托毒生肌、利水消肿，适用于气虚自汗，或痈疽不溃或溃破后疮口不易愈合域脾虚水肿、小便短少等证。此外，本品还有补气活血之功，适用于气虚血滞的肢体麻木，或中风后遗症出现半身不遂。由于本品药性偏温，用之不当，有生热助火之弊，所以表虚邪盛、气滞湿阻、食积内停、阴虚火旺、痈疽热毒明显时均不宜应用。

黄芪为补气要药，生黄芪走表，偏于固表止汗，托毒排脓；炙则走里，重在补气升阳，利水消肿。

1. 用治气虚症见倦怠乏力，食少、便溏等证，常与人参、白术同用；用治中气下陷，久泻脱肛、子宫脱垂等证，则常与升麻，柴胡同用，如补中益气汤。

2. 用于卫气虚所致表虚自汗，与白术、防风及煅牡蛎、浮小麦、麻黄根同用。

3. 用治气血不足、疮痈脓成不溃，常与当归、穿山甲、皂角刺同用，如透脓散；疮痈溃久不敛，与人参、当归、肉桂同用可生肌敛疮。

4. 用于气虚失运，水湿停聚引起的肢体面目浮肿，小便不利之证，多配伍防己，白术等同用，如防己黄芪汤。

5. 气虚血瘀之偏瘫，可重用黄芪与地龙、当归、川芎等同用治之，如补阳还五汤。

注意事项：实证，阴虚阳亢，痈疽初起或溃后热毒炽盛者，均不宜用。

【现代研究】现代研究表明，黄芪含有多糖 A、B、C、D，以及氨基酸 25 种，总量约占 1.26%，含有蛋白质、胆碱、甜菜碱、叶酸、淀粉酶等，还含有生物碱以及微量元素硒、硅、钴、钼等。能增强机体的免疫功能，提高抗病能力。促进机体诱生干扰素，从而在一定程度上抑制病毒的繁殖。能加强正常心脏收缩，对衰竭的心脏有强心作用，尤其对因中毒或疲劳而陷于衰竭的心脏，其强心作用更为显著。具有明显扩张外周血管、冠状血管、脑血管和肠血管的作用。能降低血压，改善皮肤血液循环，消除蛋白尿，保护肝脏，使血清总蛋白和白蛋白增加，防止肝糖元减少，增加血浆蛋白、血红蛋白和红细胞。此外，还有利尿、抗病毒、抗衰老等作用。

本品含氨基酸，叶酸，胆碱、黄酮，香豆精、皂甙等，本属植物是硒浓缩植物。黄芪可使冠状血管，肾脏血管扩张，有强心利尿和降低血压作用。能改善皮肤血液循环及营养，使坏死细胞恢复活力，可用治慢性溃疡。有类性激素作用及兴奋中枢神经作用。能保护肝脏，有增加总蛋白及白蛋白作用，防止肝糖原减少。对消除尿蛋白有一定疗效，对实验性大鼠肾炎有预防作用。能增强机体抵抗力，促进机体免疫功能，对血浆中 cAMP 含量有提高作用。有增强毛细血管抗渗透作用。对葡萄球菌、肺炎双球菌、溶血性莲球菌、志贺氏痢疾杆菌、炭疽杆菌、白喉杆菌等有抗菌作用。

【常用单方】

【方一】

黄芪 15 克

【用法】取上药，水煎。口服，隔天 1 剂，10 天为 1 个疗程，停药 5 天后再行第 2 个疗程。

【功能主治】益气固表。主治预防感冒，体虚自汗、平日经常容易感冒。

【疗效】据中国医学科学院病毒学研究所报道，应用本方预防感冒有较好的疗效，可降低发病率 56.5%。

【来源】中药志，1980.（1）：71

【方二】

黄芪 100 克

【用法】取上药，加水 3000 毫升，煎至 1000 毫升，取上清液加适量防腐剂，备用。用时每侧鼻孔滴 3~4 滴，揉鼻使药液分布均匀，每天 2 次。

【功能主治】益气固表。主治预防感冒，平日经常容易感冒。

【疗效】据王鲁周报道，应用本方防治 123 人，用药组发生感冒者只有 8 人，病程平均 3~4 天，且症状轻微、不发热，2 个月的发病率为 6.5%。而对照组 2 个月的发病率为 34.6%，平均病程 5~6 天，且有 4 例发热。显示出较好的防感冒作用。

【来源】江苏中医杂志，1983.（5）：51

【方三】

黄芪 30 克

【用法】取上药，水煎。口服，每天 3 次，连服 60 天。

【功能主治】益气养心。主治病毒性心肌炎并发室性早搏。

【疗效】据林萍等报道，应用本方治疗本病有较好疗效。

【来源】吉林中医药，1995.（2）：7

灵芝

【来源】本品为灵芝原植物有紫、赤、青、黄、白、黑 6 种之分。现以多孔菌科植物赤芝或紫芝的子实体入药。又称菌灵芝。

【别名】赤芝、木灵芝、灵芝草、瑞草。

【处方用名】灵芝。

【用法用量】常用量为 3~15 克，水煎服；研末内服，1.5~3 克，每天 2~3 次；浸酒服，20% 酊剂每次 10 毫升，每天 3 次。外用适量。

【产地采收】赤芝主产于河北、山东、山西、江苏、浙江等地；紫芝产于浙江、江西、湖南、福建、广东等地。野生或人工栽培。目前多以人工栽培者供药用。以子实体完整、色紫红、有光泽者为佳。贮藏宜放箱内，置于燥处。

【性味归经】味甘、微苦，性平。归心、肾、肺经。

【功能主治】具有益气补虚、养心安神、止咳平喘等作用。主治心气不足或心脾两虚所致的心悸怔忡、失眠多梦、健忘、神疲体倦、食欲不振，或肺虚久咳气喘及一切虚劳体弱、年老体衰之证。常服能促进脏腑的生理机能，增强体质，延年益寿，所以曾有"仙草"的美誉。

1. 补脾益气，对胃及十二指肠溃疡、慢性肝炎、食欲不振之脾胃虚弱症有效。

2. 镇痛安神，对神经衰弱，头昏失眠，心悸烦躁等证有效。

3. 止咳平喘，用于慢性支气管炎，哮喘、矽肺等。

4. 民间传为神药，具有补益五脏，扶正培本，延年益寿作用。

【现代研究】现代研究表明，灵芝含有麦角甾醇、β-谷甾醇、树脂、脂肪酸、甘露醇、多糖类，又含有胆碱、甜菜碱、香豆精、水溶性蛋白质、多种酶类、有机酸、氨基葡萄糖等。能降低中枢神经系统兴奋性，而起镇静、镇痛、抗惊厥作用。对呼吸系统有明显的祛痰止咳平喘作用。对于循环系统，能增强心肌收缩力，提高心肌细胞耐缺氧能力，改善冠状动脉血循环，保护心肌缺血。具有降血压、降血脂、抗动脉粥样硬化、保护肝脏、解毒、降血糖效应。对人体免疫系统有双向调节作用，可以增强机体的免疫防御机制，增强免疫监督作用，抗肿瘤、抗衰老。灵芝有刺激造血系统的作用，可以促进骨髓细胞增生，提高外周血白细胞数及血红蛋白含量。

【常用单方】

【方一】

灵芝适量

【用法】灵芝酒：取上药实体50克，粉碎，浸入60度食用白酒500毫升中，在常温下放置1个月以后，酒呈棕红色即可。每次饭后服10毫升，每天3次。灵芝糖浆：取上药50克，粉碎，加单糖浆500毫升，混合煮沸，冷却后备用。每次饭后服10毫升，每天3次。上述两种剂型的选择，应视患者的病情和嗜好情况而定。

【功能主治】止咳平喘。主治单纯性顽固性哮喘。

【疗效】据屠馥智报道，应用本方治疗10余例，一般在15天左右即可见效。

【来源】辽宁中医杂志，1989，(2)：45

【方二】

灵芝200克

【用法】取上药，粉碎成细粉，用酒精适量浸泡7天，压榨过滤，滤液回收酒精，浓缩至适量；滤渣加水煎煮2次，合并煎液，静置过滤，滤液浓缩至适量，加入第一次浓缩液，再加蔗糖600克、防腐剂适量，煮沸溶解，过滤,加水至1000毫升,混匀,即得"灵芝糖浆"。口服,每次20毫升,每天3次。

【功能主治】镇静健胃。主治神经衰弱、失眠多梦、食欲不振,冠心病、高胆固醇血症。

【来源】《湖北省药品标准》。据陈庆全等记载,应用灵芝糖浆治疗冠心病92例,心绞痛及心前区闷胀或紧压感的缓解率为71.69%,心慌、心跳、气短等症状的好转率为64.57%。录自《实用临床草药》,1995:212又用灵芝糖浆治疗高胆固醇血症120例,显效55例,中效31例,低效17例,无效17例,并对心悸、气短、水肿、心前区痛有不同程度的改善。中草药通讯,1978,(4):25

【方三】

赤灵芝25~30克

【用法】取上药,每天1剂,水煎服,留渣复煎2次,每天服3次。

【功能主治】补气摄血。主治功能性子宫出血。

【疗效】据刘兴家报道,应用本方治疗41例,治愈30例,显效9例,无效2例。

【来源】山东中医杂志,1981.(创刊号):36

白术

【来源】本品为菊科多年生草本植物白术的根茎。

【别名】山蓟、乞力伽、于术、山蓟、山姜、山精、山连、冬术、烘术、扣子术。

【处方用名】生白术、炒白术、焦白术、制白术。

【用法用量】常用量为5~15克水煎服。生用或炒用,也可入丸、散剂,或熬膏服食及泡酒常饮。外用适量。

【产地采收】主产于浙江、湖北、湖南、江西、福建等地。以产于浙江于潜者质量最佳,故又名"于术"。以个大、有云头、质坚实、无空心、断面色黄白、香气浓者为佳。贮藏宜放缸瓮内或木箱内,置干燥处,防霉蛀。

【炮制研究】燥湿利水宜生用,补气健脾宜炒用,健脾止泻宜炒焦用。

【性味归经】味甘、苦,性温。归脾、胃经。

【功能主治】具有补气健脾、燥湿利水、止汗安胎的作用。主治脾虚食少、消化不良、慢性腹泻,或脾虚失运、水湿停聚之痰饮、水肿以及气虚多汗、胎动不安等证。

1. 用治脾胃虚弱，食少便溏，脘腹胀满，倦怠无力等证，常与人参、茯苓、炙甘草同用；如脾胃虚寒，脘腹冷痛，大便溏泄，可配党参、干姜、炙甘草同用。

2. 用治脾虚湿盛的腹胀泄泻，肢体浮肿，腹水，常与桂枝、茯苓、泽泻等同用；用治水湿内停，结为痰饮，胸胁支满，头眩者，常与桂枝、茯苓等同用。

3. 表虚自汗、与黄芪、浮小麦、牡蛎合用。

4. 用于脾胃气虚，胎动不安配黄芪、砂仁、杜仲、续断、桑寄生等同用。

由于本品苦温而性燥，用之不当能耗阴伤津，所以热病津伤、口干舌燥，或阴虚内热的病人均不宜应用。本品味苦性燥，凡阴虚内热伤津者忌用。

【现代研究】现代研究表明，白术能增强机体的免疫功能，升高外周白细胞总数，增强网状内皮系统吞噬功能，增强细胞免疫和体液免疫，从而提高机体的抗病能力。有增强肌力、降低血糖、保护肝脏、防止肝糖元减少的作用。对因化疗或放射线疗法引起的白细胞减少症，还有升高白细胞的作用。白术还有明显而持久的利尿作用。白术含苍术醇、苍术酮，维生素 A 类物质及挥发油等。药理实验证明，白术有降低血糖，促进胃液分泌的作用。尚有促进血液循环及利尿作用，利尿作用是抑制肾小管重吸收机能，增加钠的排泄。有保肝作用及抑制絮状表皮癣菌生长作用。

【常用单方】

【方一】

生白术适量

【用法】每天取上药 60 克，水煎取汁，分早晚 2 次服。或用生白术 300 克，粉碎成极细末，每次服 10 克，每天 3 次，开水调服。

【功能主治】益气通便。主治便秘。对妇科、外科手术后便秘也有效。

【疗效】据刘珉报道，应用本方治疗 21 例，有效 16 例，无效 5 例。

【来源】福建中医药，1981.（1）：36

【方二】

白术 30 克

【用法】取上药，水煎。口服，早晚各 1 次，每天 1 剂。

【功能主治】益气升白。主治白细胞减少症。

【疗效】据陈惠中报道，单用本方即有一定疗效。

【来源】军事医学简讯，1977，（2）：5

【方三】

焦白术 30 克

【用法】取上药，研末。加水 300 毫升，煎取 100 毫升，纱布过滤。取 40 毫升做保留灌肠，每天 1 次。

【功能主治】健脾燥湿止泻。主治婴幼儿腹泻。症见大便溏薄，夹有不消化食物，甚则水泻，可伴腹痛啼哭、不思饮食、小便短少等。

【疗效】据徐敏报道，应用本方治疗本病有较好疗效。

【来源】河北中医，1991.13（5）：25

甘草

【来源】甘草为豆科多年生草本植物甘草的根或根状茎。

【别名】蜜甘、美草、蜜草、甜草、粉草、国老。

【处方用名】生甘草、生草、粉甘草、炙甘草、炙草、清炙草。

【用法用量】常用量为 2~10 克，水煎服；研粉或煎膏均可，外用适量。2~10 克。

【产地采收】主产于内蒙古自治区、山西、甘肃、新疆等地。以外皮细紧、有皱沟、红棕色、质坚实、粉性足、断面黄白色者为佳。

【炮制研究】生用，多用于泻火解毒，缓急止痛。炙用补中缓急。

【性味归经】甘草味甘，性平。归心、肺、脾、胃经。

【功能主治】本品炙用，性平偏温滋补，能补脾益气、缓急止痛，主要用于脾胃虚弱、气短乏力、消化不良、食少便溏等。生用性凉，长于清热解毒、润肺止咳，主要用于疮疡肿毒、咽喉痛，或咳嗽，同时还可用于解药毒。甘草有助湿、满中之弊，长期较大剂量服用（尤其是生甘草）可引起水肿、高血压等，所以湿盛中满腹胀及水肿的人一般不宜应用。

1. 用治脾胃气虚诸证，常与党参，白术同用；用治气虚血少心动悸，脉结代常与党参，桂枝，生地等同用。

2. 用于咳嗽气喘。如治风寒犯肺之喘咳，配伍麻黄，杏仁；治肺热喘咳则与石膏同用。

3. 用于脘腹或四肢挛急疼痛，常与桂枝，白芍同用。

4. 甘草有缓和药性，调和百药的功效，复方中多为佐、使药，以协调方剂中诸药药性。

5. 用于痈疽疮毒，食物或药物中毒可单用或配伍他药同用。

湿盛，中满及呕吐者忌服。反海藻、大戟、甘遂、芫花，久服大剂甘草、易致浮肿，使用亦当注意。

【现代研究】现代研究表明，甘草主要含有甘草酸、甘草甜素、24-羟基甘草次酸、甘草黄酮、甘草甙、甘草生物碱、甘草多糖等成分。具有抗溃疡和明显的解除肠管平滑肌痉挛的作用，能促进胰液分泌，保护肝脏，降低血脂。有些成分能抑制血小板聚集、抗心律失常。甘草甜素具有促肾上腺皮质激素样作用，并能延长和增强可的松的作用，减少外源性肾上腺皮质激素类药物的副作用，有抗炎、抑制过敏反应、抑制艾滋病病毒增殖的作用。甘草多糖具有抗病毒、抑菌等作用。甘草甜素、甘草甙、甘草次酸对肿瘤细胞有一定的抑制作用。甘草酸对某些药物、食物、体内代谢产物及细菌毒素所致的中毒都有解毒作用。甘草次酸有较强的镇咳祛痰作用。甘草还有抗利尿作用。甘草中含甘草甜素6%～10%，为甘草的钙，钾盐和甜味成分，甘草酸水解后产生甘草次酸和葡萄糖醛酸。此外尚含有甘草甙和天冬酰胺，甘露醇，多种黄酮类物质等。甘草有较强的解毒作用，对白喉毒素、蛇毒有效，对药物、食物、体内代谢产物等均有一定解毒作用，如近年成功地用甘草酸解链霉素、喜树碱、野百合碱等药的毒副作用。有类皮质激素作用，可用治阿狄森氏病。甘草能缓解胃平滑肌痉挛，有抑制胃液及胃蛋白酶分泌，促进组织新生，用治胃及十二指肠溃疡时，对溃疡面还有保护作用。对结核杆菌有抑制作用，可用治肺结核。具有抗炎抗变态反应作用，但长期服用可引起水肿。能保护发炎的咽喉和气管的黏膜，减轻刺激，有助于止咳，促进咽喉及气管分泌，使痰易于咯出，可作为保护性祛痰药。甘草与柴胡合剂对肝硬化有防治作用，能防止脂肪在肝内蓄积，抑制纤维增生。甘草甜素还有利尿作用，并可增加茶碱的利尿作用。

【常用单方】

【方一】

甘草适量

【用法】每次取甘草18克，加水煎至150毫升。每天3次，口服。亦可用其流浸膏，每次服10～15毫升，加水至60毫升，每天3次服。

【功能主治】抑菌镇咳。主治肺结核。

【疗效】据赵树麟等报道，应用本方配合抗结核药综合治疗55例，疗效满意者23例，进步者32例。又据王辉武等报道，用药后大部分病例症状显著改善，血沉下降，痰菌转阴，X线显示进步，肺部浸润病灶吸收或消失，胸腔内积液减少或消失，空洞缩小。

【来源】江西医药，1965.1（1）：562；录自《中药新用》

【方二】

甘草适量

【用法】取上药，洗净焙干，研为细粉。每次 3~5 克，每天 3 次，口服，连服 3~4 周。亦可将其制成流浸膏，每次服 15 毫升，每天 4 次，连服 6 周。

【功能主治】生肌愈疡。主治消化性溃疡。

【疗效】据报道，应用本方治疗本病有较好的疗效。

【来源】王辉武等，中药新用，1986：77

又据李士梅等报道，应用本方流浸膏治疗 100 例，有 90% 病例收到良好疗效。中华内科杂志，1966.（3）：226

【方三】

生甘草 2~3 克

【用法】取上药，放入 15~20 毫升开水中泡服，每天 1 次，一般连服 7~15 天。

【功能主治】益气通便。主治便秘。

【疗效】据李久成报道，应用本方治疗便秘有较好疗效。

【来源】时珍国药研究，1991.（4）：159

绞股蓝

【来源】葫芦科多年生草本植物绞股蓝的根茎或全草。

【别名】小苦药、甘茶蔓、七叶胆、五叶参等。

【处方用名】绞股蓝。

【用法用量】常用量为 15~30 克，水煎服；研末吞服，每次 3~6 克；亦可泡茶服。外用适量。

【产地采收】分布于我国长江以南的许多地方，以山间林下阴潮而有乱石的环境最为常见。由于它含有与人参相同的有效成分——皂甙，故有人把它誉为"南方人参"。贮藏宜放木箱内或其他容器内，置阴凉干燥处，防霉蛀。

【性味归经】味苦、甘，性寒。归脾、肺经。

【功能主治】具有健脾益气、生津止渴、清热解毒、止咳祛痰等作用。适用于脾胃气虚、气阴两伤所致的胃脘疼痛、形瘦乏力、口渴等，或咳嗽痰多者。现代常用于治疗肿瘤、慢性支气管炎、高脂血症、血小板减少症、冠心病、消化性溃疡、慢性胃炎等多种疾患。

【现代研究】现代研究表明，绞股蓝中含有4种与人参有效成分皂甙相同的物质。绞股蓝所含有的皂甙是长白山人参、高丽参所含"人参皂甙"的4倍；还检测出绞股蓝皂甙达80余种，氨基酸、微量元素18种之多。绞股蓝还含有一种特殊成分即甘茶蔓糖甙，具有滋补、消除疲劳、抗衰老、抗炎等多种功效，又能降血脂、降血压，增加冠状动脉和脑血流量，在防治动脉硬化、高血压、冠心病、中风、糖尿病以及肥胖症方面疗效显著，因此特别适合老年人服用。绞股蓝是一种新的抗癌药物，对肺癌、肝癌、胃癌、乳腺癌等20多种癌症均有抑制效果。健康人如果长期服用绞股蓝，也可减少患癌的危险。绞股蓝还具有抗菌、乌发、护发、美容等作用。

【常用单方】

【方一】

七叶胆全草100克

【用法】取上药，焙干，研为细末，装入胶囊，每粒重0.5克。口服，每次2.5~3克，每天3次，10天为1个疗程。

【功能主治】祛痰止咳。主治慢性支气管炎属痰湿化热型。

【疗效】据记载，应用本方治疗537例，临床治愈25例，显效133例，好转266例，无效113例。在服药过程中，少数病人会出现恶心、呕吐、腹胀、腹泻（或便秘）、头晕、耳鸣等副作用，但症状轻微，一般能坚持服药。

【来源】《中药大辞典》

【方二】

绞股蓝15克

【用法】取上药，放入大号茶杯中，用沸水冲泡。加盖焖10分钟后开始饮用，一般可冲泡3~5次，当天饮完，每天1剂。

【功能主治】保健抗疲劳。主治疲劳乏力、高脂血症、心脑血管疾病等。

【来源】《延年益寿吃什么》

【方三】

新鲜绞股蓝头部嫩叶30~90克

【用法】视皮损范围取上药，放于双手掌面中间，合拢双手用力揉搓，直至用两手指对捏浸汁为宜。而后用纱布包裹，使液汁从布缝中浸出，再用力反复涂擦患部，每天 3~5 次，一般 5~7 天即可痊愈。

【功能主治】除湿解毒。主治手足癣。

【疗效】据郭廷赞报道，应用本方治疗 100 例，其中手癣 56 例，足癣 44 例，均获痊愈。

【来源】实用中医药杂志，1993.（1）：54

山药

【来源】薯蓣科多年生蔓生植物薯蓣的块根。

【别名】薯蓣、山芋、白苕、佛掌薯、怀山药。

【处方用名】山药、怀山药、淮山药。

【用法用量】常用量为 10~30 克，大剂量可至 60~250 克，水煎汤；亦可研粉吞服，每次 6~10 克。外用适量，捣敷。湿盛中满或有食积及实热邪实者不宜单独应用。

【产地采收】主产于河南、河北、山西、江西、湖南、广东、广西等地。其中以河南怀庆地区（博爱、沁阳、武陟、温县等地）所产者质量最优，习称"怀山药"。以条粗、质地坚实、粉性足、色洁白者为佳。贮藏宜干足后放缸瓮内或木箱内，防霉蛀、防鼠食。

【炮制研究】补阴宜生用，健脾止泻宜炒用。

【性味归经】味甘，性平。归脾、肺、肾经。

【功能主治】山药具有补益脾肺、固肾益精、滋养气阴等作用。主治脾胃气虚的食少、泄泻、神疲、体倦等，肺肾阴虚的干咳、口燥咽干、遗精、月经不调等，气阴不足的消渴、口渴思饮、尿多乏力等。

主治与应用：

1. 治脾胃虚弱，食少体倦，便溏久泄等，常与党参、白术、茯苓同用。

2. 治肺肾阴虚，久咳气喘、午后低热，自汗等，常与党参、五味子同用。

3. 治肾气不足，遗精，带下，尿频等，常与莲子肉、芡实等同用。

4. 本品能补气养阴而止渴，可配伍黄芪、葛根、知母、花粉等用治消渴证。

5. 用量。煎服 10~30 克，大量 60~250 克，研末吞服，每次 6~10 克。补阴宜生用，健脾止泻宜炒黄用。

使用注意：湿盛中满或有积滞者忌服。

【现代研究】 现代研究表明，本品含有薯蓣皂甙元、黏液质、胆碱、淀粉（16%）、糖蛋白、游离氨基酸、止权素、维生素 C 等多种成分。具有双向调节肠管运动作用。实验表明，能防治脾虚证、糖尿病，延长寿命等。山药含黏液质、皂碱、尿囊素、胆碱、精氨酸、淀粉及磷质等。山药与碱性药物混合，能使所含淀粉酶失效。山药有滋补强壮作用。淀粉酶有分解淀粉变为葡萄糖作用。

【常用单方】

【方一】

生山药 120 克

【用法】 取上药，水煎。频服，每天 1 剂，连用 1~2 周。

【功能主治】 滋阴清热。主治肺结核高热。症见午后高热、干咳少痰、胸痛气急、咽干纳差、神疲乏力、失眠多梦、盗汗、形体消瘦、小便黄少、口唇红干、舌红苔少、脉细数无力。

【疗效】 据黄东平报道，应用本方治疗 1 例急性粟粒性肺结核并发肺部感染的高热患者，3 天后体温降至正常，连用 8 天，发热、咳嗽、胸痛、气急等症消失。

【来源】 四川中医，1990.（6）：26

本方源自古方"一味薯蓣饮"，能治"痨瘵发热，或喘，或咳等一切阴分亏损之症"，现代临床得到了验证。

【方二】

生淮山药 500 克

【用法】 取上药，研成细粉，过细筛，备用。每次用 5~10 克，加水适量调和后加温熬成粥状。于喂奶前或饭前口服，每天 3 次。亦可以山药粥代替乳食，连服 3 天。

【功能主治】 健脾益肾、收摄止泻。主治婴幼儿腹泻，症见大便溏薄，甚则如稀水，伴有纳呆、口渴、尿少、发热、呕吐、脱水等。

【疗效】 据关德华等报道，应用本方治疗小儿秋季腹泻 104 例，用药 3 天痊愈者 75 例，好转 18 例，无效 11 例，总有效率为 89.43%。

【来源】 北京中医学院学报，1989，（6）：24

又据陈富等报道，应用本方治疗 22 例，均获痊愈。浙江中医杂志，1991.26（2）：66 另外，类似的报道还有很多，足证本方的疗效是经得起重复验证的。

【方三】

炒怀山药 500 克

【用法】取上药，研成细末，备用。每次 6 克，每天 3 次，温开水冲服。遗尿重者可加太子参 30 克，焙干研末与山药粉调匀服用。

【功能主治】健脾固肾止遗。主治小儿遗尿属脾肾气虚型。症见遗尿频作、面色苍白、精神不振、舌淡苔白、脉细弱。

【疗效】据王典钦报道，应用本方治疗本病效果甚好。

【来源】四川中医，1983.（2）：封三

又据报道，应用本方治疗 200 例，均获痊愈。新中医，1976. 增刊（1）：58

大枣

【来源】鼠李科落叶灌木或小乔木枣树的成熟果实。

【别名】干枣、红枣。

【处方用名】大枣、红枣、大红枣（劈开用）。

【用法用量】常用量为 10～30 克，劈破煎服；或去皮核，捣烂为丸服。痰湿壅盛者慎用。

【产地采收】主产于河南、河北、山东、山西、四川、贵州等地。以色红、肉厚、饱满、核小、味甜者为佳。贮藏宜放箱内或其他容器内，防霉蛀。

【性味归经】味甘，性温。归脾、胃、心经。

【功能主治】具有补益脾胃、养血安神之功。主治脾胃虚弱、饮食减少、大便溏薄、皮肤紫斑、月经过多，或心血不足、心悸怔忡、面色萎黄、神志不安、精神恍惚、虚烦失眠等。

1. 脾胃虚弱与党参，白术等同用；调和营卫，多与生姜等同用。

2. 治虚烦失眠，常与酸枣仁，远志同用；治脏躁证，悲伤欲哭，无故喜笑，常与甘草，小麦同用。

3. 有缓和峻烈药性，保护脾胃及矫味作用。

4. 健脾止血，配伍花生红衣，女贞子，旱莲草等可治疗血小板减少症及过敏性紫癜等。

【现代研究】现代研究表明，本品含有桦木酸、齐墩果酸、山楂酸、苹果酸等有机酸，还含有三萜甙类、生物碱类、黄酮类、糖类、维生素类、氨基酸、挥发油、微量元素等成分。具有增加白细胞内 cAMP 含量、增强肌

力、降低胆固醇、保护肝脏、抑制癌细胞增殖、抗突变等作用。还有抗变态反应、镇静、抗炎、镇痛等作用。

【常用单方】

【方一】

生红枣 30 只

【用法】取上药，洗净。每次 10 只，每天 3 次，煎汤服食，直到紫癜全部消失。一般每人需吃 500~1000 克红枣。

【功能主治】补气摄血、抗过敏。主治非血小板减少性紫癜。

【疗效】据高平等报道，应用本方治疗 5 例用维生素 C、维生素 K、苯海拉明等治疗无效的病人，均获良效。

【来源】上海中医药杂志，1962.（4）：22

【方二】

大枣 500 克

【用法】取上药，洗净，蒸熟去皮去核，再取鲜生姜 120 克捣烂取汁，花椒 60 克研细末，红糖 250 克炒焦，一并纳入鲜猪肚内，用线缝好放进锅内，文火蒸 2 小时后取出，装入瓷罐内封口埋入土中，7 天后取出，置阴凉处备用。每天饭后半小时服 1 匙，每天 3 次，7 天为 1 个疗程。

【功能主治】健脾养胃。主治消化性溃疡。

【疗效】据陈友宏报道，应用本方治疗 65 例，痊愈 52 例，好转 13 例。一般用药 3 个疗程可获得痊愈。

【来源】四川中医，1987，（6）：17

【方三】

新鲜嫩枣树枝条 10 余支

【用法】取上药，捆成束，将一头用火燃烧，使另一头有油汁滴下，以容器盛之备用。先用清洁温水洗头，擦干，然后用生姜反复擦秃发处，至皮肤发红，再将枣树枝汁涂擦秃发处，每天 2~3 次，1 周左右可生长毛发，月余而显效。

【功能主治】养血生发。主治斑秃。

【疗效】据陈昌永等报道，应用本方治疗本病有较显著的疗效。

【来源】中西医结合杂志，1987

蜂蜜

【来源】蜜蜂科昆虫中华蜜蜂或意大利蜂所酿成的蜜。

【别名】白蜜、蜜糖、蜂糖等。

【处方用名】蜂蜜。

【用法用量】常用量为 15～30 克，冲服；或入丸、膏剂。外用适量，外涂。

【产地采收】全国大部分地区均产，主产于湖北、四川、云南、河南、广东、江苏、浙江等地。以水分少、有油性、稠如凝脂、用木棒挑起时蜜汁下流如丝状不断且盘曲如折叠状、味甜不酸、气芳香、洁净无杂质者为佳。贮藏宜放罐内盖紧，置阴凉干燥处，防灰尘、防高热。

【性味归经】味甘、性平。归肺、心、脾、大肠经。

【功能主治】具有补中缓急、润肺止咳、滑肠通便、解毒疗疮之功。主治中气虚弱、倦怠乏力、胃脘隐痛、喜得温按、纳食不香，或干咳少痰、大便秘结，或心悸怔忡、失眠健忘、头晕目眩。外用可治疗烫伤、疮疡、湿疹等。由于本品味甜滋腻，凡痰湿内蕴、中满痞闷、肠滑泄泻、舌苔滑腻者慎用。

【现代研究】现代研究表明，本品含有果糖、葡萄糖、蔗糖、麦芽糖、维生素 A、维生素 C、维生素 D、维生素 B_2、维生素 B_6、蛋白质、烟酸、生物素、叶酸、泛酸、镁、钙、钾、钠、硫、磷、铁、锰、铜、镍等。具有促进小肠运动、缩短排便时间、解药毒、保护肝脏、抗肿瘤和加强抗肿瘤药的抗肿瘤效应、减少化疗药的毒副作用、增强机体免疫功能及降血压、降血糖等作用。

【常用单方】

【方一】

蜂蜜适量

【用法】每次取蜂蜜 30 毫升，每天 3 次，饭后服。

【功能主治】润肠通便。主治习惯性便秘，老人和孕妇便秘。

【疗效】据孙贤哲报道，应用本方治疗便秘有较好疗效。

【来源】中级医刊，1958，（7）：47

【方二】

纯净蜂蜜 60 毫升

【用法】取上药，另取鲜生姜 60 克，捣碎绞汁，与蜂蜜调匀。分 4 次口服，每 1 小时服 1 次，服药后 6 小时内不能饮水进食。

【功能主治】安蛔止痛。主治蛔虫性肠梗阻。

【疗效】据黄汉祥报道，应用本方治疗 153 例，除 2 例由于蛔虫引起肠扭转而手术外。余 151 例均获治愈。

【来源】赤脚医生杂志，1975.（3）：37

【方三】

新鲜洁净蜂蜜适量

【用法】取上药，一般Ⅰ、Ⅱ度中小面积烧伤，创面经清洁处理后即可用棉球蘸蜂蜜均匀涂布（不宜太厚或太薄），早期每天 2~3 次，或 4~5 次，待形成胶痂后改为每天 1~2 次，采用暴露疗法。如痂下积脓，可将胶痂揭去，清创后再行涂布，创面可重新结成胶痂，迅速愈合。对已感染或面积较大的Ⅲ度烧伤，则可用蜂蜜纱布敷于创面，外用无菌纱布垫包扎。冬天不便使用暴露疗法，亦可采用此法。

【功能主治】消炎止痛、生肌长皮。主治水火烫伤。

【疗效】据李飞等报道，应用本方观察 85 例，结果Ⅰ、Ⅱ度烧伤一般 2~3 天后创面便形成透明胶痂，6~10 天胶痂脱落，新生上皮完全生长。采用蜂蜜纱布包扎疗法，一般经过 6~9 天肉芽生长良好，2~3 周后即可痊愈。

【来源】中华外科杂志，1962.10（2）：110

二、补血药与土单方

补血药，又叫养血药，是指用于治疗血虚病症的药物。

血虚的症状，主要是面色萎黄、嘴唇及指甲苍白，没有红润的颜色，并且有头晕、耳鸣、心悸、健忘、失眠等症；女子还有月经不调的症状。

在使用养血药时，如遇血虚兼气虚的，需配用补气药；血虚兼阴虚的，需配用滋阴药。

养血药中，不少兼有补阴的功效，可以作为滋阴药使用。

养血药性多粘腻，凡湿浊中阻，脘腹胀满，食少便溏的不宜应用；脾胃虚弱的，应与健胃消化的药物同用，以免影响食欲。

当归

【来源】伞形科多年生草本植物当归的根。

【别名】西归、秦归、太芹、干归、干白、文无。

【处方用名】 当归、全当归、西当归、酒当归。

【用法用量】 常用量为 5~15 克，水煎服；可入丸、散；亦可熬膏应用。外用适量。

【产地采收】 主产于甘肃省东南部的岷县（秦州），产量高，质量好。古有"中国当归甲天下，岷县当归甲中华"的说法。另在陕西、四川、云南、湖北等省也有栽培。以主根大、身长、支根少、断面黄白色、气味清香浓厚者为佳。贮藏宜放缸瓮内或铁木箱内盖紧，防潮、防霉、防蛀。

【炮制研究】 补血用当归身，破血用当归尾，和血（即补血活血）用全当归。酒制能增强活血之功。

【性味归经】 味辛、甘，性温。归肝、心、脾经。

【功能主治】 具有补血、活血、调经、润肠通便等作用。本品既能补血，又能活血，是治血病的要药。常用于面色萎黄、嘴唇及指甲苍白、头晕眼花、心慌心悸、舌质淡、少血色等血虚证的治疗。因长于调经，尤为妇科所重视，凡妇女月经不调、血虚经闭、胎产诸证均可应用，故又被称为妇科要药。此外，当归还可用于血虚肠燥便秘之病。

1. 用于血虚证，常配伍黄芪同用，治血虚证有效。

2. 用于月经不调、闭经、痛经，为妇科调经要药。配伍川芎，熟地，白芍称四物汤，为妇科调经基本方；经闭不通上方加桃仁，红花用以祛瘀通经；经行腹痛，可加香附，延胡索等行气止痛。

3. 用治跌打损伤、痈疽疮疡、风湿痹痛等症。常与乳香、没药、桃仁、红花等同用。

4. 用治血虚肠燥便秘，常与火麻仁，生首乌、肉苁蓉同用。

注意事项：本品属甘温润补之品，故湿热或湿阻中焦、脘腹胀满、大便泄泻，或阴虚肺热、胃阴不足等均需慎用或忌用。

【现代研究】 现代研究表明，当归主要含有挥发油、叶酸、烟酸、维生素 B_{12}、阿魏酸等。本品所含有的维生素 B_{12} 及叶酸物质，能显著促进血红蛋白、红细胞的生成，故有抗恶性贫血的作用。当归对子宫有双相调节作用，这主要取决于子宫的机能状态。当归浸膏有扩张冠状动脉、增强冠状动脉血流量，抗心肌缺血、抗心律失常及扩张血管的作用。有一定的抗氧化和清除自由基作用。对非特异性和特异性免疫功能都有增强作用。当归能保护肝脏，防止肝糖元减少。并有镇静、镇痛、抗炎、抗缺氧、抗辐射损伤、抗肿瘤、抗菌、美容等作用。

【常用单方】

【方一】

生当归 100 克

【用法】取上药，烘干，研为细粉，备用。每次 4.5 克，每天 3 次，吞服。服药期间一般不禁食，可吃半流质。出血量多、血压下降者可适当补液。

【功能主治】补血止血。主治上消化道出血（除外食道静脉破裂出血）。

【疗效】据谢一鸣等报道，应用本方治疗 40 例，显效 30 例，有效 4 例，无效 6 例。平均大便潜血转阴时间为 5 天。

【来源】辽宁中医杂志，1982.（6）：4

又据李文浩等报道，本方对虚寒型患者的疗效优于温热型。浙江中医杂志，1984.（7）：304

【方二】

当归 50 克

【用法】取上药，加适量水煎煮 2 次，合并煎煮液得 1000 毫升，过滤后备用。面部美容：洗净面部后，用脱脂棉蘸少许当归液，在面部色素沉着的地方不断涂擦，使皮肤吸收当归液中的有效成分，达到治疗色素性皮肤病的效果。护发：洗头毕，在双手上倒少许当归液反复搓揉头发和头部，使其达到护发效果。

【功能主治】祛斑美容、养血护发。主治面部色素性皮肤病、头发枯黄无泽。

【方三】

当归适量

【用法】取上药，烘干，研为细粉，备用。按年龄大小每次服 0.5~1克，每隔 4~6 小时 1 次，吞服。

【功能主治】活血止痛。主治带状疱疹。

【疗效】据黎中飞报道，应用本方治疗 59 例，服药 1 天痛止者 22 例，2 天痛止者 32 例。疱疹一般在服药 3 天后枯萎、结痂。

【来源】中华医学杂志，1961.（5）：317

熟地黄

【来源】玄参科多年生草本植物怀庆地黄或地黄的根茎。

【别名】熟地、伏地。

【处方用名】熟地、大熟地（蒸制用）。熟地炭（熟地炒焦后应用，主要用于止血）。砂仁拌熟地（用砂仁拌用，主要减少其滋腻碍胃之性）。

【用法用量】常用量为 10～30 克，也可做丸、散、膏、酒剂等。外用适量。

【产地采收】因炮制方法不同，地黄主要可分为生地黄、熟地黄两种。前者是将鲜地黄放在火炕上缓缓烘至八成干，变成灰黑色，柔软成团，称干地黄，习称生地；后者是取干地黄加黄酒蒸至内外黑润、酒水吸尽，取出晒至外皮黏液稍干，然后切片晒干，通称熟地。主产于河南、河北、内蒙古自治区及东北地区。以河南怀庆府（今武陟、沁阳、温县一带）所产品质最优，称为"怀地黄"，为有名的"四大怀药"之一。熟地以色黑柔润、甘味浓、洁净无杂质者为佳。贮藏至干足后放石灰缸甏内或其他容器内密封，置于燥处，防霉蛀。

【炮制研究】生地性寒，乃清热凉血之品，酒蒸制成熟地后，可使药性由寒转温，且含糖量增加，功能则由清转补。另外因生地质味浓、滋腻，妨碍脾胃运行，酒制后可借酒力行散而起活血通脉的作用。将生地炒炭，可入血分，凉血止血，并能补脾胃，可治崩漏等出血症。

【性味归经】味甘，性微温。归肝、肾经。

【功能主治】适用于头晕目眩、心悸失眠、月经不调、潮热盗汗、腰膝酸软、遗精、消渴、须发早白、未老先衰等。

1. 用于血虚萎黄、眩晕、心悸、失眠、月经不调，崩漏等证。以本品与当归、川芎、白芍同用，为四物汤，是补血调经的基本方剂。

2. 用于肾阴不足，潮热，盗汗、遗精、消渴等证。本品为滋阴主药，如六味地黄丸。

3. 凡腰酸脚软、头晕眼花、耳鸣耳聋，须发早白等一切精血亏虚之证均可应用。

4. 用于热性病。治疗咽喉肿痛，白喉及糖尿病等；如热病伤阴，阴虚发热时可与玄参、麦冬、石斛同用。热入血分，血热妄行配伍犀角；心火上炎、口舌生疮、与木通、竹叶、甘草稍同用，如导赤散。

使用注意：本品性质粘腻，凡气滞多痰、脾虚腹胀、食少便溏者忌服。

【现代研究】现代研究表明，本品含有梓醇、地黄素、维生素 A 样物质、甘露醇、多种糖类、多种氨基酸等成分。实验表明，地黄的乙醇提出物有降低血压及促进血液凝固的作用。中等量的地黄流浸膏有强心作用，对衰弱的心脏作用更为显著。地黄有一定的降血糖作用，但与剂型和剂量有关。地黄煎剂对实验性中毒性肝炎有防止肝糖元减少的作用。另外，能抑制皮肤真菌，有抗炎、抗增生和抗渗出等作用。最近，免疫学研究又证明地黄是一种免疫增强剂。

【常用单方】

【方一】

熟地 30~50 克

【用法】 取上药水煎。口服，每天 1 剂，连服 2 周。

【功能主治】 补益肝肾、降低血压。主治高血压病，症见头晕目眩、耳鸣腰酸者。

【疗效】 据张听新报道，应用本方治疗 62 例，均获满意疗效。病人的血压、血清胆固醇、甘油三酯均有下降，脑血流图和心电图也有改善，自觉症状也明显好转。

【来源】 中医杂志，1980.（5）：31

【方二】

熟地适量

【用法】 取上药，洗净切片，每片约 2 厘米厚，4 片即够用。用时叫病人平卧或头向后仰，将熟地片贴在眼上，2 分钟左右轮换 1 次，可重复使用。

【功能主治】 补益肝肾、明目止痛。主治电光性眼炎。

【疗效】 据陈泽泉报道，应用本方治疗本病有较满意的疗效。病人一般在 30 分钟内痛消泪止。

【来源】 新中医，1979，（5）：41

【方三】

熟地 60 克

【用法】 取上药，煎取药汁。再用粳米 100 克，加水如常法煮粥，煮沸后加入地黄汁和生姜 2 片，煮成稀粥食用，每天 1 剂。

【功能主治】 养生延寿。主治老年人肝肾两亏、阴血不足、头晕目眩、腰膝酸软、两耳听力减退、过早衰老等症。

何首乌

【来源】 蓼科多年生缠绕草本植物何首乌的块根。

【别名】地精、赤敛、红内消、山奴、马肝石、小独根。

【处方用名】首乌、制首乌。

【用法用量】常用量为 10～30 克。服用何首乌的方法古代时主要是煎汤，或制成丸、膏、酒等内服。现在药店已有首乌粉、首乌胶囊、首乌片、首乌茶等商品出售。

【产地采收】我国大部分地区均有出产，但以河南、湖北、贵州、四川、江苏、广西等地为主。以质坚体实、粉质足者为佳。贮藏宜放缸甏内或木箱内，置干燥处，防霉蛀。

【炮制研究】生何首乌含蒽醌衍生物，能促进肠管蠕动而通便，用黑豆汁拌匀，高温蒸制后，蒽醌类化合物可被破坏，化学成分变化引起药理作用的改变，使其具有补肝肾、益精血、乌须发、强筋骨的功能。补益精血宜制用；解毒，截疟，润肠宜生用；鲜何首乌润肠之功较生首乌更佳。

【性味归经】味苦、甘、涩，性微温。归肝、肾经。

【功能主治】具有补益精血、润肠通便、解毒、截疟等作用。适用于精血亏虚的头晕眼花、须发早白、腰膝酸软、遗精、妇女带下，或肠燥便秘，或久疟、瘰疬等。何首乌因加工炮制方法不同而有制首乌、生首乌和鲜首乌之别，它们的作用也不一样。一般而言，补肾益精、滋阴养血主要用制首乌；通便、解毒宜用生首乌和鲜首乌。服用何首乌时不得同时食用动物血、无鳞鱼、葱、蒜、萝卜等。煎制何首乌时忌用铁器。

1. 用于精血亏虚、头晕眼花、须发早白、腰酸脚软、遗精、崩漏、带下等证。以本品为主药。配伍当归、枸杞、菟丝子等为七宝美髯丹，可治精血亏虚，须发早白等证。

2. 生首乌用于久疟、痈疽瘰疬、肠燥便秘。

使用注意：大便溏泄及痰湿盛者不宜服。

【现代研究】现代研究表明，何首乌含有丰富的有效成分，有蒽醌类衍生物，以大黄酚和大黄素最多，其次是大黄酸、大黄素甲醚等，大多呈游离状态存在。此外还含有淀粉、粗脂肪、卵磷脂、矿物质等。何首乌能显著降低血清胆固醇，体外试验证明能与胆固醇结合，减少肠道对胆固醇的吸收，对动脉粥样硬化、动脉内膜斑块形成及脂质沉积有减轻作用。还有人认为卵磷脂也与改善动脉粥样硬化有关。近年研究还证明，它有治疗冠心病、增加肝糖元积累及机体抗寒能力、降低血糖、降低单胺氧化酶活性、抗脂质过氧化的作用。又能促进造血机能，调节免疫功能，体现出多途径的抗衰老效应。

夜交藤为何首乌的藤，故又名首乌藤。味甘、性平。归心、肝经。功效养心安神、祛风通络。可用治失眠、多汗、血虚肢体酸痛，并可煎汤外洗治疗皮肤疮疹作痒。用量 15～30 克。

【常用单方】

【方一】

制何首乌 1000 克

【用法】取上药，用 60% 的酒精按浸渍法提取浸液，回收酒精，兑入单糖浆 600 毫升及苯甲酸钠 0.5%，调整含醇量为 22%～25% 至 1000 毫升，静置 7 天，取上清液，滤过装瓶，即成何首乌糖浆。口服，每次 10～20 毫升，每天 2 次。

【功能主治】补肾益精、强筋补血。主治肾精亏虚、精血不足、筋骨无力、神经衰弱等。

【来源】《天津市中成药规范》（1964 年）

【方二】

何首乌片适量

【用法】取上药（由上海中药制药一厂生产，每片含 70% 的首乌浸膏，30% 的首乌粉剂）。口服，每次 5～6 片，每天 3 次，连服 4 个月为 1 个疗程。

【功能主治】降血脂。主治高胆固醇血症。

【疗效】据黄进业等报道，应用本方治疗 40 例，对高脂血蛋白症的总有效率为 88，57%；对高胆固醇血症的总有效率为 94.44%；但对高甘油三酯血症的疗效不佳。

【来源】中成药，1990.（10）：26

【方三】

制何首乌 30 克

【用法】取上药，加水 300 毫升，煎 20 分钟左右，取汁 150～200 毫升。分 2 次温服，每天 1 剂，20 天为 1 个疗程。

【功能主治】降血脂。主治高脂血症。

【疗效】据徐荷芳报道，应用本方治疗 32 例，显效 19 例，有效 10 例，无效 3 例，总有效率为 90.93%。

【来源】浙江中医杂志，1991.28（6）：245

白芍

【来源】毛茛科多年生草本植物芍药的根。

【处方用名】炒白芍、生白芍、杭芍。

【用法用量】常用量为5~15克，大剂量可用到15~30克，水煎服。

【产地采收】主产于浙江、安徽、四川、山东等地。传统认为浙江产的杭白芍品质最佳。一般以根粗长、匀直、质坚实、粉性足、表面洁净者为佳。贮藏宜放缸瓮内或木箱内，防霉。

【性味归经】味苦、酸，性微寒。归肝、脾经。

【功能主治】具有养血敛阴、柔肝止痛、平抑肝阳等作用。主要适用于血虚而致的唇甲淡白、妇女月经不调、经行腹痛、崩漏、自汗、盗汗，或肝气不和之胁肋疼痛、脘腹疼痛、四肢拘挛作痛，或肝阳上亢的头痛、眩晕等。本品药性微寒，故虚寒证不宜单独应用。

1. 用于月经不调、经行腹痛、崩漏、自汗、盗汗。

2. 用于肝气不和，胁肋脘腹疼痛，或四肢拘挛作痛。如本品与甘草同用为芍药甘草汤治肝脾失和、脘腹挛急作痛和血虚引起的四肢拘挛作痛；痛泻要方以本品配伍防风、白术、陈皮，治腹痛泄泻。

3. 用于肝阳上亢、头痛、眩晕之证。如配伍生地、牛膝、代赭石等，治疗肝阳上亢引起的头痛、眩晕。

使用注意：阳衰虚寒之证不宜单独应用。

禁忌：反藜芦。

【现代研究】现代研究表明，白芍主要含有芍药碱、牡丹酚、芍药花甙及芍药内酯甙等。还含有苯甲酸及鞣质成分等。对胃肠平滑肌有抑制作用，尤其对缓解肠痉挛引起的腹痛更为显著。白芍煎剂对多种致病菌，如大肠杆菌、痢疾杆菌、伤寒杆菌等均有抑制作用。芍药甙又能解除血管平滑肌痉挛，显示扩张外周血管及降血压作用。本品尚有镇静、镇痛等作用。此外，免疫学研究还发现，白芍水煎剂及白芍总甙对机体的细胞免疫、体液免疫及巨噬细胞功能均有调节作用。既可增强过低的免疫功能，又可抑制亢进的免疫功能，从而可以治疗一些变态反应性疾患。

【常用单方】

【方一】

白芍适量

【用法】取上药与甘草按2∶1的剂量混合，共为细末。每次以30克细末加开水100~150毫升，煮沸3~5分钟。澄清后温服，每天1~2次。一般药后30~120分钟即可显效。

【功能主治】解痉平喘。主治支气管哮喘。

【疗效】据李富生报道，应用本方治疗 35 例，服药 30~120 分钟后，显效者 8 例，有效者 23 例；药后 2 小时以上仍无效者 4 例。

【来源】中医杂志，1987，28（9）：66

【方二】

生白芍 24~40 克

【用法】取上药，加生甘草 10~15 克水煎。口服，每天 1 剂。

【功能主治】润肠通便。主治习惯性便秘。对燥热、气滞、阴血虚之肠燥便秘尤宜。

【疗效】据王文士报道，应用本方治疗本病疗效迅速，一般 2~4 剂即可排出软便，而且不至便后复结。

【来源】中医杂志，1983.（8）：79

【方三】

白芍 15 克

【用法】取上药，和炙甘草 15 克一起，加水 3 杯，煎成 1 杯。分 2 次服。日暮 1 杯，2 小时后再喝 1 杯。

【功能主治】养血柔肝、息风止痉。主治不安腿综合征。

【疗效】据杜豁然报道，应用本方治疗 54 例，痊愈 48 例，显效但反复者 6 例，总有效率为 100%。

【来源】河北中医，1984.（3）：29

阿胶

【来源】马科动物驴的皮，经漂泡去毛后熬制而成的胶质块，所以又叫驴皮胶。

【别名】驴皮胶、二泉胶、傅致胶、盆覆胶。

【处方用名】阿胶、陈阿胶、驴皮胶、阿胶珠、蛤粉炒阿胶、蒲黄炒阿胶。

【用法用量】服用阿胶的方法很多，各地都有自己的习惯，如果用于一般性调补，通常用阿胶 5~10 克，加适量黄酒，隔水蒸炖烊化成液体后服用，或用开水调服。也可制成膏滋：阿胶 500 克，加入黄酒 1500 克，待胶块散发成海绵状，隔水蒸成液体，乘热加入冰糖 1000 克，待糖与胶融化时乘热加些炒熟芝麻、切碎的胡桃肉，每天早晚各服 1 次，每次 1~2 匙，开水冲服。为了便于粉碎，又常炒用，炒用者称阿胶珠。外用适量。

【产地采收】以产于东阿（今山东省东阿县）者品质最佳，最为著名，故名阿胶。现今浙江、上海、北京、天津、湖北、辽宁等地亦产。以色泽乌黑、断面光亮、质脆味甘、无腥气者为佳。阿胶一般以原药捣碎入药，但也可经炒后入药，称为阿胶珠。贮藏生阿胶宜放石灰缸甏内，置阴凉干燥处，防热、防潮；阿胶珠放箱盒内，置干燥处。

【炮制研究】止血宜用蒲黄炒，润肺宜用蛤粉炒。

【性味归经】味甘，性平。归肺、肝、肾经。

【功能主治】中医认为阿胶属血肉有情之品，有很好的滋补强壮作用。具有补血止血、滋阴润肺的作用。主治血虚而见面色萎黄无华、指甲苍白、头晕眼花、心悸失眠、久咳等，以及咯血、吐血、尿血、便血、衄血、妇女各种出血及胎产病症。由于妇女以血为本，临床中妇女病与血病为多，而阿胶正是补血、止血和滋阴之佳品，因而本品在治疗妇女疾病方面尤有特长，被誉为"妇科圣药"。一般来说，搁置3年以上退去火气的陈阿胶滋阴补血作用较好，决不能用新熬制的阿胶。如果素体内热较重，有口干舌燥、潮热盗汗时不宜应用；消化能力薄弱，平时饮食不多，容易呕吐、腹胀、泄泻的人，也不适宜服用阿胶。

1. 本品为补血之要药，用治血虚眩晕，心悸等证，多与党参、黄芪、当归、熟地等益气补血药同用。

2. 本品为止血要药，用于吐血、衄血、便血、崩漏，单用或配伍蒲黄、生地、艾叶炭等皆有效。

3. 本品补血滋阴，用于阴虚心烦、失眠等证。如以本品配伍黄连、白芍、鸡子黄为黄连阿胶汤，治热病伤阴，心烦失眠。

4. 用于虚劳喘咳或阴虚燥咳。如补肺阿胶汤以本品配伍马兜铃、牛蒡子、杏仁等，治肺虚火盛，喘咳咽干痰少或痰中带血；清燥救肺汤以本品与生石膏、杏仁、桑叶、麦冬等同用，治燥热伤肺、干咳无痰、气喘、心烦口渴、鼻燥咽干等证。

使用注意：本品粘腻有碍消化，脾胃虚弱、呕吐泄泻、胃肠积滞者不宜用。

【现代研究】现代研究表明，阿胶主要含有胶原及其部分水解产生的多种氨基酸，如赖氨酸、精氨酸、组氨酸、胱氨酸、色氨酸、羟脯氨酸、天门冬氨酸等，并含有钙、硫等。阿胶有促进血中红细胞和血红蛋白生成的作用，具有强大的补血作用，疗效优于铁剂。并具有强壮作用，能提高耐缺氧、耐寒冷、耐疲劳和抗辐射能力。能改善体内钙平衡，促进钙的吸收和在体内的存留。还具有使血压升高而抗休克，预防和治疗进行性肌营养障碍，促进健康人淋巴细胞转化作用，并能扩张血管，尤以静脉扩张最为明显，同时伴有代偿性扩容作用及血小板计数明显增加，对病理性血管通透性增加有防治作用。

【常用单方】

【方一】

阿胶适量

【用法】 取上药，研为细末。每次 20~30 克，每天 2~3 次，用温开水送服，或熬成糊状饮服。

【功能主治】 补血止血。主治肺结核咯血。

【疗效】 据张心茹报道，在常规抗结核药物治疗下应用本方治疗 56 例，显效 37 例，有效 17 例，无效 2 例，总有效率为 92.7%。值得注意的是，本方主要适用于中小量咯血（小于 500 毫升），如果是大量咯血（超过 500 毫升）时应结合西药止血剂。

【来源】 辽宁中医杂志，1987，(9)：39

【方二】

阿胶 1 块

【用法】 取上药，烘软压平，用剪刀修剪成和疮面一样大小。盖贴于患处，外用纱布包扎，每天换药 1 次。如有瘘管，可将阿胶捻成与瘘管一致的柱条，插至瘘管底部。

【功能主治】 消肿生肌。主治疮疡。

【疗效】 据盛德甫等报道，应用本方治疗数例，均获显著疗效。

【来源】 浙江中医杂志，1987，22（1）：16

【方三】

阿胶块 200 克

【用法】 取上药，用捣筒捣成粉剂，倒在较硬纸上摊开，用紫外线治疗灯消毒 15~20 个生物剂量，如装入瓶将瓶一起消毒，不装瓶可将消毒好的阿胶粉包好备用。治疗前先将溃疡或窦道清创消毒，可清除坏死组织，疏通管腔，然后将阿胶粉敷于创面或填入窦道，用无菌纱布或纱布覆盖创面固定，酌情每天或隔天换药 1 次，直至治愈为止。

【功能主治】 生肌收口。主治破溃性颈淋巴结核。

【疗效】 据尹洪恕报道，应用本方治疗 11 例，均获治愈。追访 2 年未见复发。

【来源】中医杂志，1990.（3）：41

三、补阴药与土单方

滋阴药，又叫养阴药或补阴药，就是能治疗阴虚病症的药物。具有滋肾阴、补肺阴、养胃阴、益肝阴等功效，适用于肾阴不足、肺阴虚弱、胃阴耗损、肝阴亏乏等病症。它们的主要症状为：

1. 肺阴虚：干咳，咯血，虚热，烦渴。

2. 胃阴虚：唇赤，舌绛，苔剥，津少口渴，或不知饥饿，或胃中虚嘈，甚或有呕吐等症。

3. 肝阴虚：两眼干涩昏花，眩晕等症。

4. 肾阴虚：潮热，盗汗或遗精等症。

以上各种阴虚病症都可用滋阴药治疗，但滋阴药各有专长，应随症选用。

滋阴药大多甘寒滋腻，如遇脾肾阳虚，痰湿内阻，胸闷食少，便溏腹胀等症，不宜应用。

麦冬

【来源】百合科多年生草本植物麦门冬（沿阶草）或大叶麦冬须根上的小块根。

【处方用名】麦冬、麦门冬、笕麦冬（指产浙江笕桥者）、寸麦冬（指粗大盈寸者）。

【用法用量】常用量：10~15克水煎服；亦可入丸、散；或熬膏；或泡茶饮服。外用适量。

【产地采收】这种植物的草根有须，像麦，它的叶似韭菜叶，冬天并不凋枯，所以叫麦冬。又称麦门冬、羊韭等。主产于浙江、四川、江苏等地。一般以表面淡黄白色、肥大、质柔、气香、味甜、嚼之发粘者为佳。贮藏宜放缸鬓内，置阴凉干燥处，防霉、防泛油变质。

【炮制研究】清养肺胃之阴多去心用，滋阴清心多连心用。

【性味归经】味甘、微苦，性微寒。归肺、胃、心经。

【功能主治】具有养阴润肺、益胃生津、清心除烦的作用。主治肺胃阴伤、咽干口燥、干咳少痰，或虚劳燥咳、咯吐鲜血，或口渴多饮、心烦失眠、肠燥便秘等证。传统认为养阴润肺、益胃生津多用去心麦冬，清心除烦多用连心麦冬。麦冬性寒，如因脾胃虚寒，而见有腹泻便溏、舌苔白腻、消化不良者，均不宜应用。

1. 用于肺阴不足，温燥伤肺、干咳气逆，咽干鼻燥等证，如清燥救肺汤，即以本品配伍桑叶、杏仁、阿胶、生石膏等药；治肺阴亏损、痨热咯血及燥咳痰粘之证，如二冬膏，即麦门冬，天门冬等分，加蜂蜜收膏。

2. 用于胃阴不足，舌干口渴，多配伍沙参、生地、玉竹等同用。

3. 用于温病邪热入营，身热夜甚、烦躁不安，如清营汤；以本品配伍酸枣仁，生地等，可防治阴虚有热，心烦失眠，如天王补心丹。

4. 还可用于肠燥便秘。如增液汤，即以本品与生地、玄参同用，治阴虚肠燥，大便秘结。

使用注意：感冒风寒或有痰饮湿浊的咳嗽，以及脾胃虚寒泄泻者均忌服

【现代研究】现代研究表明，麦冬主要含有多种甾体皂甙，以及 β-谷甾醇、豆甾醇、黄酮、多种氨基酸、糖类、维生素 A、铜、锌、铁、钾等。实验表明，麦冬煎剂能显著提高耐缺氧能力，增加冠状动脉血流量，对心肌缺血有明显保护作用，并能抗心律失常及改善心肌收缩力。还能协调胰岛素功能，降低血糖，促使胰岛细胞恢复正常。麦冬粉对白色葡萄球菌、大肠杆菌和伤寒杆菌均有较强的抑制作用。麦冬的水、醇提取液可促进抗体的生成并延长其免疫功能。还具有一定的镇静作用。

【常用单方】

【方一】

麦冬 45 克

【用法】取上药，加水煎煮 2~3 次，合并煎液，浓缩成 30~45 毫升。分 3 次服用，每天 1 剂，连服 3~18 个月。

【功能主治】益阴养心。主治冠心病心绞痛。

【疗效】据上海中医学院附属曙光医院内科冠心病防治组报道，应用本方观察 50 余例，对改善症状的有效率为 74%，对改善心电图的有效率为 40.5%。提示本方对缓解心绞痛，胸闷及改善心电图均有一定作用。

【来源】中华内科杂志，1976.（4）：210

【方二】

鲜麦门冬全草 50 克

【用法】取上药，切碎，煎汤。代茶饮服，每天 1 剂，连用 3 个月。

【功能主治】清胃热、泻肺火、补胃阴、滋津液。主治糖尿病。

【疗效】应用本方治疗 20 余例，效果满意。

【来源】中草药，1994.（9）：478

【方三】

麦冬 2500 克（鲜品、去心）

【用法】取上药，捣烂煮熟，绞取汁，加入蜂蜜 500 克，放锅内（不用铁锅）以重汤煮，不断搅拌，待液稠如饴，盛于瓷器中备用。每次用温酒调服 1 匙，每天 2 次。

【功能主治】滋阴强身。主治素体阴虚。症见形体消瘦、咽干口燥、口渴多饮、心烦失眠、肠燥便秘、舌红少苔、脉搏细数。

天冬

【来源】百合科多年生攀缘草本植物天冬的块根。

【别名】天门冬、大当门根、明天冬。

【处方用名】天门冬、明天冬、天冬。

【用法用量】常用量为 6~15 克，水煎服；亦可入丸散；或熬膏；或入酒剂服。外用适量。

【产地采收】主产于贵州、四川、广西等地。以贵州产量最大，品质最佳，冬季采挖最好。一般以肥满、致密、呈黄白色、半透明者为佳。贮藏宜放石灰缸瓮内盖紧，防潮、防霉。

【性味归经】味甘、苦，性寒。归肺、肾经。

【功能主治】具有清肺降火、滋阴润燥的作用。它的功能与麦冬相似，但天冬的滋阴清热力量较强，擅长养肺阴，亦能补肾阴，适用于肺阴虚、肺燥咳嗽、干咳无痰，或阴虚发热、津液缺少、口渴等证。天冬性寒，如因脾胃虚寒，而见有腹泻便溏、舌苔白腻、消化不良者，均不宜应用。如感冒风寒咳嗽者亦非所宜。

1. 本品清肺润肾用于燥咳痰粘、劳嗽咯血，如二冬膏。

2. 用于热病伤阴，舌干口渴或津亏消渴如三才汤，即由天冬、生地、人参组成。

3. 用于肠燥便秘，可与当归，苁蓉等润肠药同用。

使用注意：脾胃虚寒、食少便溏者忌服。

【现代研究】 现代研究表明，天冬主要含有天门冬素、黏液质、5-甲氧基甲基糖醛、甾体皂甙等成分。有显著的抗细胞突变作用，能升高肿瘤细胞内 cAMP 水平，抑制肿瘤细胞增殖。天冬煎剂和醇提取液可促进抗体生成，延长抗体生存时间。天冬煎剂对炭疽杆菌、甲型及乙型链球菌、肺炎双球菌、金黄色葡萄球菌等有抑制作用。尚有一定的镇咳、祛痰作用。

【常用单方】

【方一】

天门冬 5000 克

【用法】 取上药，洗净后浸泡，去皮心，捣烂取汁，用砂锅小火熬制，至三成（约1500克）时加白蜜120毫升，再熬至药汁滴入冷水中不散即成膏，贮于瓷质器皿内，埋于地下7天。取出后服用，每天早晚各服1次，每次1~2汤匙，开水调服。

【功能主治】 补阴润肺、养胃益阴、进补强身。主治肺阴不足的干咳少痰，甚至痰中带血（肺结核）。或胃阴不足的口渴欲饮、食欲不振等。

【来源】 《益寿中草药选解》

【方二】

鲜天门冬适量

【用法】 取上药，折断。断面置于消毒后刺破的扁平疣上，来回摩擦，每天2次，隔3~5天再进行1次。

【功能主治】 消疣散结。主治扁平疣。

【疗效】 据记载，应用本方治疗10余例，一般在半月左右消失，不再复发。

【来源】 《临床验方集锦》

【方三】

鲜天冬适量

【用法】 每天取上药60克，剥去外皮，放入瓷碗中加黄酒适量，隔水蒸0.5~1小时，分早、中、晚3次服完。亦可用鲜天冬90克，捣烂榨汁，加适量黄酒冲服。还可用天冬的中成药片剂或糖浆剂等。20天为1个疗程，两个疗程之间间歇7~10天。

【功能主治】 消癥化积。主治乳腺小叶增生及乳腺癌。

【疗效】 据高国俊报道，应用本方治疗乳腺小叶增生42例，临床治愈16例，显效8例，有效11例，无效7例，总有效率为83%。一般3~4天后肿块变软缩小，2~3 个疗程后肿块基本消失，消失最短 22 天，最长 3~6 个月。本法也适用于乳腺癌病人，局部肿块及转移淋巴结均有一定程度的缩小。晚期乳腺癌病人在化疗的同时配合用天门冬制剂，常能使病情缓解。

【来源】江苏中医，1976.（4）：33

玉竹

【来源】百合科多年生草本植物玉竹（葳蕤）的根茎。

【处方用名】肥玉竹、玉竹、制玉竹、炒玉竹。

【用法用量】常用量为 10~15 克，水煎服；可熬膏；亦可入丸、散剂。

【产地采收】叶子如竹叶，根状茎色白如玉而有节，类似竹竿，所以取名玉竹。又因它的草木之叶下垂，像古时官冠帽缨下垂有威仪，古称之为葳蕤。主产于湖南、河南、江苏、浙江等地，以浙江新昌产者质量最佳。以条长、肉肥、色黄白、光泽柔润者为佳。贮藏宜放缸瓮内，夏、秋季复晒两次，应勤查看，防霉蛀。

【性味归经】味甘，性平偏寒。归肺、胃经。

【功能主治】善养肺、胃阴液，具有养阴润肺、生津养胃的作用。适用于肺阴不足之干咳少痰，甚至痰中带血，或胃阴不足、津液缺乏、口渴舌红、饥不欲食等。有补阴而不滋腻、滋养而不恋邪的优点，因此，还可用于治疗素体阴虚、感冒风热而致的发热、微恶风寒、干咳少痰、咽痛口渴、舌红少苔等证。本品虽性质平和，但毕竟为滋阴润燥之品，故脾虚而有湿痰者不宜服用。

【现代研究】现代研究表明，玉竹含有羟兰苦甙、羟兰甙、槲皮醇、山奈酚、维生素 A、烟酸、黏液质、生物碱、淀粉等物质。玉竹煎剂可使外周血管和冠脉扩张，并有耐缺氧、强心作用。与黄芪或党参同用，能改善心肌缺血症状及心电图，还有降血脂、降血糖及缓解动脉粥样硬化斑块形成的作用。玉竹的黄酮类成分有抗氧化作用，并能延长生物寿命。此外，还能促进干扰素的生成，有类似肾上腺皮质激素样作用，能抑制结核杆菌生长。

【常用单方】

【方一】

玉竹 500 克

【用法】取上药，酌情给予碎断，加水煎煮 3 次，将 3 次滤液合并浓缩至清膏。另取蔗糖 500 克制成糖浆，加入清膏搅匀，继续浓缩至稠膏，约制成 1100 克，即成玉竹膏，贮于瓷质器皿内。每次 15 克，每天 2 次，口服。

【功能主治】润肺生津、补中益气。主治热病伤津、咽干口渴、肺痿干咳、气虚食少。

【来源】《湖南省药品标准》

【方二】

玉竹适量

【用法】每天取上药 15 克水煎 2 次。早晚分服。

【功能主治】益阴强心。主治充血性心力衰竭。

【疗效】据焦作市人民医院报道，应用本方治疗因风湿性心脏病、冠心病和肺心病引起的心力衰竭 5 例，在停用洋地黄制剂，仅用氨茶碱及双氢克尿噻的情况下服药 5~10 天，心衰均得到控制。

【来源】科技通讯（医药卫生），1978，(11)：26

黄精

【来源】百合科多年生草本植物黄精或囊丝黄精以及若干同种植物的根。

【别名】鸡头黄精、鸡头根、黄鸡菜、米脯等。

【处方用名】黄精、制黄精。

【用法用量】常用量是 10~20 克，水煎服；亦可熬膏、制作药膳；或酿酒；或入丸、散。外用适量。

【产地采收】黄精在我国分布很广，主产地在河北、内蒙古自治区，其中尤以北方嵩山和南方茅山出产的为最佳。黄精可食部分是地下横生的肉质根茎，以块大、肥润、色黄、断面透明者为佳。贮藏宜晒干后放石灰缸瓮内盖紧，防潮、防霉，夏、秋季节要复晒 1~2 次。

【性味归经】味甘，性平。归脾、肺、肾经。

【功能主治】本品既能养阴，又能补气，为气阴双补药。有养阴润肺、补脾益气、补肾填精之功。为治疗肺阴虚亏、干咳无痰，脾胃虚弱、食少纳呆、倦怠乏力，或肾虚精亏、腰酸足软、头晕耳鸣及消渴等症的良药。

由于生黄精有一些刺激性，所以一般都是蒸熟后应用，称为制黄精。需要指出的是黄精虽好，但它的药性比较滋腻，有助湿生痰之弊，所以平时痰湿内盛、胃脘胀满、食欲减退、咳嗽痰多、舌苔白腻，或脾胃阳虚、泄泻便溏的人不宜单独应用。

【现代研究】现代研究表明，黄精含有黄精多糖、低聚精、黏液质、淀粉及多种氨基酸。囊丝黄精还含有多种蒽醌类化合物。黄精的醇浸液和水浸液能增强心肌收缩力，增加冠状动脉流量，改善心肌营养，防止动脉粥样硬化及脂肪肝的浸润，还有降低血压、降低血脂的作用。黄精浸膏对肾上腺素引起的血糖过高呈显著抑制作用。黄精能增强机体免疫功能和促进DNA、RNA及蛋白质的合成，其多糖类提取物有促进淋巴细胞转化的作用，还能降低血浆 cAMP 含量。对伤寒杆菌、结核杆菌及多种致病真菌均有抑制作用。此外，黄精还具有抗衰老作用。

【常用单方】

【方一】

黄精适量

【用法】取黄精 30 克，洗净，用冷水泡发 3~4 小时，然后放入锅内，再加冰糖屑 50 克、适量清水，用大火煮沸后，转用小火煨熬直至黄精熟烂为止。吃黄精喝汤，每天 2 次。或取黄精 5000 克，洗净，加水煎熬 3 次，合并滤液，小火浓缩至 1000 毫升，即制成 500% 的黄精膏（每毫升含黄精生药 5 克），瓷瓶收贮。口服，成人每次 10 毫升，每天 4 次，连服 2 个月。

【功能主治】滋阴润肺。主治肺结核属肺阴不足者。症见咳嗽痰少，或干咳无痰、咳血、潮热盗汗、形体消瘦等。

【疗效】据冯玉龙报道，应用黄精膏治疗 19 例，病灶完全吸收者 4 例，吸收好转者 12 例，无变化者 3 例。

【来源】浙江医学，1960.（4）：43

【方二】

黄精干品 15 克或鲜品 30 克

【用法】取上药，切细，与大米 50 克、水 500 毫升、冰糖适量同煮，用小火煮至米熟开花，粥稠见油，调入陈皮末 2 克，再煮片刻即可。每天早晚温热服之。

【功能主治】补虚降脂、强身益寿。主治动脉粥样硬化、脂肪肝。

【疗效】本方对预防动脉粥样硬化和脂肪肝的形成有一定效果。

【方三】

浙江黄精 1000 克

【用法】取上药，洗净，加水煎熬 3 次，合并滤液，浓缩，再加入糖浆适量至 1000 毫升，即制成 100% 的黄精糖浆（每毫升含黄精 1 克），瓷瓶收贮。口服，成人每次 10 毫升，每天 3 次，连服 4 周为 1 个疗程。

【功能主治】补肾益髓、解毒升白。主治白细胞减少症。

【疗效】据苏全胜等报道，应用本方治疗 40 例，显效 11 例，有效 18 例，无效 11 例，总有效率为 72.5%。本方尤其对药物所致的白细胞减少症疗效显著。

【来源】中西医结合杂志，1989，9（2）：102

枸杞

【来源】为茄科落叶灌木宁夏枸杞和枸杞的成熟果实。

【别名】苟起子、杞子、枸茄茄、枸蹄子、红耳坠、血枸子、甘杞、贡果。

【处方用名】甘杞子、枸杞子。

【用法用量】常用量为 6~15 克，可煎汤、熬膏、浸酒，或入丸、散应用。外用适量。

【产地采收】枸杞子主产于宁夏、甘肃、青海、河北等地，其中又以宁夏中宁县出产的质量最好。本品以粒大、肉厚、籽少、色红、质柔软、味甜者为佳，如见粒小、破子、色泽深浅不一，有油果、黑果、糖质少等现象则质量较次。因枸杞子极易虫蛀、发霉、泛油、变色，故贮藏枸杞应在干燥后用坛、缸或罐盛装、密闭，置阴凉干燥处。要防潮、防闷热、防蛀，量少时可在晒干后每 0.5~1 千克为一包，贮于石灰缸内，或置于缸内再喷以白酒，可防霉蛀。如有条件最好冷藏。如发现潮湿不能火烘，应摊开加盖白纸后出晒，待冷再收藏，以防伏热生虫。在保管中还应防鼠害。

【性味归经】味甘，性平偏温。归肝、肾经。

【功能主治】本品长于滋补肝肾、助益精血，又能养肝明目、生津安神。凡肝肾精血亏虚，表现为头晕目眩、耳鸣如蝉、腰膝酸软、须发早白、劳伤虚损，或肝血不足、血不养肝而见视力减退、视物模糊，以及肾虚、性功能减退、阳痿、不孕不育、消渴等证均可应用。枸杞子的药性较为平和，但有一定的滑肠作用，所以脾胃虚弱、泄泻的人要慎用。

1. 用于肝肾阴虚，头晕目眩、视力减退、腰膝酸软、遗精滑泻、消渴等证。如杞菊地黄丸即以本品与菊花、地黄等同用；《古今录验方》以本品配伍干地黄、天门冬、治肝肾阴虚之腰膝酸软、遗精；民间验方单用本品蒸熟嚼食，每日 10 克，一日 2~3 次，治消渴。

2. 用于阴虚劳嗽，可配伍麦冬、知母、贝母等养阴清肺化痰药同用。

3. 养肝明目，对肝肾不足，头晕目眩，视物模糊，瞳孔散大等证，常与菊花，熟地、山药配伍用。

禁忌：外邪实热，脾虚肠滑者不宜用。

【现代研究】现代研究表明，枸杞子主含甜菜碱、多糖、粗脂肪、粗蛋白、硫胺素、核黄素、菸酸、胡萝卜素、抗坏血酸、烟酸及钙、磷、铁、锌等元素。具有增强细胞免疫及体液免疫的作用，能显著提高正常健康人和因放疗或恶性肿瘤所致免疫功能低下病人的淋巴细胞转化率和巨噬细胞吞噬率，提高和调节人体的免疫功能。对造血功能有促进作用。还有抗衰老、抗突变、抗肿瘤、降血脂、保肝、抗脂肪肝、降血糖、降血压等作用。因此，常服枸杞对人体大有益处，能起到治病健身、抗老延寿的双重效果。

1. 已证实有降血糖作用。

2. 有对抗动物动脉粥样硬化形成及抑制脂肪在肝细胞沉积，促进肝细胞新生的作用。

3. 枸杞所含甜菜碱有扩张血管及促进肠管收缩的作用。

【常用单方】

【方一】

宁夏枸杞子 1200 克

【用法】取上药，用清水洗净，烘箱烘干或晒干，粉碎成粗末，按 10 克一包进行分装。每次 1 包，每天 2 次，空腹时嚼服，2 个月为 1 个疗程。

【功能主治】益阴养胃。主治慢性萎缩性胃炎，属肝胃阴虚型。表现为胃痛隐隐、胃部不适、似饥非饥、食少口干、大便干燥、舌红少津、脉细数。

【疗效】据陈绍蓉等报道，应用本方治疗 20 例，显效 15 例，有效 5 例。在服用 1~2 个疗程后，经胃镜检查原胃黏膜炎症区明显缩小，肠腺化生消失，或黏膜颗粒状增生基本消失，或黏膜下血管透见不清。

【来源】中医杂志，1987，28（2）：12）

【方二】

枸杞子 1000 克

【用法】取上药，用清水洗净，烘干，装瓶备用。每晚取 15 克，嚼烂后咽下，连用 2 个月为 1 个疗程，一般精液常规正常后再服药 1 个疗程，服药期间禁房事。

【功能主治】补肾益精、生精嗣育。主治男性不育症，属肾虚精亏型。表现为精子量少、精子成活力低、精子活动力弱等可伴有腰膝酸软、头晕目眩。

【疗效】据董得卫等报道，应用本方治疗 42 例，服药 1 个疗程后精液复常者 23 例，服药 2 个疗程后精液复常者 10 例，两年后随访 33 例均已有后代，治愈率为 78.57%。

【来源】新中医，1988，20（2）：20

【方三】

枸杞子适量

【用法】每天用枸杞子 30 克，当茶冲服，早晚各 1 次，连续服用 4 个月。用药期间没有禁忌。

【功能主治】降脂减肥。主治肥胖症。

【疗效】据景虎修报道，应用本方治疗 15 例，体重均恢复到正常范围。

【来源】新中医，1988，20（7）：37

女贞子

【来源】木樨科常绿乔木植物的成熟果实。

【别名】冬青子、女贞实、冬青子、白蜡树子、鼠梓子。

【处方用名】熟女贞、女贞子。

【用法用量】常用量为 10~15 克水煎服；亦可熬膏；或入丸剂。外用适量。

【产地采收】主产于浙江、江苏、湖南、福建、四川等地。一般在冬季果实成熟时采摘。以粒大、饱满、色紫黑、质坚实者为佳。贮藏宜放箱内，置干燥处。

【性味归经】味甘、苦，性凉。归肝、肾经。

【功能主治】本品具有滋补肝肾、乌发明目之功。主治肝肾阴虚、头目昏眩、耳鸣耳聋、头发早白、腰膝酸软等证。

1. 用于肝肾阴虚之头昏目眩，腰膝酸软，须发早白。如二至丸，即与旱莲草合用，可治上述症候。

2. 用于阴虚发热，多配伍地骨皮，牡丹皮、生地等同用。

3. 用于肝肾阴虚导致视力减退，目暗不明，可与熟地、菟丝子、枸杞子等同用治之。

使用注意：脾胃虚寒泄泻及阳虚者忌服。

【现代研究】现代研究表明，女贞子含有齐墩果酸、乙酰齐墩果酸、熊果酸、甘露醇、葡萄糖、棕榈酸、硬脂酸、油酸、亚油酸，另含有脂肪油14.9%。其中棕榈酸与硬脂酸为19.5%，油酸与亚油酸等为80.5%。本品有增强免疫功能、升高外周白细胞、增强网状内皮系统吞噬能力、增强细胞免疫和体液免疫的作用。又有降血脂、抗动脉粥样硬化作用。对化疗或放疗所致的白细胞减少有升高作用。还有强心、利尿、保肝、止咳、缓泻、抗菌、抗癌等作用。本品水煎剂中不含有其主要成分齐墩果酸，故入煎剂会影响疗效，应以入丸剂为宜。女贞子对化疗、放疗引起的白细胞下降有升高作用。本品煎剂对金黄色葡萄球菌、痢疾杆菌等有抑制作用。本品所含齐墩果酸有强心、利尿及保护肝脏的作用。

【常用单方】

【方一】

女贞子500克

【用法】取上药，加水煎煮2次，每次2小时，合并2次所得煎液，过滤，滤液浓缩至适量，静置24小时后，取上清液，浓缩至约500毫升；再静置24小时后取上清液，煮沸，加入蔗糖适量，防腐剂适量使之溶解，继续煮沸30分钟，趁热过滤，加开水至1000毫升，混匀，即得"女贞子糖浆"，瓷瓶收贮。口服，每次6~15毫升，每天3次。

【功能主治】补肝肾、强腰膝、乌发明目。主治阴虚内热、高脂血症。

【疗效】据孙玉文等报道，应用本方口服，每次30~40毫升，每天3次，4周为1个疗程，治疗高脂血症42例，对高血清总胆固醇及高血清甘油三酯及低血清高密度脂蛋白均有较显著的调节作用。

【来源】《湖北省药品标准》（1980年）；中医杂志，1993.34（8）：493

【方二】

酒蒸女贞子400克

【用法】取上药，加水煎煮2次，每次2小时，将2次煎液合并，过滤，滤液浓缩至清膏；另取蔗糖适量制成糖浆，加入清膏，搅匀，继续浓缩至稠膏，约制成1000克，即成女贞子膏，贮于瓷质器皿内。口服，每次15克，每天3次。

【功能主治】滋养肝肾、强壮腰膝。主治肝肾两亏、腰膝酸软、耳鸣目眩、须发早白。

【来源】《安徽省药品标准》

【方三】

鲜女贞叶 1500 克

【用法】 取上药，加水 5000 毫升，煎成水溶液 500 毫升左右，过滤除渣，继续煮沸浓缩成 250 毫升深棕色水溶液，新鲜配制者不需灭菌。治疗前先用千分之一新洁尔灭或生理盐水冲洗创面，清创后，渗出期渗液少时，直接用毛笔（灼伤面积大用排笔）把女贞叶水剂涂布在创面上，2~3 次成薄薄的一层痂膜；若渗液多时，为了预防痂膜下积液，先不用女贞叶水剂外涂，创面用纱布绷带包扎 12~24 小时，待创面渗液减少或停止，再涂女贞叶水剂。一般治疗数次后可愈。

【功能主治】 清热解毒、消炎止痛。主治烧伤。

【疗效】 据陆寿耆等报道，应用本方治疗 154 例不同程度的灼伤，均获痊愈。

【来源】 中西医结合杂志，1987，（6）：37

四、补阳药与土单方

是能治疗阳虚病症的药物。具有助肾阳、益心阳、补脾阳的功能，适用于肾阳不足、心阳不振、脾阳虚弱等症。

肾阳为一身之元阳，肾阳虚则有畏寒、肢冷、阳痿、遗精、遗尿等症。心主血脉，心阳虚则冷汗淋漓、面色㿠白、脉细欲绝或出现结代脉等。脾主运化，脾阳虚则完谷不化、便溏、泄泻、食欲不振等。由于祖国医学认为"肾为先天之本"，所以助阳药主要用于温补肾阳。对于肾阳衰微不能温运脾阳所引起的泄泻，以及肾气不足，摄纳无权所引起的喘促，都可选用适当的补肾阳药来治疗。至于心阳虚，可用温里药或补气药治疗。助阳药性多温燥，凡有阴虚火旺的症状，应该慎用，以免发生助火劫阴的弊害。

鹿茸

【来源】 鹿科动物雄梅花鹿或雄马鹿头上未骨化而带有茸毛的幼角。

【别名】 斑龙球。

【处方用名】 鹿茸血片、鹿茸、鹿茸粉片。

【用法用量】 常用量为 1~3 克，研细末，每天 3 次分服。若入丸、散，随方配制。亦可浸酒服。外用适量。

【产地采收】鹿的幼角柔软而富有血管，色紫褐而带光泽，表面密生茸毛，这时被称为茸期。鹿茸就是将茸期的鹿角砍下或锯下，经加工而成的，夏秋两季均可采收。前者习称"花鹿茸"，以粗大、主枝圆、顶端丰满、质嫩、毛细、皮色红棕、有油润光泽者为佳。后者习称"马鹿茸"，以茸体饱满、体轻、毛色灰褐、下部无棱线、断面蜂窝状、组织致密、米黄色为佳。用时须用酒精灯火燎焦茸毛，刮净，以布带扎缠，以热酒从底部徐徐渗入，以灌满浸透为度，待润软后切片烘干，即可使用。如鹿幼角上的茸毛脱落，完全骨化，就变成了十分坚硬的鹿角。鹿角熬去胶质后剩下的灰白色药渣，叫鹿角霜，均可供药用。鹿茸主产于吉林、辽宁、黑龙江、青海、内蒙古自治区等地。保管鹿茸可用细布包好，置樟木箱、皮箱或石灰箱内密封，最好拌入少量花椒以防蛀。如是鹿茸粉应用瓷瓶盛装。

【性味归经】味甘，性温。归肝、肾经。

【功能主治】它是人们最为熟悉的名贵强壮温补药之一。本品禀血肉精华而生，能补肾益精，其中最突出的作用是温肾壮阳、补充精力。通过补助、增强肾阳的功能活动，而发挥壮阳起痿、填精补髓、强筋壮骨、暖宫助孕、温阳止泻、延缓衰老等多方面的作用。广泛适用于肾阳虚衰导致的腰膝酸冷、精神不振、面色苍白、夜尿频多，甚或遗尿、浮肿、阳痿、遗精、早泄、精少、虚劳、早衰，以及小儿发育不良，或冲任不固的闭经、不孕、崩漏、带下量多等虚损衰弱之证。另外，与鹿茸同出一源的还有鹿角、鹿角胶、鹿角霜。鹿角亦有补肾壮阳之功，但较之鹿茸逊色，然其价廉易得，对于一般性虚弱病症，常以鹿角代替鹿茸。鹿角胶功偏益精补血，补力比鹿角强，但不如鹿茸之峻，且具有一定的收敛止血作用，故对吐血、咯血、便血、崩漏下血等属虚寒证者，均可应用。鹿角霜功用与鹿角相似，补阳之力略逊，几乎没有补阴添精之功，但缓补而不腻，更增有涩精、敛疮、止血作用，对长期不能愈合的溃疡、疮口，以及遗精、多汗、崩漏下血等虚寒性病症有较好的疗效。此外，鹿身藏百宝，除了上述的鹿茸、鹿角外，鹿肉、鹿尾、鹿肾、鹿胎、鹿骨、鹿筋等均可入药，性味和作用与鹿茸相似，可酌情选用。近年来，有鹿茸精口服液、鹿茸精注射液及含鹿茸的中成药等多种剂型，可照说明应用。本品补性较强，不宜骤用大量，宜从小量开始，缓缓增加，以免阳升风动、头晕目赤，或伤阴动血。故凡阴虚火旺、血分有热者，如有鼻出血或血热症状，应暂停服用。胃火炽盛、肺有痰热以及外感热病者亦应忌服。

1. 有较强壮阳，益精功效，用于肾阳不足，精血亏虚之畏寒肢冷，阳痿早泄、宫寒不孕、小便频数，腰膝酸痛，头晕耳鸣，精神疲乏等证。可以单用研末服，也可配伍人参、熟地、枸杞子等补气益血养精药同用，以增强疗效，如参茸固本丸。

2. 用于精血不足，筋骨无力或小儿发育不良，骨软行迟，囟门不合等证。多配伍熟地、山药、山萸肉等药同用，如加味地黄丸。

3. 用于妇女冲任虚寒、带脉不固，崩漏不止，带下过多。如《千金方》以本品配伍当归、乌贼骨、蒲黄等治崩漏不止；《济生方》以本品配伍狗脊、白敛治白带过多。

4. 用于疮疡久溃不敛、阴疽内陷不起等证，有温补内托的功效。

【现代研究】 现代研究表明，本品含有胆固醇、卵磷脂、脑磷脂、神经鞘磷脂、溶血磷脂酰乙醇、溶血磷脂酰胆碱、磷脂酸、雌二醇、雌酮、脑素、前列腺素、神经节苷脂、脑苷脂类、中性脂肪、脂蛋白、肽类、25 种氨基酸、核苷酸、多糖、维生素、酶类以及胆碱样物质。鹿茸灰分中含有钙、磷、镁等 26 种微量元素，水浸出物中含有多量胶质。鹿茸精系鹿茸的醇提取物，能促进生长发育，提高机体的细胞免疫和体液免疫，提高人体的脑力、体力，减轻疲劳，改善睡眠，增进食欲，促进核酸和蛋白合成，调节新陈代谢，调节内分泌，且具有促性激素样作用，可增加肾脏利尿功能。亦能促进造血机能，尤能促进红细胞新生。有明显抗脂质过氧化作用，其磷脂成分能抑制单胺氧化酶的活性。对长期不愈和新生不良的溃疡和创伤，能促进加速愈合，增强再生过程，并能促进骨折的愈合。可抑制应激性溃疡，而有抗应激作用。此外，鹿茸多糖尚具有明显的抗炎作用，可增强学习记忆能力，加速条件反射建立，还有提高子宫张力和增强其节律性收缩等作用。

【常用单方】

【方一】

鹿茸适量

【用法】 每次取上药 1 克，口服，每天 2 次，用温开水送下，连服 3 个月。

【功能主治】 温肾益髓生血。主治再生障碍性贫血。

【疗效】 据杨立军报道，应用本方曾治 1 例，在用药 95 天后改用鹿茸精及鹿茸丸维持治疗 80 天后治愈。

【来源】 湖南医药杂志，1983.10（1）：46

【方二】

鹿茸血酒

【用法】 锯茸时，取茸内流出的液汁，用白酒浸渍，制成 20% 的鹿茸血酒；或从鹿的颈部颈静脉内取血放入酒中，制成 30% 的鹿血酒。每次 10 毫升，每天 3 次，口服。

【功能主治】 温肾益髓生血。主治再生障碍性贫血、血小板减少症、白细胞减少症及慢性苯中毒引起的血液病等。

【疗效】 据中国人民解放军后勤 236 部队报道，应用本方治疗再生障碍性贫血 6 例、血小板减少症 21 例、血小板及白细胞减少症 15 例、慢性苯中毒引起的血液病 14 例，均能使病人的血象和临床症状获得不同程度的好转。

【来源】 科技通讯，1972.（1）：14

【方三】

鹿角胶适量

【用法】 每次取上药 10 克，口服，每天 2 次，用温开水送下，连服 10 天为 1 个疗程。

【功能主治】 强筋健骨、散寒止痛。主治寒湿痹痛。

【疗效】 据高云程报道，应用本方治疗寒痹 106 例，湿痹 18 例，治愈 18 例，显效 50 例，有效 49 例，无效 7 例。一般 1~2 个疗程出现效果。

【来源】 辽宁中医杂志，1988，12（8）：20

淫羊藿

【来源】 小檗科多年生草本植物淫羊藿和箭叶淫羊藿、心叶淫羊藿、朝鲜淫羊藿或柔毛淫羊藿的全草。

【别名】 仙灵脾、刚前、仙灵毗。

【处方用名】 仙灵脾、淫羊藿（洗净，晒干，切碎用）。

【用法用量】 常用量为 10~15 克，水煎服；也可浸酒、熬膏或入丸、散。外用适量。

【产地采收】 古人谓服本品"使人好为阴阳"，并云"西川北部有淫羊，一日百遍合，善食此藿所致，故名淫羊藿。"又称仙灵脾。主产于陕西、辽宁、四川、山西等地。以梗少、叶多、色黄绿、不破碎者为佳。贮藏宜放蒲包内或竹篓内，置通风干燥处，防霉蛀。

【性味归经】 味辛、甘，性温。归肝、肾经。

【功能主治】本品功擅补肾壮阳。凡肾阳不足、阳痿不举、性功能低下者，用之恒有佳效。又能强筋健骨、祛风除湿，适用于风寒湿痹、关节疼痛、四肢麻木等证。本品辛温助阳，药性温燥，一般只适用于肾阳不足者，对性机能正常或阳事易举及阴虚火旺者不宜服用。部分病人服用本品后，有口干、恶心、腹胀等不良反应。

1. 用治肾阳虚衰引起的阳痿、尿频、腰膝无力，可以单用浸酒服，也可与熟地、枸杞子、仙茅等同用。

2. 用治风寒湿痹或肢体麻木，与威灵仙、苍耳子、桂心等药同用。

使用注意：阴虚火旺者不宜服。

【现代研究】现代研究表明，本品的主要有效成分为淫羊藿甙等黄酮甙、总黄酮，并含有甾醇、多糖、生物碱、挥发油、维生素 E 等成分。此外，尚有鞣质、脂肪酸等。能促进核酸、蛋白质合成，具有雌性和雄性激素样作用，使卵巢和子宫重量增加，促进精液分泌，精囊充满后，刺激性感觉神经，使性欲兴奋。能增强机体免疫功能、抗衰老、改善心功能、降血脂、降血糖、镇静、降压、抗炎、抗病原微生物、抗惊厥等。还有一定镇咳、祛痰、平喘作用。实验证明淫羊藿有降血压作用，主要是舒张外周血管；淫羊藿流浸膏对狗有促进精液分泌作用，其叶及根作用最强，果实次之，茎最弱，使动物交尾力亢进，还对脊髓灰质炎病毒有显著抑制作用。临床用于神经衰弱治疗有效，本品与桑寄生、钩藤煎服对小儿麻痹症急性期及后遗症有疗效。

【常用单方】

【方一】

淫羊藿 1000 克

【用法】取上药（干品），以其总量的 80%（800 克）加水煎取浓汁，20%（200 克）粉碎为细末。将细末加入浓汁中混合均匀，制成丸剂。每天服用量相当于生药 30 克，分早晚 2 次服用，1 个月为一个疗程。

【功能主治】镇咳、祛痰、平喘。主治慢性支气管炎。

【疗效】据湖北省恩施州防治慢性气管炎办公室报道，应用本方观察 1066 例，第 1 疗程的有效率为 74.6%，其中镇咳有效率为 86.8%，祛痰有效率为 87.9%，平喘有效率为 73.8%。服药后部分病人可有轻微反应，如口干、恶心、腹胀、头晕等，一般可自行消失。

【来源】湖北卫生，1972.（7）：15

【方二】

淫羊藿 500 克

【用法】 取上药，加白酒 1500 毫升，密闭浸泡 20 天，过滤备用。每次服 10~20 毫升，每天 3 次。

【功能主治】 补肾助阳。主治阳痿、腰膝酸痛、半身不遂等。

【来源】 《本草纲目通释》

【方三】

淫羊藿 100 克

【用法】 取上药，研为极细末，用鱼肝油软膏适量调匀成膏。使用前排空尿液，用生理盐水洗净外阴后，再用棉签将该药涂于患处，每天 2 次，7 天为 1 个疗程，直到痊愈为止。

【功能主治】 祛风燥湿止痒。主治外阴白斑。症见阴部红肿胀痛、带下增多、黏膜及皮肤变白变厚失去弹性以及干燥或有瘙痒灼热感、皮肤表面发生裂纹和溃疡者。

【疗效】 据吴新荣等报道，应用本方治疗 38 例，效果显著。

【来源】 辽宁中医杂志，1991.18（9）：37

海马

【来源】 海龙科动物线纹海马、刺海马、大海马、三斑海马等多种海马除去内脏的干燥全体。

【处方用名】 海马。

【用法用量】 常用量为 1~1.5 克，研末服；亦可入酒剂。外用适量。

【产地采收】 由于海马的外形有点像"马头、蛇尾、瓦楞身"，因主产海中，头略似马头，故以"海马"名之，俗名"马头鱼"，又名水马。它是海栖鱼类，主产于我国广东、福建、台湾等沿海地区。以个大、色白、体完整者为佳。贮藏盒内，加少许花椒，放石灰缸氅内，防虫蛀。

【性味归经】 味甘，性温。归肝、肾经。

【功能主治】 具有补肾壮阳、活血散瘀的功效，适用于肾阳虚的阳痿、滑精、遗尿及气滞血瘀所致的腹部肿块、跌打损伤等证。本品属于甘温壮阳、活血散瘀之品，故阴虚有热者及孕妇均忌服。

【现代研究】 现代研究表明，本品主要含有蛋白质、脂肪、多种维生素及糖类等物质。具有雄性和雌性激素样作用，能增强性欲。海马的提取液表现为雄性激素样作用，其效力较蛇床子、淫羊藿弱，但比蛤蚧强。

【常用单方】

【方一】

海马 1 对

【用法】取上药，炙焦，研为细粉。每次服 1.5 克，每天 2 次。

【功能主治】温肾壮阳。主治阳痿。

【来源】《中国动物药》

【方二】

海马适量

【用法】取上药，烧成灰，研为细粉。外敷伤口。

【功能主治】散瘀止血。主治外伤出血。

【来源】《中国动物药》

【方三】

海马 50 克

【用法】取上药，焙干，研为细粉，用 40 度的白酒 500 毫升浸泡 24 小时以上。每次服 5~10 毫升，每天 2 次。

【功能主治】温肾壮骨、活血疗伤。主治腰腿疼痛、跌打损伤。

【来源】《中国动物药》

韭子

【来源】为百合科多年生草本植物韭的种子。

【别名】韭菜子。

【处方用名】韭子、韭菜子（晒干用）。

【用法用量】常用量为 5~10 克，水煎服；亦可入丸散。外用适量。

【产地采收】全国各地都有栽培，但以河北、山西、吉林、山东等地为主。秋季果实成熟时采收。以色黑、饱满、无杂质者为佳。贮藏宜放缸瓮内，置于燥处，防霉蛀。

【性味归经】味辛、甘，性温。归肝、肾经。

【功能主治】补肝肾、暖腰膝、壮阳、固精止带等作用。常用于治疗肾阳不足、精气不固所致阳痿，腰膝酸软冷痛，遗精遗尿，尿频及妇女白带过多等证。本品温燥阴虚火旺者忌服。

【现代研究】现代研究表明，本品主要含有生物碱、皂甙、硫化物、甙类物质、蛋白质、维生素 C 等。有健胃、杀灭肠道内细菌、清理肠道等作用。

【常用单方】

【方一】

韭菜子 100 克

【用法】取上药，烘干，研成细粉，再将蜂蜜 90 克炼至滴水成珠，与药末拌和为丸。早晚空腹各服 10 克，用温开水送下。

【功能主治】散寒止痛。主治虚寒性胃痛。

【来源】《中国民间百草良方》

【方二】

韭菜子 30 克

【用法】取上药，炒熟，加水 300 毫升，用文火煎至 100 毫升，口服，每天 1 剂。或将韭菜子炒熟（炒至出现轻度焦味力度），研为细末，每天用 3~9 克，分 3 次口服。

【功能主治】降逆止呃。主治顽固性呃逆。

【疗效】据孙建中报道，应用本方治疗本病有明显缓解作用。一般 3 小时减轻，6 小时便能消失。本法对肿瘤病人伴发呃逆者也有一定疗效。

【来源】山东中医杂志，1984.（5）：46

又据舒炎高报道，应用本方散剂治疗 20 例，得到控制和明显缓解者 14 例，明显减轻、间隔时间延长者 6 例。

【来源】中药通报，1985.（9）：44

【方三】

鲜韭菜根 240 克

【用法】取上药，加水 3000 毫升，煎至 2500 毫升，过滤。外洗或外敷患处均可。受伤 48 小时以内，将煎液冷却敷于患处；受伤 48 小时以后，趁热洗或外敷，每天早晚各 1 次，每次约 30 分钟，2 天更换 1 次药液。或将韭菜子炒熟研细，每天用 3~9 克，分 3 次口服。

【功能主治】活血化瘀、消肿止痛。主治跌打损伤引起的软组织挫伤。症见皮下瘀肿疼痛。

【疗效】据朱立国报道，应用本方治疗 50 例，均获痊愈。疗程最短者 6 天，最长者 45 天，平均 14 天。

【来源】上海中医药杂志，1993.（3）：3

杜仲

【来源】杜仲科落叶乔木植物杜仲的树皮。

【别名】乱银丝、思仙、思仲、丝连皮、丝棉皮、丝楝树皮、扯丝皮。

【处方用名】杜仲、厚杜仲、绵杜仲、炙杜仲、炒杜仲、焦杜仲。

【用法用量】常用量为 10~15 克，大剂量可用至 30 克，或入丸、散，亦可制酒。入丸、散可酌情减量。炒用比生用的疗效好。

【产地采收】如将树皮折断时，可看见皮中有银丝如绵，故又名绵杜仲。主产于四川、云南、贵州、湖北等地。以皮厚、块大、去净粗皮、断面丝多、内表面暗紫色者为佳。贮藏宜放箱内或其他容器内，置干燥处。

【炮制研究】杜仲含大量杜仲胶，生杜仲煎出的有效成分甚少；炮制后则胶质破坏，故炒杜仲煎剂降低血压较生者为强。

【性味归经】味甘，性温。归肝、肾经。

【功能主治】功擅补肝肾、强筋骨、安胎。凡肾亏腰痛、下肢痿软无力、阳痿不举、小便频数，或胎动不安、习惯性流产及寒湿腰痛等证皆可应用。尤擅补肾健腰，古有"腰痛必用杜仲"之说。本品属温补药，如果有口渴、口干、小便黄赤等热性症状，不宜服用。

1. 用治肝肾不足，腰膝酸痛或痿软无力与破故纸、胡桃肉等同用，如青娥丸；治肝肾虚寒、阳痿、尿频等与山萸肉、菟丝子、破故纸等同用。

2. 用治肝肾亏虚之胎动不安或习惯堕胎，单用或与续断、山药等同用。

3. 治肝阳上亢，头目眩晕可与白芍，石决明、夏枯草等同用。

【现代研究】现代研究表明，本品含有杜仲胶、杜仲甙、杜仲醇、酚类、绿原酸等有机酸、脂肪、黄酮类、醛糖、鞣质、氨基酸等，且含有微量生物碱、一定量的维生素 C。杜仲的水溶液、醇溶液、醚溶液及经提纯的生物碱等均有良好的降压作用，而且盐炒杜仲的降压作用比生杜仲强。能减少胆固醇的吸收，使肝糖元含量显著升高。还能增强机体非特异性免疫功能，使子宫自主收缩减弱。此外，尚有镇静、镇痛、利尿、抗衰老、抗疲劳的作用。杜仲煎服有良好降压作用。对血管有直接扩张作用。对胆固醇动脉硬化家兔的降压作用比正常家兔更明显。炒杜仲比生杜仲降压作用强，煎剂比酊剂强，还有镇痛作用，杜仲煎剂能使动物安静和嗜睡。

【常用单方】

【方一】

杜仲皮片（每片含生药4.9克）

【用法】取上药，口服，每次 1 片，每天 3 次。

【功能主治】补肝肾、降血压。主治高血压病。

【疗效】据刘钧等报道，应用本方治疗 47 例，显效 20 例，有效 17 例，无效 10 例，总有效率为 78.7%。

【来源】陕西中医，1980.（4）：27

【方二】

杜仲 30 克

【用法】取上药，以及猪腰 1 对，将腰子剖开，除去白色的肾盂肾盏，加冷水 800 毫升煎沸后再煮半小时，以猪腰煮熟为度。除去杜仲，乘温服食猪腰及药汁，每天 1 剂。

【功能主治】补肝肾、强筋骨。主治原发性坐骨神经痛。

【疗效】据陆文生报道，应用本方治疗 6 例，一般连服 7~10 剂即可取得显著疗效。

【来源】蚌埠医学院学报，1979，（1）：36

续断

【来源】为山萝卜科草本植物续断或川续断的根。

【别名】因它能治损伤，有接续断骨之功，所以名叫续断。又名接骨、接骨草、继续藤等。川断、接骨草、南草、六寸、属断。

【处方用名】续断、川断肉、川断、炒续断。

【用法用量】常用量为 10~15 克，水煎服；或入丸、散、酒剂。外用适量，研末敷。

【产地采收】产于四川、湖北、湖南、贵州等地。以条粗、质软、内呈黑绿色者为佳。贮藏宜放缸甏内或木箱内，置干燥处。本品易霉，夏、秋季要勤查勤晒。

【性味归经】味甘、苦、辛，性微温。归肝、肾经。

【功能主治】本品具有补肝肾、续筋骨、行血脉之功。为治疗肝肾亏虚的腰痛、腰膝酸痛、足软无力及筋伤骨折、骨节疼痛等证的常用药。还能安胎，治胎动不安、胎漏下血等。

1. 用治腰痛脚弱、遗精、与杜仲、牛膝同用；治崩漏经多配伍黄芪、熟地，赤石脂。

2. 用治胎漏下血、胎动欲坠、习惯堕胎与桑寄生、菟丝子、阿胶同用。

3. 本品能行血脉，续筋骨，而有消肿、止痛、生肌等作用，故为外科、伤科所常用，以本品配伍骨碎补、自然铜、地鳖虫、血竭等可治跌打损伤、骨折、金疮等证。

【现代研究】现代研究表明，本品主含三萜皂部类、挥发油、龙胆碱、β-谷甾醇、胡萝卜甙、蔗糖，无机元素钛的含量较高。具有抗维生素 E 缺乏症的作用，并能促进胎儿的生长发育，促进乳汁分泌。对外伤肿痛、痈肿有止血、镇痛、促进组织再生的作用。对肺炎球菌及阴道滴虫有抑制作用。

【常用单方】

【方一】

新鲜续断叶 30 克

【用法】取上药，揉汁，兑入开水 1 杯。口服，服药 3~5 分钟后，将胃内容物完全吐出，继续服第 2 次，若无呕吐，30 分钟后中毒症状消失，1 小时后完全恢复正常。

【功能主治】解毒。主治服用乌头、附子等引起的乌头碱中毒。症见口唇麻木、头晕目眩、呕吐、不能站立等。

【疗效】据李治方报道，应用本方治疗 23 例，收效颇佳。本方对半夏及毒蕈中毒亦有较好的疗效。

【来源】江西中医药，1989，（2）：封二

第十七章　收涩药与土单方

凡具有收敛固涩作用，可以治疗各种滑脱症候的药物，称为收涩药。又叫收敛药。

滑脱的病症，主要有自汗盗汗，久泻久痢，久咳虚喘，遗精滑精，溲多遗尿，白带日久，失血崩漏等症。因为滑脱诸症，如不及时收摄，可引起元气日衰，或变生他症。所以，《本草纲目》说："脱则散而不收，故用酸涩之药，以敛其耗散。"

本章药物具有敛汗，止泻，固精，缩小便，止带，止血，止嗽等作用。凡属外感实邪未解或泻痢、咳嗽初起时不宜早用，以免留邪。

五味子

【来源】本品为木兰科植物五味子的成熟果实。

【别名】玄及、会及、五梅子。

【处方用名】五味子、制五味子。

【用法用量】常用量：3~15克，水煎服。

【产地采收】五味子生于阳坡杂木林中，缠绕在其他植物上，主产于辽宁、吉林、黑龙江、河北等地，商品习称"北五味子"（五味子商品中还有一种"南五味子"，主要为华中五味子的果实）。霜降后果实完全成熟时采摘，拣去果枝及杂质，晒干；以紫红色、粒大、肉厚、有油性及光泽者为佳。

【炮制研究】五味子生品敛肺止咳为主。用于自汗，盗汗，口干作渴。醋制后增强酸涩收敛之性。用于咳嗽，遗精，泄泻。酒制后增强益肾固精作用，用于肾虚遗精。研究表明，炒五味子、酒蒸、醋蒸五味子中具强壮作用的木脂素类成分煎出量均较生品提高，说明古人认为五味子"入补药熟用"是具有一定道理的。醋制五味子中有机酸的煎出量均较生品显著增加，这与醋制增强其收敛作用的传统之说相符合。

【性味归经】酸，温。归肺、肾经。

【功能主治】敛肺，滋肾，生津，收汗，涩精。主治肺虚喘咳，口干作渴，自汗，盗汗，劳伤羸瘦，梦遗滑精，久泻久痢。

注意事项：外有表邪，内有实热，或咳嗽初起、痧疹初发者忌服。

【现代研究】果实主含挥发油，柠檬酸，苹果酸及少量酒石酸，尚含有单糖类、树脂类等。种子主含脂肪油（五味子素、去氧五味子素及五味子醇等），挥发油、叶绿素、甾醇、维生素 C、E、树脂、鞣质及少量糖类。现代药理研究表明，五味子对中枢神经系统、呼吸都有兴奋作用；对家兔离体及在体子宫平滑肌具有兴奋作用；能影响糖代谢，促进肝糖元异生。

【常用单方】

【方一】

五味子药物适量

【用法】取上药，晒干研粉，炼蜜为丸（蜂蜜与药物比例 1∶1.5），每丸重 9 克（含生药 4.5~6 克）。每次服 1 丸，每天 3 次。

【功能主治】保肝降酶。主治药物性肝病、丙氨酸氨基移换酶升高。

【疗效】应用本方治疗因患结核病服异烟肼、链霉素致丙氨酸氨基移换酶升高和血吸虫病服锑剂致丙氨酸氨基移换酶升高各一例，均降至正常。

【来源】郭天强，新医药杂志，1973.（9）：20

【方二】

五味子 120 克

【用法】取上药，放入 250 克醋中浸泡 12 小时，取出五味子用适量面粉拌匀，投入锅内微火加热焙焦，入瓶备用。每天 3~5 粒，小儿酌减。

【功能主治】生津止渴。主治消渴。表现为烦渴多饮、口干舌燥、尿频、形体消瘦等。

【疗效】应用本方治疗 12 例，全部治愈。

【来源】宋超典，河南中医，1987，（3）：21

【方三】

五味子 500 克

【用法】取上药，研为细末，蜂蜜 500 克，炼蜜为丸，每丸 10 克。每天 2 次，每次 1 丸，温开水送服。

【功能主治】降转氨酶。主治丙氨酸氨基移换酶增高。

【疗效】应用本方治疗 20 例，服 1 料谷丙转氨酶降至正常者 12 例，服 2 料降至正常者 5 例，服 3 料降至正常者 1 例，有效 1 例，无效 1 例。

【来源】严育斌等，陕西中医，1986.（7）：321.

乌梅

【来源】本品为蔷薇科植物梅的干燥未成熟果实。

【别名】梅实、熏梅、桔梅肉。

【处方用名】乌梅、乌梅肉、制乌梅、乌梅炭。

【用法用量】常用量：3～10克，水煎服。

【产地采收】本品全国各地均有栽培，主产于四川、浙江、福建、湖南、贵州、。五月间采摘将成熟的绿色果实，按大小分开，分别炕焙，定期翻动，使其干燥均匀，至果肉呈黄褐色起皱皮为度，焙后再焖，待变成黑色即成。以个大、肉厚、核小、外皮乌黑色，不破裂露核、柔润，味极酸者为佳。

【炮制研究】本品临床主要有乌梅、乌梅肉、醋乌梅、乌梅炭四种制品，生品长于生津止渴，敛肺止咳，安蛔，多用于虚热消渴，肺虚久咳，蛔厥腹痛。乌梅肉功效和适用范围与生品同，但作用更强；醋乌梅功用亦相似，但其收敛固涩作用更强，尤其适用于肺气耗散之久咳不止和蛔厥；乌梅炭长于涩肠止泻，止血，常用于久泻，久痢及便血，崩漏下血等。

【性味归经】酸，温。归肝、脾、肺、大肠经。

【功能主治】收敛生津，安蛔驱虫。治久咳，虚热烦渴，久疟，久泻，痢疾，便血，尿血，血崩，蛔厥腹痛、呕吐，钩虫病，牛皮癣。

【现代研究】果实含柠檬酸、苹果酸、琥珀酸、碳水化合物、谷甾醇、蜡样物质及齐墩果酸样物质。现代药理研究表明，乌梅水煎液对炭疽杆菌、白喉和类白喉杆菌、葡萄球菌、枯草杆菌、肺炎球菌皆有抑制作用；水煎液在试管内对须疮癣菌、絮状表皮癣菌、石膏样小芽胞菌等致病真菌有抑制作用。

【常用单方】

【方一】

乌梅15克

【用法】取上药，加水1500毫升，煎至1000毫升，加糖适量。每天1剂当茶饮，25天为1个疗程。

【功能主治】抗菌止痛、涩肠止泻。主治慢性结肠炎。表现为腹泻、腹痛、脓血便、形体消瘦、面色晦暗、舌质淡、苔白腻、脉细。

【疗效】应用本方治疗18例，治愈15例，好转3例，总有效率100%。

【来源】高治源，黑龙江中医药，1991.（4）：43

【方二】

乌梅（去核）适量。

【用法】取上药，研成细末。小儿按每次每千克体重 0.1 克，成人每次 5 克，每 6 小时服 1 次。

【功能主治】杀菌涩肠止痢。主治细菌性痢疾。表现为发热、大便频数、黏液脓血便。

【疗效】应用本方治疗 246 例，治愈 204 例，好转 42 例，效果良好。

【来源】王作中，辽宁中医杂志，1979，（4）：15.

【方三】

干乌梅 500 克

【用法】取上药，用曲醋 1000 毫升浸泡 24 小时。即成乌醋。每次 10~20 毫升，日服 3 次，儿童酌减。

【功能主治】安蛔止痛。主治胆道蛔虫症。

【疗效】应用本方治疗 50 例，于发病后 48 小时治愈者 48 例，无效 2 例。

【来源】王田明，福建中医药，1982.（2）：54.

五倍子

【来源】本品为倍蚜科昆虫角倍蚜或倍蛋蚜在其寄主盐肤木、青麸杨或红麸杨等树上形成的虫瘿。

【别名】文蛤、百虫仓、木附子。

【处方用名】五倍子、制五倍子。

【用法用量】常用量：1.5~6 克，水煎服。

【产地采收】本品主产于四川、贵州、云南、陕西、湖北、广西等地。角倍蚜的虫瘿称为"角倍"，多于 9~10 月间采收；倍蛋蚜的虫瘿称为"肚倍"，多于 5~6 月间采收。采得后入沸水煎 3~5 分钟，将内部仔虫杀死，晒干或阴干。角倍以皮厚、色灰粽、完整不碎者为佳；肚倍以个大、皮厚、质坚、完整者为佳。

【性味归经】酸，平。归肺、胃、大肠经。

【功能主治】敛肺，涩肠，止血，解毒。治肺虚久咳，久痢，久泻，脱肛，自汗，盗汗，遗精，便血，崩漏，外伤出血，肿毒，疮疖，睫毛倒卷。

注意事项：外感风寒或肺有实热之咳嗽及积滞未清之泻痢忌服。

【现代研究】本品主含大量五倍子鞣酸及树脂、脂肪、淀粉。现代药理研究表明，其所含鞣酸对蛋白质有沉淀作用，体现为收敛作用；另对金黄色葡萄球菌、链球菌，肺炎球菌以及伤寒，副伤寒、痢疾、炭疽、白喉、绿脓杆菌等均有明显的抑菌或杀菌作用。

【常用单方】

【方一】

五倍子 6 克

【用法】取上药，煎成 100 毫升。口服，每天 3 次，每天 1 剂。

【功能主治】收涩止血。主治上消化道出血。表现为呕血、便血。多有慢性胃炎、胃溃疡等原发病。

【疗效】应用本方治疗 33 例，有效率达 96.97%，仅 1 例无效。

【来源】陈卫星，浙江中医学院学报，1987，11 (6)：20.

【方二】

五倍子 5 克

【用法】取上药与蓖麻仁共捣如泥。空腹敷贴百会穴，胶布固定，每天 3 次，每次 7 分钟，7 天为 1 个疗程。

【功能主治】疏通经络，升陷固脱。主治胃下垂。

【疗效】应用本方治疗 13 例，1 个疗程治愈者 7 例，2 个疗程治愈者 5 例，无效者 1 例，总有效率为 92.3%。

【来源】贾士斌，湖南中医杂志，1991.（4）：44.

【方三】

五倍子 20 克

【用法】取上药，文火煎熬 30 分钟，再加入适量温开水。乘热熏阴茎龟头数分钟，待水温下降至 40 度左右时，将龟头浸泡到药液中 5~10 分钟，每晚 1 次，15~20 天为 1 个疗程。治疗期间禁止性交。

【功能主治】温通经络，固涩止泄。主治早泄。常伴有精神抑郁、失眠、记忆力衰退、腰酸、遗精、阳痿等性功能紊乱。

【疗效】应用本方治疗 5 例，均获满意疗效。

【来源】肖振辉，江西中医药，1982.（1）：53.

椿白皮

【来源】本品为楝科植物香椿树皮或根皮的韧皮部。

【别名】香椿皮、春颠皮、椿根皮。

【处方用名】椿白皮、椿根皮、炒椿皮、炒椿白皮。

【用法用量】常用量：6~12克，水煎服。

【产地采收】本品全国各地有栽培。全年均可采收，但以春季水分充足时最易剥离。干皮可直接从树上剥下；根皮须先将树根挖出，刮去外面黑皮，以木棍轻捶之，使皮部与木质部松离，再行剥取；并以仰面晒干，否则易发霉变黑。

注：本草中的椿白皮有两种，还有苦木科植物臭椿的根部或干部的内皮，虽然是两种不同种属的植物，但在历代本草中每见合并叙述，商品也多将两种统称"椿白皮"或"椿根皮"，盖因二者功用大体相同之故。目前使用较广者为臭椿皮，仅在四川、陕西、湖北、贵州等地单独使用椿白皮或二者兼用。

【炮制研究】临床主要有椿白皮和炒椿白皮两种，功用相似，但后者用麸炒后增强了其健脾燥湿止泻之功。

【性味归经】苦、涩，寒。归胃、大肠经。

【功能主治】除热，燥湿，涩肠，止血，杀虫。治久痢，久泻，肠风便血，崩漏，带下，遗精，白浊，蛔虫。

【现代研究】本品主含有川楝素、甾醇、鞣质、皂苷等。现代药理研究表明，本品具有较强的抗阿米巴原虫作用。在体外对痢疾杆菌、伤寒杆菌、枯草杆菌等均有一定的抑菌作用。

【常用单方】

【方一】

鲜椿树皮（刮去粗皮）45~50克

【用法】取上药，水煎，取汁放入1汤匙糖（有热象者用白糖，有寒象者用红糖）搅匀。饮服，每天2次。

【功能主治】清热利湿，敛肺生津。主治失音。属肺热津伤，肺气耗散，声带充血等失音。

【疗效】应用本方治疗9例，效果均佳。

【来源】徐太锦，新中医，1984.（1）：24.

【方二】

椿白皮100克

【用法】取上药，加水600毫升，煎1~2小时后再用文火浓缩至100毫升。服前可加白糖矫味，每天30毫升，分3次服，7天为1个疗程。

【功能主治】消炎杀菌止痢。主治阿米巴痢疾。

【疗效】应用本方治疗 31 例, 治愈 30 例, 好转 1 例。

【来源】赵先礼, 中华内科杂志, 1960.4: 363.

石榴皮

【来源】本品为石榴科植物石榴的果皮。

【别名】石榴壳、酸石榴皮、酸榴皮、西榴皮。

【处方用名】石榴皮、石榴壳。

【用法用量】常用量: 6~12 克。

【产地采收】本品生于山坡向阳处或栽培于庭院。我国大部分地区有分布。秋季果实成熟, 顶端开裂时采摘, 除去种子及隔瓤, 切瓣晒干, 或微火烘干。以皮厚实, 色红褐者为佳。

【炮制研究】临床常用石榴皮和石榴皮炭, 石榴皮生品长于驱虫, 涩精, 止带, 多用于虫积腹痛, 滑精, 白带, 脱肛; 炒炭后收涩力增强, 多用于久痢, 久泻, 崩漏。

【性味归经】酸、涩, 温。归大肠, 肾经。

【功能主治】涩肠, 止血, 驱虫。治久泻, 久痢, 便血, 脱肛, 滑精, 崩漏, 带下, 虫积腹痛, 疥癣。

【现代研究】本品主含鞣质、蜡、树脂、甘露醇、糖、树胶、没食子酸、苹果酸等。现代研究表明, 本品体外实验对金黄色葡萄球菌、溶血性链球菌、霍乱弧菌、痢疾杆菌、伤寒及副伤寒杆菌、变形杆菌、大肠杆菌、绿脓杆菌及结核杆菌都有明显的抑制作用。

【常用单方】

【方一】

石榴皮 30 克

【用法】取上药, 加水 200~300 毫升, 煎至 30~50 毫升, 1 次服, 每天 1 剂。或将煎液浓缩烘干, 制成 0.5 克的片剂, 每次 4 片, 每天 4 次。连服 7~10 天为 1 个疗程。

【功能主治】杀菌止痢。主治急性细菌性痢疾。表现为脓血便, 腹痛, 里急后重, 发热等。

【疗效】应用本方治疗 72 例, 用药 1 疗程后, 粪便镜检恢复率 97.22%, 细菌阴转率 89.47%, 治愈率 95.83%。

【来源】陆天衡, 新医药学杂志, 1973.(7): 10.

【方二】

石榴皮 60 克

【用法】 取上药，加水 200 毫升，煎成 100 毫升。每天 3 次，每次 20 毫升，饭后服。

【功能主治】 杀菌止痢。主治阿米巴痢疾。表现为腹痛，大便次数多，成泡沫糊状，镜检有溶组织阿米巴。

【疗效】 应用本方治疗 40 例，痊愈 36 例，无效 4 例，治愈率为 90%，效果良好。

【来源】 毛文洪，上海中医药杂志，1962.（7）：22.

【方三】

鲜石榴皮 30 克

【用法】 取上药，捣烂。敷肚皮，胶布固定，每天换药 1 次。

【功能主治】 疏通经络，调理脾胃。主治小儿消化不良。

【疗效】 应用本方治疗 24 例（其中单纯性消化不良 11 例，中毒性消化不良 13 例），有效率 100%。治疗 1 次而愈者 12 例，2 次而愈者 5 例，3 次而愈者 4 例，好转 3 例。

【来源】 刘成林，河南中医学院学报，1977，（4）：45.

莲子

【来源】 本品为睡莲科植物莲的果实或种子。

【别名】 莲米、莲实、藕实、水芝丹、泽芝、莲蓬子。

【处方用名】 莲子、莲肉、莲米、白莲子。

【用法用量】 常用量：10~30 克。

【产地采收】 全国大部分地区有分布，主产湖南、湖北、福建、江苏、浙江、江西。以湖北产品最佳，福建产量最大。秋末、冬初割取莲房，取出果实，晒干，或除去果壳后晒干。以个大、饱满、整齐者为佳。

【炮制研究】 临床一般生用，也见有炒用。莲子生品长于养心安神，用于虚烦，惊悸失眠；炒后固涩作用增强，长于健脾止泻，补肾固涩。

【性味归经】 甘、涩，平。归心、脾、肾经。

【功能主治】 养心，益肾，补脾，涩肠。治夜寐多梦，遗精，淋浊，久痢，虚泻，妇人崩漏带下。中满痞胀及大便燥结者忌服。

【现代研究】 本品含有多量淀粉和棉子糖，蛋白质，脂肪，以及微量钙、磷、铁等成分。本品有降压作用，据实验表明，具有明显的抗心律失常作用，并可抗心肌缺血。

【常用单方】

【方一】

莲子适量

【用法】取上药，磨成粉。将适量大米洗净放锅中，加适量水煮沸，煮至五成熟时加入莲子粉，再继续煮至熟。佐餐食。

【功能主治】健脾固精。主治脾肾虚所致遗精。

【来源】《太平圣惠方》

【方二】

莲子 90 克

【用法】取上药，劈开取莲子心，将 200 克猪肚洗净切成小块，与莲子一起加水适量煲汤，加少许食盐、味精调味。服用。

【功能主治】补脾固精。主治脾虚所致遗精。

【来源】《难治男科疾病的良方妙法》

山茱萸

【来源】本品为山茱萸科植物山茱萸的果肉。

【别名】蜀枣、鼠矢、鸡足、山萸肉、实枣儿、肉枣、枣皮、萸肉。

【处方用名】山茱萸、山萸肉、萸肉、制萸肉、山萸。

【用法用量】常用量：6~15 克。

【产地采收】本品主产浙江、河南、安徽、陕西、山西、四川等地。10~11 月间果实成熟变红后采摘，采后除去枝梗和果柄，用文火烘焙，冷后，取下果肉，再晒干或用文火烘干。以无核、皮肉肥厚、色红润者佳。

【炮制研究】本品临床主要有山萸肉、酒山萸、蒸山萸三种。生品以敛阴止汗力胜，多用于自汗，盗汗，遗精，遗尿。蒸制后以补肾涩精，固精缩尿力强。多用于头目眩晕，腰部冷痛，阳痿早泄，尿频遗尿。酒制后借酒力温通，助药势，降低其酸性。

【性味归经】酸，微温。归肝、肾经。

【功能主治】补肝肾，涩精气，固虚脱。治腰膝酸痛，眩晕，耳鸣，阳痿，遗精，小便频数，肝虚寒热，虚汗不止，心摇脉散。

【现代研究】本品主含山茱萸苷、皂苷、鞣质、熊果酸、没食子酸、苹果酸、酒石酸及维生素 A 等。果实煎液在体外能抑制金黄色葡萄球菌的生长，对伤寒、痢疾细菌也有抑制作用。早年曾报道，流浸膏对麻醉犬有利尿作用，且能使血压降低。

【常用单方】

【方一】

山茱萸适量

【用法】 取上药，每次 6 克。嚼服，每天 2 次。

【功能主治】 补肾益脑。主治偏头痛。

【疗效】 应用本方治疗本病，疗效满意。

【来源】 陈曙辉，江苏中医，1980.（1）：50.

【方二】

山茱萸 100 克

【用法】 取上药，武火煎取浓汁约 300 毫升。第一次服 150 毫升，余药分 2 次间隔 4 小时服完。

【功能主治】 补肾涩精固脱。主治精脱。

【疗效】 应用本方治疗 1 例房事后出现心慌气促，头晕目眩，汗出淋漓，面色苍白，脉搏急数的精脱病人，药后半天即恢复正常。

【来源】 安俊义，浙江中医杂志，1992.（12）：558.

【方三】

山茱萸 150 克

【用法】 取上药，急火煎取浓汁 1 大碗。第一次服 1/3 量，余药视病情分次频饮。

【功能主治】 补虚敛汗固脱。主治汗多虚脱。

【疗效】 应用本方治疗 1 例误用发汗药后汗出不止、声短息微、精神疲惫、嗜睡、心悸眩晕、四肢逆冷、面色苍白、脉虚无力的病人，药后 5 小时获显著效果。

【来源】 安俊义，浙江中医药杂志，1992.（12）：558.

金樱子

【来源】 本品为蔷薇科植物金樱子的果实。

【别名】 刺榆子、刺梨子、金罂子、山石榴、山鸡头子、糖莺子、野石榴、糖橘子、小石榴、螳螂果、灯笼果。

【处方用名】金樱子。

【用法用量】常用量：6~15 克。

【产地采收】本品主产于广东、湖南、浙江、江西等地。10~11 月间，果实红熟时采摘，晒干，除去毛刺。以个大、色红黄、去净毛刺者为佳。

【炮制研究】临床金樱子生品居多，也有蜜炙品。生品酸涩，固涩止脱作用强，多用于遗精，滑精，遗尿，尿频，崩漏，带下；蜜炙品偏于甘涩，可以补中涩肠，多用于脾虚久泻，久痢。

【性味归经】酸涩，平。归肾、膀胱、大肠经。

【功能主治】固精涩肠，缩尿止泻。治遗精，遗尿，小便频数，脾虚泻痢，肺虚喘咳，自汗盗汗，崩漏带下。有实火，邪热者忌服。

【现代研究】本品主含苹果酸、桔橼酸、鞣质、糖类、树脂、维生素 C 及皂苷等。具有降血脂作用，可降低动脉粥样硬化。并对金黄色葡萄球菌、大肠杆菌有很高的抑菌作用。

【常用单方】

【方一】

金樱子 3000 克

【用法】取上药，加水 3000 毫升，煎煮浓缩至 1500 毫升，按 0.2% 比例加尼泊金防腐。1 岁下 10 毫升，1~2 岁 15 毫升，2 岁以上 20 毫升，每天 3 次，空腹服。

【功能主治】涩肠止泻。主治婴幼儿秋季腹泻。表现为水样大便，日泻多次，可有不同程度脱水。

【疗效】应用本方治疗 20 例，治愈 13 例，有效 6 例，无效 1 例。

【来源】梅德勤，中医杂志，1985.26（6）：71.

【方二】

金樱子 30 克

【用法】取上药，与适量白米共煮成粥。食用。

【功能主治】补肾止遗。主治小儿遗尿，肾虚不固。

【来源】《中医报》1989 年 4 月 27 日第 4 版

覆盆子

【来源】本品为蔷薇科植物掌叶覆盆子的未成熟的果实。

【别名】覆盆、乌子、小托盘。

【处方用名】覆盆子、覆盆。

【用法用量】常用量：3~10 克。

【产地采收】主产于浙江、福建、湖北等地。立夏后，果实已饱满而尚呈绿色时采摘，除净梗叶，用沸水浸 1~2 分钟后，置烈日下晒干。以个大、饱满、粒整、结实、色灰绿、无叶梗者为佳。

【性味归经】甘酸，平。归肝，肾经。

【功能主治】补肝肾，缩小便，助阳，固精，明目。治阳痿，遗精，遗溺，虚劳，目暗。肾虚有火，小便短涩者慎服。

【现代研究】本品主含桔橼酸、苹果酸等有机酸，糖类及少量维生素 C。具有类似雌激素样作用，据报道其煎剂对霍乱弧菌和葡萄球菌均有抑制作用。

【常用单方】

【方一】

覆盆子 30 克

【用法】取上药，加水 2 碗，文火煎至 1 碗，去渣取汤，在用药汤煮猪瘦肉 100~150 克，不加料。肉熟服食，每天 1 次，2~3 次可愈。

【功能主治】固涩止尿。主治遗尿症。

【来源】《家庭偏方秘方验方大全》

【方二】

覆盆子适量

【用法】取上药，酒浸，焙研为末，每旦酒服 9 克。

【功能主治】补肾壮阳。主治阳痿。

【来源】《濒湖集简方》